Das große Gesundheitsbuch
der Hl. Hildegard von Bingen

Ellen Breindl

Das große Gesundheitsbuch der Hl. Hildegard von Bingen

Ratschläge und Rezepte für ein gesundes Leben

Bassermann

ISBN 3 8094 1711 4

Umschlaggestaltung: Epsilon2, Konzept & Gestaltung, Augsburg
Projektleitung für diese Ausgabe: Carina Janßen
Gesamtredaktion und Realisierung: Artus Verlag, München,
unter Mitarbeit von Ingeborg Andreas, Ellen Breindl, Alfons Bungert, Gottfried Eggerbauer, Volmar, Dr. Reinhold Schwenk, Manfred Stölting.
Besonderer Dank gilt Friedrich Wiedemann, der diese Ausgabe völlig neu bearbeitet und ergänzt hat.
Gestaltung: Karin Büchner, München

Druck: Těšínská tiskárna a.s., Český Těšín

Printed in the Czech Republic

817 2635 4453 6271

Inhalt

Vorwort
S. 7

1. TEIL **Hildegard - eine geniale Frau in einer bewegten Zeit**
S. 9

Ein halbes Leben im Verborgenen
S. 10

Der schwere Weg in die Selbständigkeit
S. 37

Fruchtbares Klosterleben
S. 46

Die Welt horcht auf
S. 56

Hildegard und Friedrich Barbarossa
S. 75

Achtzig Jahre und noch immer ungebeugt
S. 82

Ein erfülltes Leben endet
S. 88

2. TEIL **Das Weltbild der Hl. Hildegard von Bingen - Spiegelbild der Weltanschauung des Mittelalters**
S. 101

Weltbild und Leben im 12. Jahrhundert
S. 102

Das Weltbild im Werk Hildegards
S. 107

Mensch und Welt
S. 111

Die Bildung im Weltbild
S. 117

Die Stellung der Krankheit im Weltbild
S. 121

Hildegards Wirken
S. 131

Zur Aktualität des Weltbildes
der Hildegard von Bingen
S. 135

Verantwortung und Gesundheit
S. 147

3. TEIL **Die Pflanzen der Hl. Hildegard gestern und heute**
S. 151

Vorwort
S. 152

---

4. TEIL **Beschwerden und ihre Heilmittel bei Hildegard von Bingen**
S. 321

---

5. TEIL **Praktische Ratschläge zum Umgang mit Heilpflanzen**
S. 327

Tips für Kräutersammler
S. 328

Kleiner Sammelkalender
S. 330

Heilpflanzen aus eigenem Anbau
S. 335

Wie Sie Heilkräuter wirksam anwenden
S. 337

Register der Pflanzennamen
S. 343

Register volkstümlicher Namen
S. 345

Verzeichnis der Namen und Orte
S. 347

Literaturverzeichnis
S. 352

Zu diesem Buch

Die hl. Hildegard von Bingen hat ihrer Nachwelt einen schier unüberschaubaren Schatz an Wissen und Erkenntnissen hinterlassen. Und wenn man sie heute oft als die „Erste deutsche Naturärztin“ bezeichnet, so ist damit nur der naturkundliche Teil ihres Gesamtwerkes angesprochen, allerdings der Teil, der die meisten Leute bewegte — ist dies doch ein Thema, das durch eine Fülle praktischer Ratschläge über Jahrhunderte hinweg vielen Menschen konkrete Hilfestellung zur Linderung ihrer Leiden durch die Kraft der Heilpflanzen gab.

Und gerade heute stehen wir wieder fasziniert vor der Tatsache, daß die Erkenntnisse der Äbtissin aus dem 12. Jahrhundert aktueller sind denn je. So ist es denn auch kein Wunder, daß sich immer mehr Menschen für die Heilkunde der Hildegard von Bingen interessieren, ihre Gedanken und Erfahrungen austauschen, sich engagierte Mediziner und Apotheker mit ihren Heilvorschlägen auseinandersetzen. Verständlich auch, daß immer neue Versuche unternommen werden, Hildegard literarisch gerecht zu werden — sei es in der Interpretation ihrer Gesamtschau oder im Versuch, Rezeptvorschläge in die Jetztzeit zu übertragen.

Wir sind der Überzeugung, daß beide Komponenten, der mittelalterliche Zeitgeist, der sie geprägt hat, als auch die dazugehörigen Anwendungsformen von Heilkräutern, nur im Zusammenhang zu sehen sind. Und dazu gehört auch ein kurzer Abriß ihres Lebensweges, der uns ihr stetes Schöpfen aus der göttlichen Kraft offenbart.

Dieses Buch kann natürlich keinen Anspruch auf Vollständigkeit oder die letztgültige Interpretation ihres Erbes erheben. Vielmehr soll es — für jedermann verständlich — einführen in das Denken der hl. Hildegard und anhand wissenschaftlich übersetzter Originalzitate mögliche Anwendungsformen der Heilkräuter heute aufzeigen.

Diese stellte uns eine engagierte Naturmedizinerin zusammen, Frau Ellen Breindl aus Konstanz, die in knapp 40 Jahren ihre Erfahrungen mit den Heilpflanzen der hl. Hildegard wie kaum eine andere gemacht hat.

Dabei soll keiner gedankenlosen Selbstmedikation das Wort geredet werden. Die Vorschläge der hl. Hildegard zur Anwendung von Heilpflanzen sollen vielmehr wichtige Ergänzung zum aktuellen Stand der Medizin sein und den interessierten Leser vor allem für eine alte — und doch so neue — Sicht der Heilkräfte der Natur sensibilisieren.

Der Verleger

1. TEIL

Hildegard – eine geniale Frau in einer bewegten Zeit

Ein halbes Leben
im Verborgenen

Der schwere Weg
in die Selbständigkeit

Fruchtbares Klosterleben

Die Welt horcht auf

Hildegard und
Friedrich Barbarossa

Achtzig Jahre – und noch
immer ungebeugt

Ein erfülltes Leben

Politik und Religion
im 12. Jahrhundert

Ein halbes Leben im Verborgenen

Herrlich liegt das Benediktinerkloster Disibodenberg auf einer Höhe im Pfälzer Bergland, dort, wo der Glan in die Nahe fließt. So weit das Auge reicht, ist alles grün; rings um den Klosterberg ziehen sich bewaldete Hügel. Die Mönche haben einen schönen Ausblick auf die Nahe, die sich malerisch zwischen Weinbergen und weit verstreuten Dörfchen dem Rhein entgegenschlängelt. Ein liebliches Fleckchen Erde haben sich die Benediktiner da ausgesucht! Friedlich ist es hier oben, aber nicht ganz still, denn schon seit vielen Jahren wird eifrig gebaut. Eine stattliche Basilika soll die kleine Kirche ablösen; bald wird sie weithin sichtbar das Gotteslob verkünden.

Recht unscheinbar nimmt sich dagegen der niedrige Anbau an die Klosterkirche aus. Geht man um das kleine Gebäude herum, fällt etwas Merkwürdiges auf: Keine einzige Tür öffnet sich zur Außenwelt, die Wände werden nur an einer einzigen Stelle von einem kleinen, vergitterten Fenster durchbrochen. An das Mönchskloster hat sich hier eine Klause mit einer kleinen Frauengemeinschaft angeschlossen, wie es zu dieser Zeit öfters geschah – wir schreiben das Jahr 1130. Niemand würde vermuten, daß hinter diesen entlegenen Mauern eine der außergewöhnlichsten Persönlichkeiten des 12. Jahrhunderts lebt: Hildegard von Bingen, die in einigen Jahren die Welt aufrütteln wird. Aber noch kennt niemand sie unter diesem Namen, noch ist sie einfach Hildegard, nur eine unter den Nonnen, die auf dem Disibodenberg ihr zurückgezogenes Leben führen.

Und doch – ihre Mitschwestern spüren, daß um diese Hildegard etwas Besonders ist. Alle lieben die zurückhaltende junge Frau, die so oft von Krankheiten geplagt wird und doch so viel Warmherzigkeit ausstrahlt. Manchmal lehnt die zarte, fast schmächtige Hildegard am Fenster und starrt hinaus – nicht zu den Hügeln drüben, nicht zu den Wolken, sondern in viel weitere Fernen. In diesen Augenblicken ist sie Gott ganz nahe. Wer sie jetzt anspricht, wird keine Antwort von ihr bekommen. Fast beängstigend glühen ihre Augen, ihr ganzes Gesicht scheint von innen heraus zu leuchten. Ehrfürchtig und scheu machen die Nonnen einen Bogen um Hildegard, um sie nicht zu stören. »Sie hat wieder ihre Gesichte«, flüstern sie einander zu.

Hildegard spricht nicht gern darüber, was sie in solchen Momenten durchlebt. Manchmal quält sie ihr Anderssein. Es zeichnet sie vor allen anderen Menschen aus, aber es trennt sie auch von ihnen – wo sie doch Zeit ihres Lebens von dem dringenden Bedürfnis erfüllt ist, sich ihren Mitmenschen in Liebe zuzuwenden! *»In ihrem Herzen glühte eine milde Liebe, die von ihrer Weite niemanden ausschloß«,* schreibt der Mönch Gottfried über sie. Ein halbes Leben lang versucht Hildegard, ihre ungewöhnlichen Fähigkeiten zu verbergen. Sie teilt ihre Geheimnisse nur ihren engsten Vertrauten mit: Jutta, die die Gemeinschaft leitet und die für Hildegard fast eine Mutter ist, und dem Mönch Volmar, dem verständnisvollen Lehrmeister und geistlichen Beistand der Nonnen. Wie Hildegard es ausdrücklich wünscht, dringt von den beiden kein Wort durch die Klostermauern nach draußen. Und so ahnt niemand auf der Welt von Hildegards wunderbarer Begabung der Schau, die für sie schon seit frühester Kindheit Freude und Last zugleich war.

Als »Hildegard von Bingen« ist die große Seherin in die Geschichte eingegangen. In dieser Stadt, die ihr den Beinamen gab, hat sie nie gelebt. Sie gründete jedoch ein Kloster gegenüber von Bingen, am anderen Ufer der Nahe, auf dem Rupertsberg.

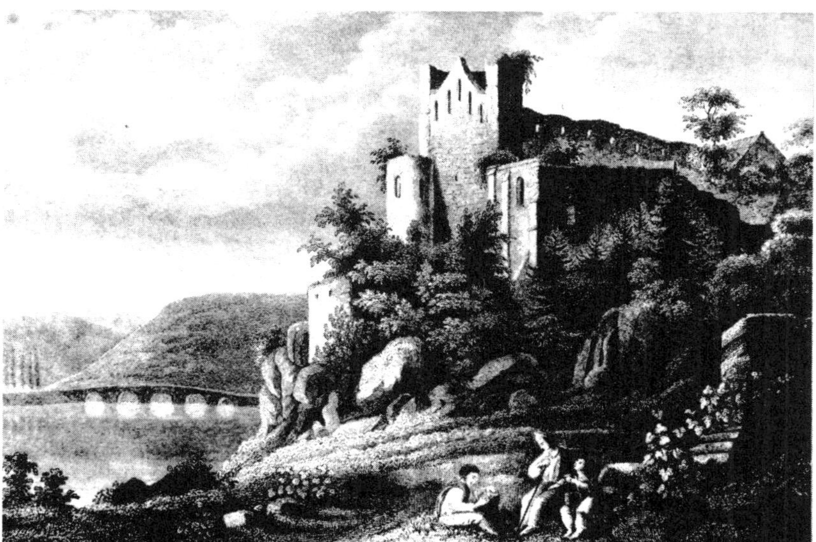

Kindheit unter besonderen Vorzeichen

Die Bermersheimer, ein altes Adelsgeschlecht in der Nähe von Alzey, sind mit Kindern schon reich gesegnet. Im Sommer des Jahres 1098 herrscht auf dem Herrensitz noch einmal große Freude: Als zehntes Kind kommt ein gesundes, wenn auch sehr zartes Mädchen auf die Welt. Es sollte der letzte Sprößling des Edelfreien Hildebert von Bermersheim und seiner Frau Mechthild bleiben. Sie lassen das Kind auf den Namen Hildegard taufen.

Die Kleine wächst heran, und oft ruhen Frau Mechthilds Augen mit großem Stolz auf ihrem Töchterchen. Früh zeigt sich der wache Verstand des Mädchens, aufmerksam beobachtet es alles, was um es herum vorgeht, und stellt bald kluge Fragen, über die die Mutter nur staunen kann. »Ich glaube, Hildegard ist sehr begabt«, denkt Frau Mechthild manchmal, doch dann lächelt sie wieder über sich selbst: Sicher hält jede Mutter ihr Kind für etwas ganz Besonderes, noch dazu, wenn es ihr Jüngstes ist!

Aber nicht nur Freude macht Hildegard den Eltern; nächtelang sitzen sie am Bett ihres Töchterchens, wenn es sich, von Schmerzen gequält, in den Kissen wälzt. Oft scheint das zarte, kleine Leben nur noch an einem Faden zu hängen, fast nie ist Hildegard ganz gesund. Auch etwas anderes bereitet den Bermersheimern große Sorge: Kaum kann die Kleine plappern, als sie merkwürdige Geschichten erzählt über Dinge, die sie »gesehen« haben will und von denen niemand weiß außer ihr. Die Eltern fürchten, ihre Jüngste sei mit einer allzu lebhaften Phantasie ausgestattet und würde sich in der Wirklichkeit nicht zurechtfinden. Sie können ja nicht ahnen, daß Gott schon der Dreijährigen Dinge offenbarte, die allen anderen Menschen verborgen blieben. Mit heimlichem Erschauern lesen wir später in Hildegards Autobiographie: *»In meinem dritten Lebensjahr sah ich ein so großes Licht, daß meine Seele erbebte, doch wegen meiner Kindheit konnte ich mich nicht darüber äußern . . . Bis zu meinem fünften Lebensjahr sah ich vieles, und manches erzählte ich einfach, so daß die, die es hörten, sich sehr wunderten, woher es käme und von wem es sei.«*

Eines Tages läuft Hildegard mit ihrem Kindermädchen über eine Wiese. »Schau mal, das Kälbchen da drüben«, ruft die Kleine plötzlich aufgeregt, »wie hübsch das aussieht! Es ist ganz weiß, nur am Kopf und an den Füßen hat es Flecken . . . ach, auf dem Rücken sind auch noch ein paar dunkle Stellen.« Das Kindermädchen kann nirgends ein Kälbchen entdecken. Da deutet Hildegard auf eine trächtige Kuh: »Aber dort ist es doch!« Das Kindermädchen schüttelt den Kopf – was Kinder doch so zusammenphantasieren . . . Lachend berichtet es der Mutter von Hildegards neuesten »Beobachtungen«. Aber als das Kälbchen geboren wird, lacht niemand mehr. Denn es besitzt haargenau die Zeichnung, die Hildegard vorausgesagt hatte.

Allmählich beginnen die Eltern zu begreifen, welche wunderbare Gabe ihrem letzten Kind in die Wiege gelegt wurde. Sie verstehen jetzt besser, warum Hildegard so selten mit den anderen Kindern herumtollt; meist sitzt das Mädchen, tief in sich versunken, irgendwo allein, draußen oder in der kleinen Kirche, die zum Bermersheimer Herrensitz gehört. »Wir wollen unser zehntes Kind Gott weihen«, beschließen Hildebert von Bermersheim und seine Frau; »Gott hat seine Hand auf Hildegard gelegt, wir dürfen ihm seinen Zehent nicht verweigern. So war es schon Gesetz im Alten Bund, so wollen auch wir es halten.« Diese Entscheidung, so fremd sie uns heute anmuten mag, spiegelt die tiefe Frömmigkeit der Bermersheimer wider; sie erziehen ihre Kinder beispielhaft im christlichen Glauben. Deshalb erstaunt es nicht, daß außer Hildegard noch drei ihrer Geschwister zu einem gottgeweihten Leben berufen werden: Ihr Bruder Hugo wird Domkantor an der Mainzer Kathedrale; sein jüngerer Bruder Rorich ist Priester und Kanonikus in Tholey, einem der sieben Diakonate des Erzstiftes Trier. Clementia, eine der vier Schwestern Hildegards, wird als Nonne auf dem Rupertsberg leben, dem Kloster, das Hildegard einmal gründen wird. Aber bis dahin ist es noch ein weiter Weg . . .

Nachdem die Bermersheimer die besondere Wesensart ihrer Tochter erkannt hatten, bleibt ihnen nur noch eines: Sie müssen nach einem geeigneten Kloster für Hildegard Ausschau halten. Frau Mechthild mag sich gar nicht an den Gedanken gewöhnen, ihr kränkliches Jüngstes hergeben zu müssen. Auf keinen Fall dürfe das Kloster zu weit weg liegen, erklärt sie ihrem Mann entschieden. Auch käme es nicht in Frage, daß Hildegard das Elternhaus verläßt, bevor sie ihr siebtes Lebensjahr vollendet hat. Das sieht Herr Hildebert ein. Denn auch die Söhne der Adeligen blieben immer bis zum Alter von sieben Jahren zu Hause, bevor sie zur ritterlichen Erziehung an einen großen Hof übergeben wurden. Als der Zeitpunkt der Trennung näher rückt, hören sich die Bermersheimer in ihrer Umgebung um. Welch glücklicher Zufall! In der Nachbarschaft, auf Burg Spanheim bei Kreuznach, lebt Graf Stephan mit seiner Frau Sophie. Die Tochter dieses befreundeten Adelshauses, die schöne Jutta von Spanheim, hat gerade den Entschluß gefaßt, sich in eine Klause zurückzuziehen. Bei Jutta wäre die kleine Hildegard in den besten Händen.

Klausnerdasein und Kreuzzugbegeisterung

Wir staunen heute, wie viele Männer und Frauen im Mittelalter bereit waren, ihr Leben ganz für Gott hinzugeben. Für den Glaubenseifer, der die Zeit damals erfüllte, legen vor allem die Kreuzzüge ein beredtes Zeugnis ab. Als Hildegard geboren wurde, waren gerade die ersten Kreuzfahrer unterwegs nach Jerusalem. Im Jahre 1095 hatte Papst Urban II. die Christenheit zum Kampf gegen den Islam und zur Rückeroberung des heiligen Grabes aus der Hand der Türken aufgerufen. Seine Kreuzpredigt fand fanatischen Widerhall: Zehntausende von Männern aus allen Schichten ließen, ohne einen Augenblick zu zögern, ihr ganzes Hab und Gut, ihre Frauen und Kinder im Stich, um sich in das abenteuerliche Unternehmen zu stürzen. Sie wuchteten ein schweres Holzkreuz auf die Schultern oder hefteten sich symbolisch ein rotes Stoffkreuz auf den Rücken, dann zogen sie los – zum Teil in unorganisierten Massen, zum Teil unter der Führung gut gerüsteter Ritter. Viele kamen um, bevor sie noch das Heilige Land erreichten. Unter Gottfried von Bouillon jedoch wurde im Jahr 1099 Jerusalem erobert. Die nachfolgenden Kreuzzüge konnten keine Erfolge mehr erringen; eineinhalb Jahrhunderte später gingen die heiligen Stätten endgültig verloren. Rückblickend haben sich die Kreuzzüge als riesiges Fehlunternehmen herausgestellt, das unzähligen Menschen den Tod gebracht und ungeheure finanzielle Opfer gekostet hat. Die Kreuzfahrer allerdings glaubten, für die Sache Gottes zu streiten; sie waren überzeugt, daß Engel und Heilige auf ihrer Seite stünden. Die Kampfeswütigen ließen sich jedoch zu Taten hinreißen, die dem Sinn christlicher Existenz kraß widersprachen: In hysterischem Haß gegen Heiden und Juden richteten sie Massaker und schlimme Verwüstungen an. Trotz allem bleiben die Kreuzzüge in ihrer religiösen Begeisterung ein ernst zu nehmender Ausdruck jener Zeit, die wie kaum eine andere nach Erlösung und Gottesnähe dürstete.

Dieselbe Sehnsucht brachte auch eine Lebensform hervor, die dem nach außen gekehrten Kreuzzugeifer genau entgegengesetzt ist: das weltabgewandte Dasein des Klausners oder »Inklusen«, was soviel bedeutet wie »der Eingeschlossene«. Um sich ganz ungestört der Zwiesprache mit Gott hingeben zu können, ließ sich der Klausner in eine

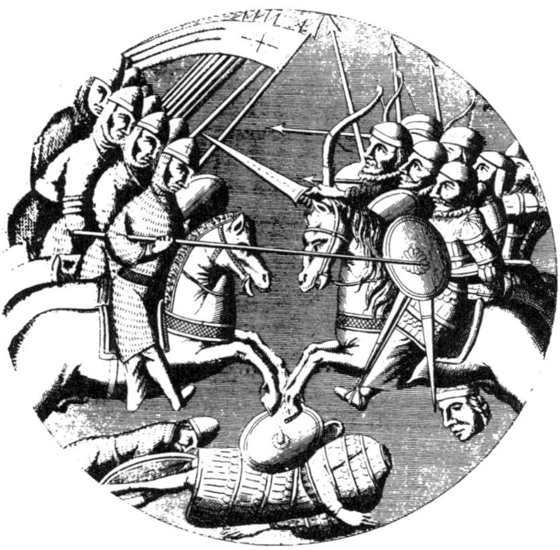

Das christliche Europa glaubte im Mittelalter, einen Anspruch auf das Heilige Land zu haben. In ihrer religiösen Begeisterung schlossen sich Zehntausende den Kreuzzügen an, um Jerusalem aus der Hand der Heiden zu »befreien«. Um die Massen zu mobilisieren, versprach der Papst den Kampfbereiten Ablaß auf ihre Sünden.

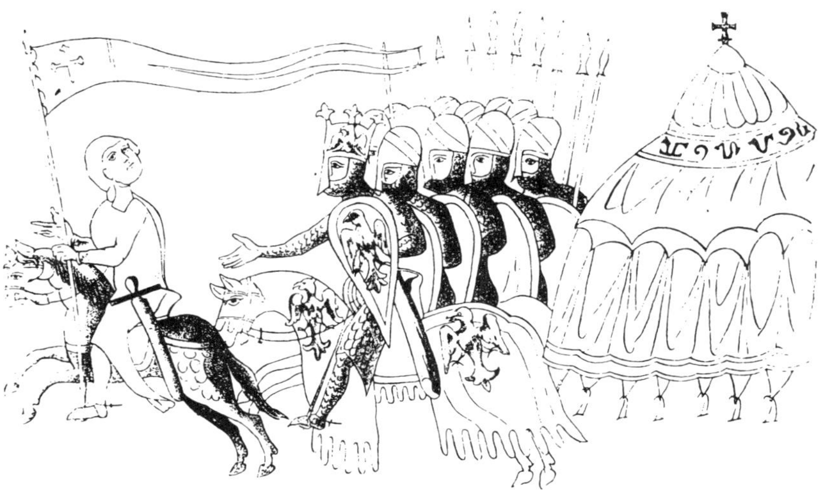

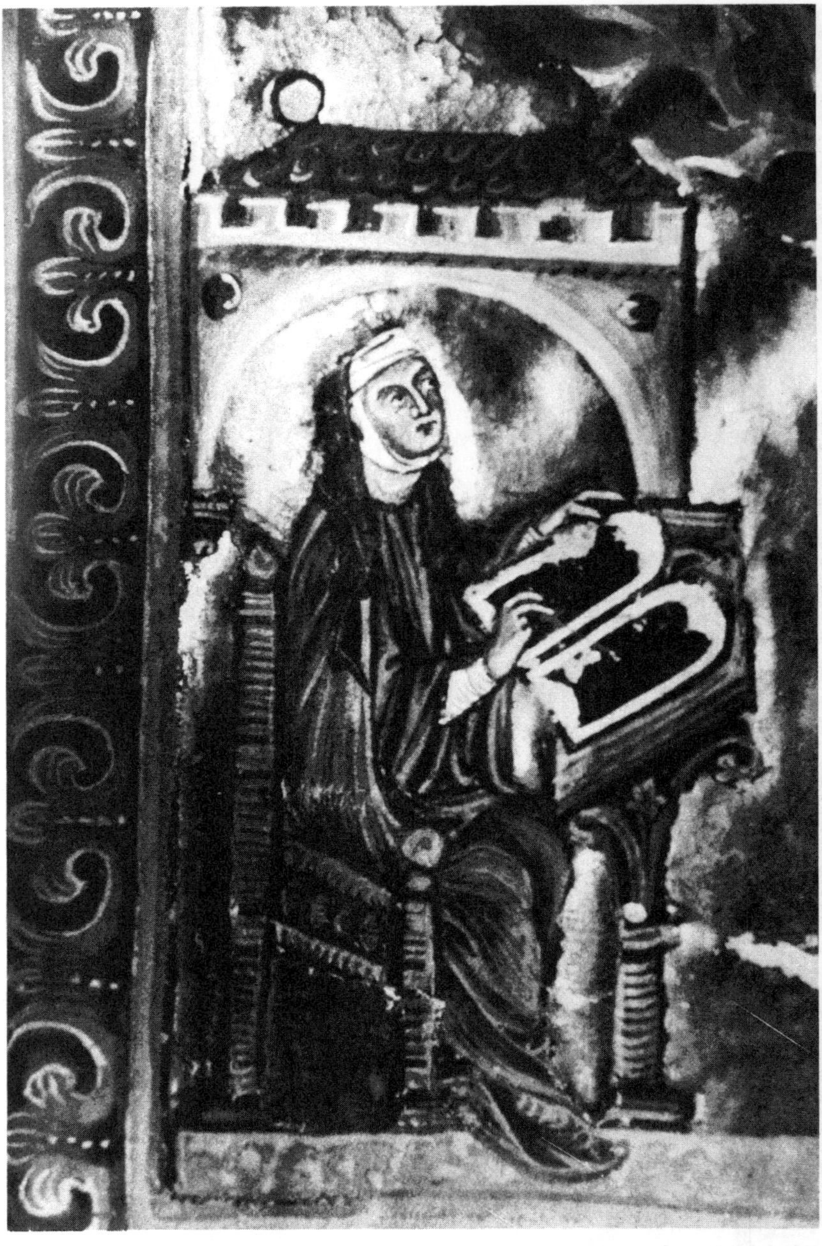

Als Achtjährige trat Hildegard in die Frauenklause auf dem Disibodenberg ein. Hier begann sie auch, ihre Visionen aufzuschreiben. Zum Klausnerleben hat sich Hildegard jedoch nie verpflichtet.

Zelle einschließen oder einmauern – auf Lebenszeit! Ganz in der Einsamkeit durfte die Klause jedoch nicht stehen, denn der Klausner war darauf angewiesen, daß andere Leute ihn versorgten. Deshalb wurden die Zellen am Stadtwall, an Brücken, meist aber an einer Kirche oder in der Nähe eines Klosters erbaut. Durch ein Fenster reichte man ihm dann, was er zum Leben brauchte, hinein. Klausner brauchten nicht zu befürchten, von ihren Mitmenschen vergessen zu werden, denn sie standen bei ihnen in hohem Ansehen. Die Leute kamen mit allen möglichen Problemen vertrauensvoll zu ihnen und hofften auf den weisen Rat der Gottesnahen. Manche der Klausen entwickelten sich zu regelrechten Wallfahrtsorten. Vor allem Frauen wählten diese Form der Hingebung an Gott, da sie der echten Einsiedelei in der Wildnis nicht gewachsen waren.

Strenge Regeln schrieben vor, wie eine Klause beschaffen sein sollte: Der kleine Raum war äußerst dürftig eingerichtet, eine Schüssel, ein Napf, ein Krug, ein Unterbett und ein Kopfkissen waren die einzigen Gegenstände, die für die persönliche Bequemlichkeit erlaubt waren. Nichts durfte von der Andacht ablenken. Wer das asketische Leben in einer solchen Klause auf sich nehmen wollte, mußte seiner selbst und seiner Standhaftigkeit sehr sicher sein, denn wer einmal die Klausnerweihe empfangen hatte, hinter dem schlossen sich die Mauern für immer – es war dem Klausner unter Strafe der Exkommunikation verboten, seine Zelle jemals wieder zu verlassen.

Wolfram von Eschenbach zeichnet in seinem berühmten Parzivalroman, der kurz nach 1200 entstanden ist, mit zarten Zügen das Bild einer Klausnerin. Parzivals Cousine Sigune büßt im härenen Gewand für ihren jugendlichen Leichtsinn, der ihren Geliebten das Leben gekostet hat. Anfangs trauert sie vor allem über ihr verlorenes Glück, doch allmählich streift sie alle irdischen Bindungen ab und ringt sich in unaufhörlichem Gebet zur reinen Gottesliebe durch. Ihre Klause steht einsam an einem Bach im Wald, halb über das Wasser gebaut. In der Nähe liegt die geheimnisvolle Gralsburg, von der Sigune nur einmal in der Woche durch die Gralsbotin Kundrie einen kleinen Essensvorrat erhält. So führt Sigune ein entbehrungsreiches Büßerleben.

Ganz so hart wie für Sigune waren allerdings die Bedingungen nicht, unter denen die meisten Klausnerinnen im 12. Jahrhundert lebten. Nur wenige Zellen waren so abgelegen wie die Sigunes; in der Regel baute man sie direkt an eine Klosterkirche an, zu der ein kleines Fenster durchgebrochen wurde. Hier empfing die Klausnerin die heilige Kommunion. Anstatt in ein härenes Büßergewand kleidete sich die Klausnerin in die jeweilige Ordenstracht; für den Winter wurde ihr ein Pelzmantel gestellt – eine Heizung gab es nicht. Gestattet war auch ein gelegentliches Bad. Eine Inklusenregel empfiehlt sogar, vor der Zelle ein kleines Gärtchen anzulegen, in dem Kohl angebaut werden soll und wo sich die Klausnerin etwas Bewegung verschaffen kann, denn »viel nützt ihr, an die Luft zu kommen«. Natürlich war der Garten von einer Mauer umgeben; der Weg in die Außenwelt blieb allemal versperrt. Oft schlossen sich einer Klausnerin weitere Frauen an; sie bauten ihre Zellen aneinander wie die Bienen ihre Honigwaben. Die Gemeinschaft wählte sich aus ihrer Mitte eine Meisterin; auf diese Weise konnte allmählich ein kleines Kloster entstehen.

So also sah das Leben aus, für das sich Jutta von Spanheim entschieden hatte. Zeitgenossen berichten, daß Jutta sehr schön und reich war; viele Ritter klopften an Burg Spanheims Tore und hielten um Juttas Hand an. Das Herz der jungen Gräfin aber war schon vergeben: Sie sehnte sich nur nach Gott. Sogar ein Kloster schien ihr für ihre stillen Pläne noch zu betriebsam, deshalb bat sie ihren Vater, er möge ihr doch bei einem Kloster eine Klause errichten. Der sah seine einzige Tochter nicht gern von sich fortziehen, aber schließlich willigte er ein. Das Dasein als Klausnerin galt in Adelskreisen durchaus als standesgemäß und trug der Familie große Ehre ein. Bei der Wahl des Klosters wurde nicht lange gezögert. Natürlich wollte Jutta zu den Mönchen auf dem nahegelegenen Disibodenberg ziehen, die erst vor kurzem die Abtei übernommen hatten. Sie waren vom Mainzer Erzbischof aus dem bedeutenden Benediktinerkloster Hirsau herbeigerufen worden, dem Stützpfeiler der cluniazensischen Reform in Deutschland. Auf dem Disibodenberg wehte der frische Wind erneuerter Religiosität; Jutta wußte, daß sie sich dort wohlfühlen würde. Sie konnte es kaum erwarten, daß ihre Klause fertiggestellt wurde.

Endlich ist es soweit. Jutta bestimmt den 1. November 1106 als Tag ihres feierlichen Einzugs. Als Herr Hildebert von Bermersheim bei ihr anfragte, ob sie die kleine Hildegard in ihre Obhut nehmen möchte, erklärt sie sich gern dazu bereit; es hat sich auch schon eine weitere Schülerin gefunden, eine entfernte Verwandte Juttas. Am Allerheiligentag schreitet die junge, schöne Gräfin mit den beiden Mädchen an der Spitze einer langen Prozession den Klosterberg hinauf. Alle Verwandten und Freunde sind herbeigeströmt, um die Zeremonie der Klausnerweihe mitzuerleben, zahlreiche Schaulustige aus der Umgebung gesellen sich dazu.

Was Hildegard an diesem Tag wohl empfunden haben mag? Die Klosterkirche ist wie für eine Begräbnisfeier geschmückt; Kerzen und Fackeln werfen unruhige Schatten. Beim Eintritt über die Kirchenschwelle stimmen die Mönche Psalmengesänge und Brautlieder an, dann beginnt die feierliche Zeremonie. Sie ist dem Beerdigungsritus nachgebildet, denn für die Gottesbraut Jutta bedeutet das Leben von nun an fortgesetztes »Sterben mit Christus«, um einst mit ihm wieder aufzuerstehen. Am Schluß der Messe wird die Klausnerin gesegnet, dann vermauern die Mönche die Tür hinter Jutta und den beiden Mädchen – Stein um Stein schließt sich die Verbindung zur Außenwelt, zur Familie, zu allem bisher Vertrauten.

Ein neuer Lebensabschnitt

Vielleicht war Hildegard die ernste Zeremonie von Juttas Klausnerinnenweihe bedrückend erschienen. Aber sie wußte, daß das Gelübde zum Inklusenleben für sie selbst nicht galt; Hildegard war nur als Schülerin in die Klause aufgenommen. Die Trennung von den Eltern fiel ihr nicht leicht, doch zu der schönen, sanften Jutta faßte sie bald Vertrauen. Hier erst, in dieser Atmosphäre des Glaubens und der stillen Hingabe an Gott, konnte die kleine Seele ihre Flügel entfalten – irdische Vergnügen vermißte das Mädchen nicht. Begierig sog ihre empfängliche Intelligenz alles auf, was die Meisterin sie lehrte.

Jutta *»erzog sie sorgfältig im Gewande der Demut und Unschuld, unterwies sie in den Gesängen Davids und lehrte sie das Singen der Psalmen«,* heißt es in Gottfrieds Hildegardbiographie. Eifrig eignete sich Hildegard diese Grundkenntnisse an, die sie brauchte, um dem Stundengebet und dem Chorgesang der Mönche folgen zu können. Vor allem das Singen hatte es ihr angetan; mit ihrem feinen Gehör erfaßte sie alle Nuancen der erhabenen gregorianischen Choräle, und wenn ihre helle Kinderstimme jubilierend in das Lob Gottes ausbrach, erfüllte sich Juttas Herz mit Stolz und Freude. Schon jetzt kam Hildegards großartige Musikalität zum Vorschein; Musik und Gesang werden ihr ganzes Leben durchziehen.

Mit dem täglichen Beten der Psalmen und Lesen der Heiligen Schrift wuchs Hildegard allmählich wie von selbst in die christliche Lehre und die Geheimnisse des Glaubens hinein. So erklärt sich die erstaunliche Kenntnis der Bibel, die ihre späteren Werke beweisen. Außer Jutta hatte Hildegard aber auch noch einen anderen Lehrmeister. Der Abt hatte einen Mönch als Seelsorger für die Klausnerinnen bestimmt; ihm verdankt Hildegard den größten Teil ihrer Bildung. Obwohl sie sich selbst öfters als »ungelehrt« bezeichnet, besaß sie zumindest Grundkenntnisse in der lateinischen Sprache; schreiben konnte sie auch. In ihrem Wissensdurst stellte sie Volmar, so hieß der Beichtvater, Fragen über Fragen, die er gern beantwortete – es war ihm eine Freude, dieses Mädchen mit der wachen Intelligenz geistig zu fördern. Allerdings ist Hildegard im Unterschied zu den männlichen Ordensleuten nie systematisch in den mittelalterlichen Wissenskanon eingeführt worden: Sie durchlief weder Trivium noch Quadrivium der Artes liberales, der sieben freien Künste, die die Fächer Grammatik, Rhetorik, Dialektik, Arithmetik, Geometrie, Musik und Astronomie umfaßten. Damit galt sie für die damalige Zeit als ungelehrt. Aber ihre Begabung machte die fehlende Bildung mehr als wett.

Stärker aber als durch jede gezielte Belehrung wurde Hildegard durch das tägliche Leben unter der Benediktusregel geprägt; sie ist es, die ihrem Dasein die große innere Kraft und Festigkeit verlieh. Die Regel fordert vom Benediktiner Demut und Gehorsam; als eine der wichtigsten Tugenden gilt die Diskretion, die Fähigkeit, Wesentliches von Unwesentlichem zu unterscheiden und bei allem das rechte Maß einzuhalten. Gebet und geistliche Betrachtung nehmen eine wichtige Stelle ein, dürfen aber die Arbeit innerhalb der Gemeinschaft und die Werke der Nächstenliebe nicht verdrängen. Die vornehmste Aufgabe des Benediktiners jedoch bleibt das große, feierliche Gotteslob: *»Nichts also darf dem Gottesdienste vorgezogen werden.«*

Das geistliche Leben teilten die Klausnerinnen mit den Mönchen. Die Arbeit bestand in der Bestellung des Gartens, aber auch in der Ausführung aller möglichen Handarbeiten, die Jutta mit großem Geschick beherrschte – wie jedes adelige Mädchen war sie am elterlichen Hof in weiblichen Künsten wie Spinnen, Weben und Sticken unterrichtet worden und gab nun ihre Kenntnisse weiter. Praktische Nächstenliebe hieß für die Meisterin vor allem, für jeden da zu sein, der an das kleine, vergitterte Außenfenster trat und Rat in seinen Nöten suchte. Juttas Beispiel prägte sich Hildegard tief ein, auch sie wird später ihre Tür niemals einem Hilfesuchenden verschließen.

Von der stolzen Benediktinerabtei auf dem Disibodenberg stehen schon längst nur noch Ruinen. In der Klause, die dem Mönchskloster angeschlossen war, verbrachte Hildegard über vierzig Jahre ihres Lebens.

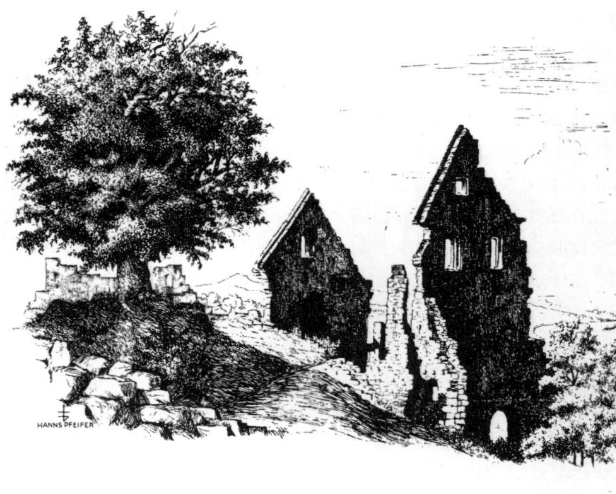

So verbrachten Jutta und ihre Schülerinnen einen erfüllten Tag um den anderen, und ihre innere Zufriedenheit strahlte weit aus ins Land. Immer mehr junge Adelige baten um Aufnahme in die Klause, so daß bald zusätzliche Zellen angebaut werden mußten. Im Lauf der Jahre entstand eine kleine Gemeinschaft von einem guten Dutzend Frauen.

Die ganze Zeit über hatte Hildegards Schau nicht nachgelassen, und mit der größten Selbstverständlichkeit plauderte sie mit ihrer Meisterin darüber, wie einst mit den Eltern. Jutta ließ sich ihr Erstaunen nicht anmerken, beobachtete aber ihre Schülerin mit scharfer Aufmerksamkeit. Kein Zweifel – Gott hatte ihr eine Seherin anvertraut, die noch nichts von ihrer Auszeichnung wußte! Denn Hildegard lebte noch jahrelang in dem Glauben, alle Menschen könnten dasselbe sehen wie sie. Unbefangen erzählte sie das eine oder andere ihrer Gesichte, und erst die sonderbaren Blicke ihrer Mitschwestern machten sie allmählich unsicher. Eines Tages lag sie wieder einmal krank auf ihrem schmalen Bett, als eine neue Vision sie überkam. Besorgt blickte die Nonne, die heute die Krankenbetreuung übernommen hatte, in das glühende Gesicht Hildegards. Plötzlich richtete sich das Mädchen auf und fragte ihre Pflegerin, ob sie nicht auch manchmal Dinge sehen könnte, die normalerweise nicht wahrnehmbar sind. Verwirrt schüttelte die Pflegerin den Kopf. Da endlich begriff Hildegard, welcher Abgrund sie von ihren Mitmenschen trennte – sie war damals fünfzehn Jahre alt. Von nun an kam ihr kein Wort mehr von ihren wunderbaren Gesichten über die Lippen, schamhaft verschwieg sie ihre Andersartigkeit vor der Gemeinschaft. Trotzdem wußten alle Bescheid und schauten auf Hildegard mit heimlicher Ehrfurcht.

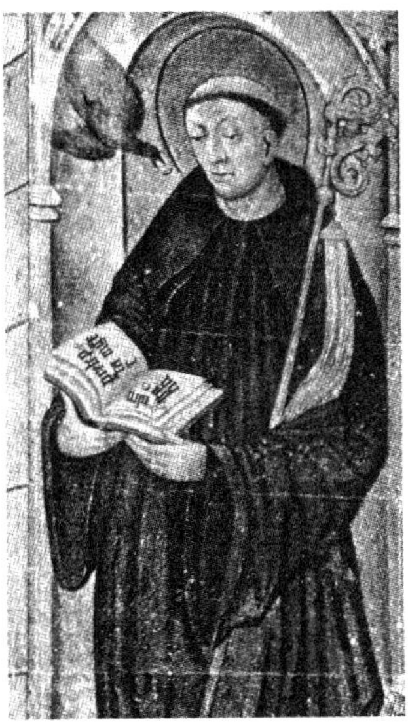

Benedikt von Nursia begründete im 6. Jahrhundert das Mönchstum des Abendlandes. Seine Ordensregel forderte, daß das geistliche Leben durch tätige Arbeit in Landwirtschaft und Handwerk ergänzt werden müsse.

Zwischen 1112 und 1115 – wann genau, wissen wir nicht – entschied sie sich endgültig, ihr Leben ganz in den Dienst Gottes zu stellen; sie legte die Ordensgelübde ab und empfing den Schleier aus der Hand des Bischofs Otto von Bamberg. Hildegard war Benediktinernonne geworden; zum strengen Klausnerdasein allerdings verpflichtete sie sich nicht. Dreißig Jahre vergingen, ohne daß großartige Ereignisse zu berichten wären. Täglich rang Hildegard nach seelischer Vollkommenheit, die doch auf Erden so schwer zu erreichen ist. Welche großen Fortschritte sie dennoch machte, beschreibt ihr Biograph Gottfried:

»Ihre ehrwürdige Mutter (Jutta) nahm voll Bewunderung wahr, wie aus einer Schülerin eine Lehrmeisterin wurde und eine Wegbereiterin auf den Höhenpfaden der Tugend. In ihrem Herzen glühte eine milde Liebe, die niemanden von ihrer Weite ausschloß. Den Turm der Jungfräulichkeit schützte die Mauer der Demut. Zu der Kargheit in Speise und Trank gesellte sich die Schlichtheit der Gewandung. Die züchtige Ruhe des Herzens offenbarte sich in Schweigen und in sparsamen Worten.«

Aber Gottfried berichtet auch von den Krankheiten, die Hildegard fast ständig so sehr quälten, daß sie sich nicht mehr aufrecht halten konnte. Geduldig und ohne zu klagen ertrug sie die größten Schmerzen. Krankheit war der Preis für die ungeheure Gnade, daß sich in manchen Augenblicken das göttliche Licht über sie ergoß. Leiden beugte der Gefahr vor, daß sie stolz wurde über der Auszeichnung, deshalb nahm sie es dankbar hin. Und *»während der Leib verfiel, entbrannte wunderbar feurig in ihr die Kraft des Geistes«*. Niemandem auf dem Disibodenberg konnte verborgen bleiben, welche Persönlichkeit in ihrer Mitte lebte – auch wenn die bescheidene Nonne auf keinen Fall als etwas Besonderes gelten wollte.

Im Jahre 1136 kam schließlich der Tag, an dem sich Jutta endgültig mit ihrem himmlischen Bräutigam vermählen durfte, nachdem sie drei Jahrzehnte lang Klause und Kloster mit glücklicher Hand geführt hatte. Jetzt mußte eine neue Meisterin gewählt werden.

Alle Nonnen versammeln sich zur gemeinsamen Beratung. Sie dauert nicht lange. »Hildegard!« ruft eine der Frauen in die Stille. Hildegard hatte schon geahnt, was auf sie zukommt, und versucht, sich möglichst unauffällig in den Hintergrund zurückzuziehen. Doch alle Blicke richten sich auf sie. »Ja, Hildegard, du sollst unser Kloster leiten!« Bestürzt versucht sie, ihre begeisterten Mitschwestern von dieser Idee abzubringen. Wie sollte sie, eine kränkliche Frau, der schweren Aufgabe gewachsen sein? Doch niemand will von ihren Einwänden etwas wissen. Als die Nonnen Hildegard nicht dazu bewegen können, die Wahl anzunehmen, wenden sie sich an Abt Kuno. Ihm gelingt es schließlich, Hildegard davon zu überzeugen, daß sie das Vertrauen ihrer Mitschwestern nicht enttäuschen dürfe. Sie übernimmt das verantwortungsvolle Amt, und damit bricht eine lange, segensreiche Regierung an.

Der Tag, der alles verändert

Fünf Jahre geht das Leben auf dem Disibodenberg weiter seinen ruhigen Gang, fünf Jahre hat Hildegard noch Zeit, in ihr neues Amt der Klosterleitung hineinzuwachsen. Alle ihre Befürchtungen, daß die Abwicklung der Geschäfte und die schwere Verantwortung für die ihr anvertrauten Seelen sie überfordern könnten, zerstreuten sich schnell. Die weltabgeschiedene kleine Gemeinschaft erlebt eine friedvolle, glückliche Zeit – mehr könnte sich Hildegard gar nicht wünschen. Da bricht ein Ereignis über sie herein, das ihr Dasein in eine völlig andere Richtung drängt.

Hildegard ist zweiundvierzig Jahre und sieben Monate alt, als schreckliche Worte die Ruhe ihrer Seele erschüttern: *»Tu kund die Wunder, die du erfährst. Schreibe sie auf und sprich!«* Und: *»O du gebrechliches Geschöpf, Staub von Staub und Asche von Asche, sprich und schreibe, was du siehst und hörst. Sprich und schreibe nicht nach menschlicher Rede, nicht nach menschlicher Einsicht, nicht nach menschlicher Darstellungsweise, sondern so, wie du es in Gott vernimmst, so wie der Schüler die Worte des Lehrers wiedergibt.«* Hildegard liegt wie versteinert auf ihrem harten Lager. In ihrem Entsetzen will sie sich einreden, sie hätte nur geträumt. Doch unablässig, immer wieder aufs neue, dröhnen die befehlenden Worte in ihren Ohren: *»Du also, o Mensch, der du das alles nicht in der Unruhe der Täuschung, sondern in der Reinheit der Einfalt empfängst, hast den Auftrag, das Verborgene zu offenbaren!«*

Endlich verstummt die unerbittliche Stimme; sie läßt eine völlig aufgelöste, am ganzen Körper zitternde Hildegard zurück. »Nein, nein . . .«, stammelt sie nur immer wieder vor sich hin, »ich soll meine Schau offenbaren?« Verzweifelt wehrt sie sich gegen den göttlichen Befehl. Tausend Einwände schießen ihr durch den Kopf: Warum tust du mir das an? Habe ich nicht schon schwer genug daran zu tragen, daß du mich deine göttlichen Geheimnisse schauen läßt? Sagt nicht Jesaia: »Wer kann leben mit dem verzehrenden Feuer?« Mühsam habe ich mein Gleichgewicht wiedergefunden, hier, in diesem Kloster, ist mein Platz, hier werde ich geliebt, obwohl ich so anders bin als meine Brüder und Schwestern. Kann ich dir hier nicht viel besser dienen als irgendwo anders? Was soll ich schüchterner, unzulänglicher Mensch in der großen Welt? Was werden die Menschen sagen, wenn eine schwache, ungelehrte Frau vor sie hintritt und ihnen dein göttliches Wort verkündet? Ich habe nie gelernt, mich gewandt auszudrücken, vom Schreiben ganz zu schweigen – kaum kann ich den Griffel führen! Mit meinem ungeschickten Stammeln kann ich doch niemanden überzeugen! Sie werden mich auslachen. Sie werden mich einfach für verrückt erklären! Siehst du das denn nicht ein? Bitte versteh doch – ich kann es nicht. Ich werde schweigen.

Da durchzuckt es die verzagte Hildegard wie ein Blitz. Plötzlich verspürt sie in allen Gliedern starke Schmerzen. Regungslos bleibt sie auf ihrem Bett hingestreckt und tut kein Auge zu, bis endlich der Morgen dämmert. Da tritt, wie jeden Tag, Richardis in die Zelle ihrer Meisterin. Die treue Nonne erschrickt zutiefst, als sie Hildegard so bleich und starr daliegen sieht. »Mutter!« ruft sie bestürzt und eilt an ihr Lager.

Zu der klugen, jungen Richardis besitzt Hildegard ein sehr inniges, liebevolles Verhältnis; die beiden Frauen verstehen einander ohne viele Worte. Ihre Probleme bespricht Hildegard als erstes mit Richardis, die in allen Amtsgeschäften zur rechten Hand der Meisterin geworden ist. Auch in das Geheimnis ihrer Visionen hat Hildegard ihre Lieblingsnonne eingeweiht. Richardis beugt sich über die verehrte Mutter und faßt ihre Hand. »Was um Gottes Willen ist geschehen?« fragt sie behutsam. Mühsam, schwer nach Atem ringend erzählt Hildegard, mit welchem ungeheuren Auftrag Gott sie aus der Sicherheit ihres Daseins herausgerissen hat, erzählt auch von ihrer Weigerung, auf die sofort die peinvolle Strafe folgte. In der langen Nacht ist sich Hildegard klar darüber geworden, daß sie sich dem göttlichen Befehl nicht entziehen darf. Doch wie soll sie ihn nur ausführen? In ihrer Angst weiß sie sich keinen Rat; verzweifelt und hilflos blickt sie auf die anmutige Richardis, die vor ihr kniet. »Ihr solltet Volmar fragen«, meint diese nach einigem Nachdenken. Erleichtert entspannen sich Hildegards verkrampfte Züge. Volmar, der hochgebildete, feinsinnige Beichtvater der Nonnen, von dem Hildegard schon so viel Belehrung empfangen hat, wird raten können – er oder keiner.

Mit ruhiger Besonnenheit hört sich Volmar Hildegards Bericht über die unglaublichen Ereignisse der letzten Nacht an. Wie kein anderer kennt er Hildegards empfindsames Seelenleben und ihre außerordentlichen Fähigkeiten; aber er weiß auch genau Bescheid über ihre Grenzen. Ob sich der sensible Mann wohl insgeheim vorwirft, nicht besser für eine gründliche Ausbildung Hildegards gesorgt zu haben? Er weiß, daß ihn keine Schuld trifft; es war damals einfach nicht üblich, bei einer Frau auch den Intellekt einer strengen Schulung zu unterziehen. Trotzdem mag Volmar in dieser Stunde gefühlt haben, er hätte etwas versäumt . . . Aber er findet einen Ausweg.

»Beunruhigt Euch nicht, verehrte Mutter«, tröstet er Hildegard. »Wir werden Euch mit Eurer gewaltigen Aufgabe nicht allein lassen. Gott hat Euch befohlen, Eure Visionen den Menschen zur Belehrung schriftlich festzuhalten. Wenn Ihr das selbst nicht schafft, so wird Euch eben jemand dabei helfen.« Der dankbare Blick, den ihm die Meisterin zuwirft, erwärmt ihm das Herz. Hildegard schweigt eine Weile, dann fragt sie zaghaft: »Volmar, wollt Ihr die Mühe auf Euch nehmen, mir bei dieser Arbeit zur Seite zu stehen?« Der Mönch errötet vor Freude, daß Hildegard so großes Vertrauen in ihn setzt. Gleich trägt er die Angelegenheit Abt Kuno vor. Der zögert zunächst; wer garantiert, daß Hildegards Eingebungen wirklich von Gott kommen und nicht ihrer Phantasie oder gar den Einflüsterungen des Teufels entspringen? Volmar jedoch ist vom göttlichen Ursprung der Visionen überzeugt. Schließlich zeigt Kuno Verständnis und stellt Volmar frei, damit er Hildegard unterstützen kann.

Als die Schmerzen allmählich nachlassen, beginnt Hildegard mit ihrem ersten großen Werk. »Scivias«, nennt sie es, »Wisse die Wege«, denn sie hatte es auf dem Wege der Gottesschau empfangen: Ein feuriges Licht war mit Blitzesleuchten vom Himmel auf sie niedergekommen, und nun *»erschloß sich mir plötzlich der Sinn der Schriften, des Psalters, des Evangeliums und der übrigen katholischen Bücher des Alten und Neuen Testaments.«* Anfangs kann Hildegard nur mühsam von ihrem Krankenlager aus diktieren; Richardis schreibt alles auf und überreicht es dann Volmar, der das holprige Latein vorsichtig glättet; meist aber verändert er überhaupt nichts am Wortlaut, sondern korrigiert nur die Grammatikfehler. Mit jeder Seite fühlt Hildegard ihre Kräfte zurückkehren; bald kann sie aufstehen und selbst den Griffel in die Hand nehmen. Da sitzt sie nun, die zusammenklappbaren Wachstafeln auf den Knien, und ritzt langsam ein Wort übers andere ein. Manchmal fließen die Sätze wie von selbst aus ihr, dann wieder tritt sie verzagt auf der Stelle – wie soll sie nur die gewaltigen Visionen, die menschliches Fassungsvermögen zu sprengen drohen, in den einfachen Worten ausdrücken, über die sie nur verfügt?

Volmar ermutigt die bescheidene Meisterin unablässig. Ihm ist schon nach den ersten Seiten klar geworden, warum Gott auf eine geschliffene Feder verzichtete und seine Worte in den Mund einer unverbildeten Frau legte. In welch frischer Natürlichkeit erstehen die kraftvollen Bilder ihrer Schau! Manches wieder bleibt dunkel und geheimnisvoll, fordert zur Versenkung und Ergründung heraus. Nie zuvor hatte eine Frau ein solches Werk geschrieben, das von der Erschaffung des Kosmos über den Sündenfall bis zum Jüngsten Gericht reicht. Volmar erkennt als erster die Größe Hildegards; bis zu seinem Lebensende wird er ihr in unermüdlicher Hingabe dienen. Er maßt sich nicht an, an Hildegards Werk irgend etwas zu »verbessern«, sondern hilft demütig nur dort nach, wo es wirklich nötig ist.

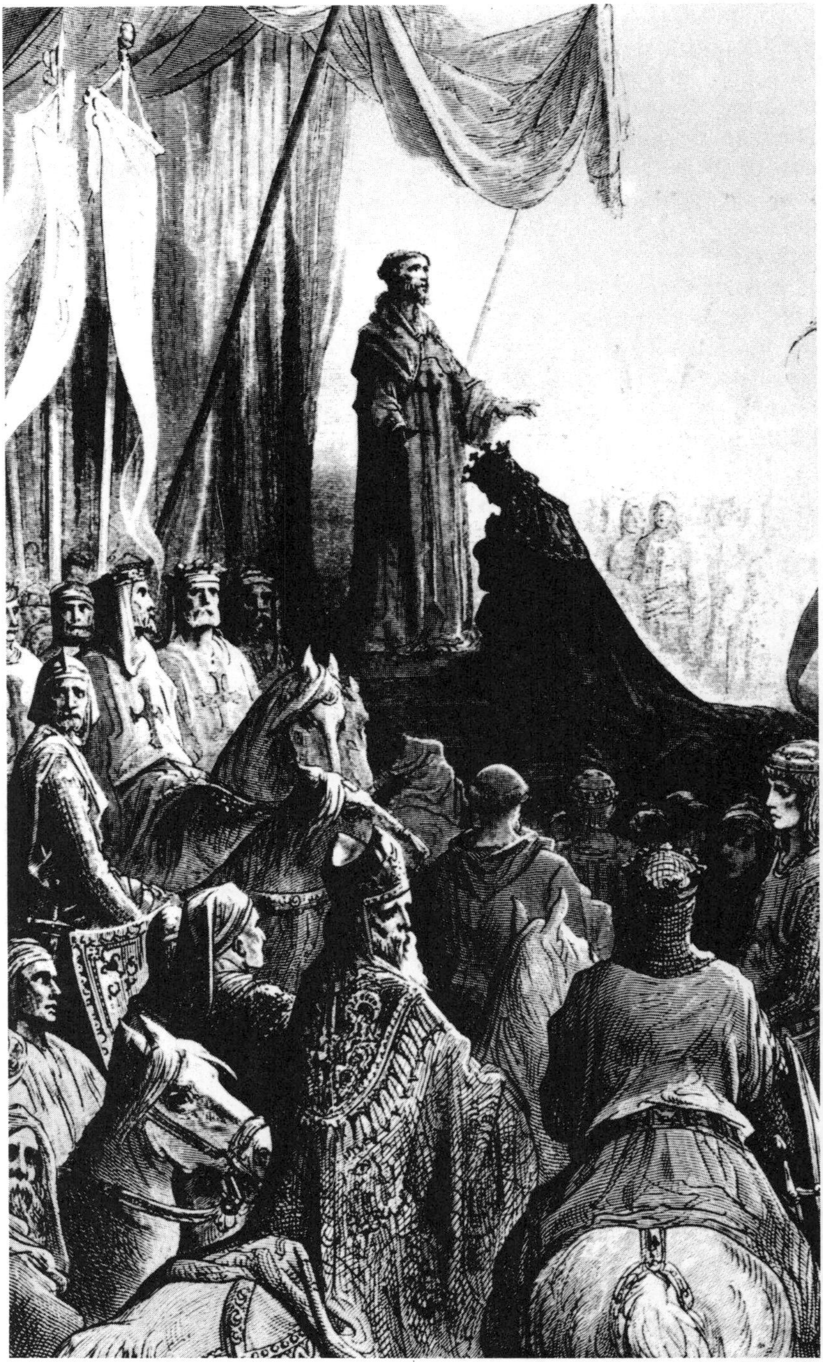

Hilferuf an einen großen Mann

Ab 1141 mühte sich Hildegard fünf lange Jahre mit ihrem Erstlingswerk ab, und noch immer kam kein Ende in Sicht. Ihr schlimmster Feind waren nicht etwa sprachliche Schwierigkeiten, sondern ihr mangelndes Selbstvertrauen. Noch immer konnte sie es nicht fassen, daß ausgerechnet sie dazu ausersehen war, die göttlichen Geheimnisse vor aller Welt zu verkünden. Würde man ihre Schriften überhaupt ernst nehmen? Solche Unsicherheit und nagenden Zweifel höhlten ihre Schaffenskraft aus.

Da hörte sie begeisterte Berichte von den aufwühlenden Predigten eines berühmten Mannes, der gerade den Rhein entlangreiste, um Männer für den Zweiten Kreuzzug zusammenzutrommeln: Bernhard von Clairvaux. Obwohl er kaum deutsch sprechen konnte, entfachte er mit der gewaltigen Ausstrahlung seiner gotterfüllten Persönlichkeit einen Sturm religiöser Emotionen: Tausende ließen sich das Kreuz anheften. Weihnachten 1146 predigte er so hinreißend im Dom zu Speyer, daß schließlich auch der deutsche König Konrad III. und zahlreiche seiner Ritter ergriffen das Kreuz nahmen. Vielen galt Bernhard als der »ungekrönte Kaiser und Papst seines Jahrhunderts.« Hildegard wußte, daß auch Bernhard die Gabe der Schau verliehen war; Bernhard mußte für ihre Nöte Verständnis haben! Sie raffte ihren ganzen Mut zusammen und setzte einen langen Brief an diesen vielleicht bedeutendsten Mann ihres Jahrhunderts auf: *»O ehrwürdiger Vater Bernhard, wunderbar stehst du da in hohen Ehren aus Gottes Kraft. Ich bitte dich, Vater, beim lebendigen Gott, höre mich, da ich dich frage.*

Wie kein anderer verstand es der große Bernhard von Clairvaux, die Menschen mitzureißen. Bei ihm sucht auch Hildegard Trost.

Bernhard schreibt Hildegard einen ermutigenden Brief und setzt sich beim Papst für die Anerkennung ihrer Schriften ein.

Ich bin gar sehr bekümmert ob dieser Schau, die sich mir im Geiste als ein Mysterium auftat. Ich, erbärmlich und mehr als erbärmlich in meinem Sein als Frau, schaute schon von meiner Kindheit an große Wunderdinge, die meine Zunge nicht aussprechen könnte, wenn nicht Gottes Geist mich lehrte zu glauben.

Milder Vater, du bist so sicher, antworte mir in deiner Güte, mir, deiner unwürdigen Dienerin, die ich von Kindheit an niemals in Sicherheit lebte, nicht eine einzige Stunde. Bei deiner Vaterliebe und Weisheit forsche in deiner Seele, wie du im Heiligen Geist belehrt wirst, und schenke deiner Magd aus deinem Herzen Trost.

Ich weiß nämlich im Text des Psalters, des Evangeliums und der anderen Bücher den Sinn der Auslegung, der mir durch diese Schau gezeigt wird. Wie eine verzehrende Flamme rührt sie mir an Herz und Seele und lehrt mich die Tiefen der Auslegung . . . Antworte mir: Was dünkt dich von alledem? Ich bin ja ein Mensch, der durch keinerlei Schulwissen über äußere Dinge unterrichtet wurde –.«

Hildegard offenbart in diesem Brief ihr tiefstes Inneres, nie wieder kommen wir ihrer Persönlichkeit menschlich so nahe als wenn sie schreibt: *»Ich habe geweint, weil ich so sehr erröte und so zaghaft bin . . .«* Noch lange und eindringlich erbittet sie sich von Bernhard Trost und Bestätigung. Der große Mann überhört ihr Flehen nicht. Schon allein daß er bei seiner knapp bemessenen Zeit überhaupt antwortet, läßt erahnen, wie tief er von Hildegards glühenden Worten angerührt wurde. Aber er kann unmöglich einer ihm völlig unbekannten Person auf ein bloßes Schreiben hin ihre göttliche Sehergabe anerkennen. Deshalb faßt er sich in seinem Antwortbrief nur kurz und zurückhaltend:

»Wir freuen uns mit dir über die Gnade Gottes, die in dir ist. Und was uns angeht, so ermahnen und beschwören wir dich, daß du sie als Gnade erachtest und ihr mit der ganzen Liebeskraft der Demut und Hingabe entsprichst. Du weißt ja, daß ›Gott den Stolzen widersteht, den Demütigen hingegen Gnade gibt.‹ Im übrigen, was sollen wir noch lehren oder ermahnen, wo schon eine innere Unterweisung besteht und eine Salbung über alles belehrt? . . .«

Dennoch mögen die im Grunde ermutigenden Worte Hildegard neue Kraft gegeben haben. Hätte Bernhard die Meisterin vom Disibodenberg persönlich gekannt, er hätte sich die Ermahnung zur Demut gespart – wer war je weniger überheblich als die bescheidene Hildegard? Aber die beiden großen Heiligen sollten sich nie begegnen. Trotzdem würde Bernhard von Clairvaux im Leben Hildegards bald noch einmal eine große Rolle spielen.

Päpstliche Anerkennung

Nicht nur Hildegard war wegen ihrer göttlichen Sendung von Zweifeln geplagt. Auch Abt Kuno geriet mehr und mehr in Unruhe, je weiter das Werk der Meisterin fortschritt. Nicht etwa, daß er an ihrer persönlichen Lauterkeit gezweifelt hätte! Aber was sollte mit »Scivias« geschehen – wollte Hildegard das Werk der Öffentlichkeit übergeben? Abt Kuno sah Bedrohliches auf sich zukommen. Wie würde sich die Kirche und der Papst zu den »Offenbarungen Gottes« stellen? Sollten die Schriften sich zuletzt doch als unecht herausstellen, würde er die größten Schwierigkeiten bekommen. Schließlich hatte er Hildegards Arbeit gefördert, als er ihr Volmar zur Unterstützung schickte! Abt Kuno fühlte sich gar nicht wohl in seiner Haut.

Er hielt über die Angelegenheit Rücksprache mit dem Erzbischof Heinrich von Mainz, der immer gute Beziehungen sowohl zum Mönchskloster als auch zu Hildegard unterhalten hatte. Heinrich staunte über die unerwarteten Enthüllungen Abt Kunos – die zurückhaltende, fast unscheinbare Meisterin sollte eine begnadete Seherin sein? Immerhin, für Gott war kein Ding unmöglich, und so unterzog Heinrich die Schriften Hildegards einer genauen Prüfung. Er las verwundert Seite um Seite, die kühnen Gedankenreihen der Verfasserin nahmen ihn gefangen. Aber ein Urteil über den göttlichen Ursprung der Schrift auszusprechen wagte er nicht. Es blieb nichts übrig, als die Sache dem Papst zu unterbreiten.

Ein glücklicher Zufall wollte es, das Papst Eugen III. in Kürze eine Synode in Trier abhalten würde. Sie begann Ende November 1147 und sollte drei Monate dauern. Da ergäbe sich Gelegenheit genug, den Papst auf Hildegard aufmerksam zu machen. Nun kamen die Dinge ins Rollen. Mit Erstaunen und Ehrfurcht vernahm Papst Eugen, welch seltene Begabung auf dem Disibodenberg im Verborgenen blühen sollte. Dem mußte man sofort auf den Grund gehen! Er wählte einige geeignete Männer aus, die die Angelegenheit an Ort und Stelle untersuchen sollten, und an einem kalten Wintertag verließ eine päpstliche Abordnung die alte Stadt an der Mosel.

Hildegard erschrak, als Abt Kuno ihr melden ließ: »Gesandte des Papstes bitten Euch um eine Unterredung!« Niemand hatte sie auf den

Papst Eugen III. war von Hildegards Werk »Scivias« so beeindruckt, daß er öffentlich daraus vorlas. Rechts ist eine Abbildung aus »Scivias« zu sehen.

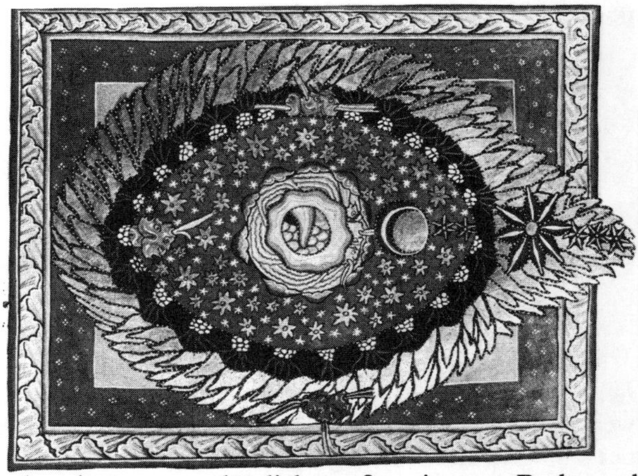

hohen Besuch vorbereitet, ganz plötzlich mußte sie nun Rede und Antwort stehen. Wenn sie doch nur Zeit gehabt hätte, sich ihre Sache noch einmal in aller Ruhe durch den Kopf gehen zu lassen! Mit Herzklopfen trat sie an das Fenster, an dem die ehrwürdigen Kirchenmänner schon warteten. Ruhig und freundlich stellten sie ihre Fragen – von welcher Art ihre Gesichte seien, wann sie sie das erste Mal empfangen habe, warum sie so lange darüber geschwiegen habe. Von ihrer anfänglichen Überraschung hatte sich Hildegard schnell erholt. Demütig und mit einfachen Worten gab sie den hohen Herren Auskunft; ihr schlichtes Wesen und ihre Natürlichkeit überzeugten besser, als es tausend gekünstelte Argumente fertiggebracht hätten. Diese Jungfrau war ohne Falsch, das stand fest; jeder konnte spüren, daß sie nichts zu verbergen hatte. Beeindruckt verabschiedeten sich die Gesandten von der bescheidenen Meisterin und empfahlen sie Gottes Segen.

Dennoch mußten ihre Schriften genau geprüft werden. Immerhin bestand die Möglichkeit, daß Hildegards Eingebungen nicht von Gott, sondern von finsteren Mächten herrührten – auch wenn sie selbst nichts davon wußte. Abt Kuno hatte vom Originalmanuskript eine Abschrift herstellen lassen, die er der Abordnung überreichte. Auch Mönch Volmar wurde angehört; der gelehrte Mann versicherte, daß er in seiner geringen Urteilskraft nichts bemerken könne, was gegen die rechtmäßige Lehre verstöße. Aber sie sollten nur alles selbst lesen; jede Zeile atme Frömmigkeit und göttliches Feuer. Als sich die päpstlichen Gesandten auf den Rückweg machten, hatten sie einen überaus positiven Eindruck von Hildegard und dem klösterlichen Leben auf dem Disibodenberg gewonnen.

Papst Eugen erwartet schon mit Spannung die Rückkehr der Männer. Ihr Bericht ist so vielversprechend, daß Eugen für den nächsten Tag eine Vollversammlung einberuft, denn die Angelegenheit verdient es, einer großen Öffentlichkeit vorgetragen zu werden.

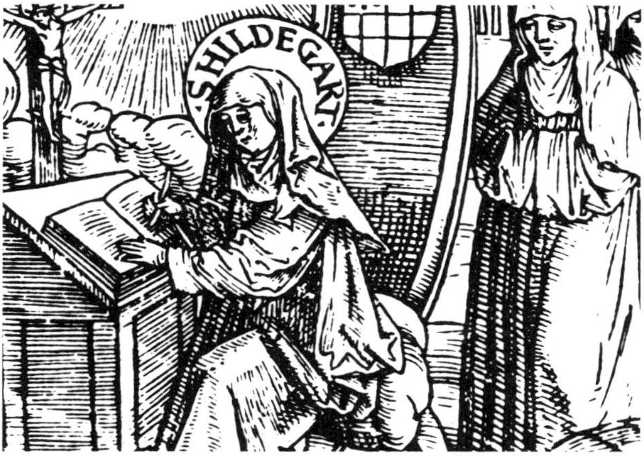

Nichts hatte Hildegard so sehr ersehnt wie die Bestätigung ihrer Visionen. Der Brief Eugens III. veränderte ihr Leben: Selbstsicher führte Hildegard ihre Arbeit fort.

Im Saal herrscht eine Stimmung neugieriger Gespanntheit. »Hier in der Nähe soll eine Nonne göttliche Visionen empfangen haben«, tuschelt einer dem anderen zu. Die Meinungen sind geteilt: »Wahrscheinlich handelt es sich bloß um die Phantastereien einer Überspannten, sowas hat man ja schon öfter erlebt!« – »Aber wenn sich der Papst persönlich damit beschäftigt, ist vielleicht doch was dran . . .« Das Geflüster verstummt, als der Papst mit den Gesandten über die Schwelle schreitet. Zuerst berichtet der Bischof von Verdun ausführlich darüber, was seine Kommission auf dem Disibodenberg in Erfahrung bringen konnte. Ab und zu wird er vom Papst unterbrochen, der mit seinen Zwischenfragen lebhafte Anteilnahme beweist. Schließlich sollen Hildegards Schriften für sich selbst sprechen. Der Bischof schlägt die schweren Deckel der Mappe auseinander, in der die Pergamentblätter liegen. Dann tönen die feierlichen Sätze der Visionen durch den Raum. Außer der Stimme des Bischofs ist kein Laut mehr zu hören; wie gebannt lauschen die höchsten kirchlichen Würdenträger dem, was die schmächtige Nonne vom Disibodenberg zu verkünden hat. Zwanzig Kardinäle sitzen unter den Zuhörern, zahlreiche Bischöfe und Erzbischöfe aus Italien, Frankreich und England, und natürlich alles, was in Deutschland Rang und Namen hat. Auch der große Abt Bernhard von Clairvaux ist gekommen. Andächtig nehmen die ehrwürdigen Männer die eindringlichen Bilder auf, in denen Hildegard Luzifers Fall schildert, die Verführung Adams und die Erbschuld, die seitdem über dem Menschengeschlecht lastet. Kann die Synagoge den Menschen aus dem Sündennetz befreien, in das der Teufel ihn verstrickt hat? Hildegard schaut die Synagoge als mächtige Frau, erhaben, aber blind; untätig steht sie da, die Arme unter den Achseln verschränkt – keine Hand streckt sie nach dem Altar Gottes aus, der neben ihr steht. Das Erlösungswerk bleibt Christi und seiner Kirche vorbehalten.

Die Zuhörer sind von den kühnen Bildfolgen hingerissen. Auch der Papst kann seine Bewegung nicht verbergen; plötzlich steht er auf und nimmt dem Vortragenden die Blätter aus der Hand, um selbst weiter vorzulesen. Die Seherin erblickt die Kirche als geheimnisvolle Frau:

»Danach sah ich ein Weib von so hoher Gestalt, daß es wie eine große Stadt anzuschauen war. – Das ist die Braut meines Sohnes, die Kirche, die Ihm stets neue Kinder schenkt. Kein Widersacher kann in feindseligem Ansturm ihrer mächtig werden. – Von den Armen des Weibes ging, herabfallenden Ärmeln gleich, ein heller Glanz aus, der vom Himmel bis zur Erde niederstrahlte. – Er versinnbildlicht das Wirken der Kraft Gottes in den Priestern. – Netzartig öffnete sich der Schoß des Weibes in vielen Spalten, durch die eine große Menschenmenge einzog. – Das ist die Mutterliebe, die sich zum Fang der gläubigen Seelen öffnet. – Beine und Füße hatte die Gestalt nicht. – Dies bedeutet, daß die Kirche noch nicht zur Vollkraft ihres Bestands und zum höchsten Glanze ihrer Vollendung gelangt ist.«

Papst Eugen läßt die Pergamentblätter sinken. Er fragt hinein in die andachtsvolle Stille: »Was, meint ihr, ist von Hildegards Schriften zu halten? Sollen wir sie annehmen oder verwerfen?«

Da erhebt sich aus der Mitte der Zuhörer Bernhard von Clairvaux. Er hatte sofort erkannt, daß die Schriften ganz von der Eingebung des Heiligen Geist erfüllt waren. Als Hildegard ihm vor wenigen Monaten geschrieben hatte, glaubte er noch, Zurückhaltung üben zu müssen. Jetzt aber hält ihn nichts mehr zurück, offen für sie einzutreten. Alle Blicke richten sich auf ihn, als der berühmte Mann seine Stimme erhebt: »Eure Heiligkeit möge nicht dulden, daß ein solch hellstrahlendes Licht von Schweigen überdeckt wird. Welch großer Gewinn für die Kirche wäre es, wenn Ihr Hildegards Begnadung durch Eure Autorität bestätigen könntet!« Diese Rede wird von allen Seiten mit Beifall aufgenommen.

Papst Eugen sandte bald darauf ein ehrenvolles Schreiben an Hildegard, in dem er sie zur Fortsetzung ihrer Schriften ermutigte. Er erteilte ihr ausdrücklich die Erlaubnis, alles, was sie im Heiligen Geiste erkenne, der Öffentlichkeit bekannt zu machen. Auch Abt Kuno und seine Brüder erhielten ein päpstliches Schreiben, das sie beglückwünschte, eine so außergewöhnliche Frau in ihren Mauern zu beherbergen.

Hildegard war selig, als sie von der höchsten kirchlichen Stelle die Bestätigung ihrer Schau in den Händen hielt. Das Schreiben löschte mit einem Schlag ihre selbstquälerischen Zweifel aus; endlich begann sie, Zutrauen zu ihren eigenen Fähigkeiten zu fassen. Vor sechs Jahren hatte der Tag, an dem der göttliche Auftrag an sie erging, ihr Dasein erschüttert. Dieser Tag aber, der ihr die päpstliche Anerkennung brachte, verlieh ihrem Leben alles, was ihm bisher gefehlt hatte: Halt und eine innere Festigkeit, an der sich noch manche ihrer Gegner die Zähne ausbeißen würden . . .

Ein gewagter Schritt

Die Trierer Synode stellte Hildegard erstmals einer größeren Öffentlichkeit vor. Hunderte von in- und ausländischen Kirchenfürsten hatten ihre Schriften vernommen und waren so Zeugen ihrer großartigen Begabung geworden; sie verbreiteten Hildegards Ruhm in ganz Europa. Damit war Hildegard aus ihrem Schattendasein herausgetreten. Es konnte nicht ausbleiben, daß immer mehr adelige Mädchen aus nah und fern bei ihr anklopften und um Aufnahme in die Frauengemeinschaft baten. Manchmal dürfte es der Meisterin schwergefallen sein, herauszufinden, ob die Bewerberinnen nur vom Bedürfnis nach Gottesnähe getrieben wurden oder ob nicht auch ein klein wenig Sensationslust mitspielte . . . War es einem Mädchen jedoch ernst, so wollte Hildegard die Tür vor ihr nicht verschließen. Und so kam es, daß die Klause an allen Ecken zu klein und zu eng wurde – daran konnten auch die behelfsmäßigen Anbauten nichts ändern, die zum Teil noch aus Juttas Zeiten stammten. An weitere Anbauten war nicht mehr zu denken, denn die Mönche hatten inzwischen fast die ganze Oberfläche des Disibodenbergs für ihren eigenen Klosterneubau, für zusätzliche Gärten und Kapellen in Anspruch genommen. Und natürlich nahm auch die neue Basilika einen beträchtlichen Raum ein; dieser prachtvolle Bau im romanischen Stil war 1143 eingeweiht worden.

Hildegard hatte mit großer Aufmerksamkeit die emsige Bautätigkeit der Mönche verfolgt. Es imponierte ihr, wie die Mauern allmählich emporwuchsen, wie stattliche, großzügig geplante Gebäude die alten, beengten Räumlichkeiten ablösten. Langsam reifte in ihr eine Idee. Warum sollte die Frauengemeinschaft immer nur ein kümmerliches Anhängsel des Mönchsklosters bleiben und buchstäblich in seinem Schatten dahindämmern? Warum eigentlich sollte Hildegard nicht selbst ein Kloster gründen?

Die Meisterin war sich klar darüber, daß ein solcher Gedanke Stürme von Protesten hervorrufen würde. Aber gab es denn eine andere Lösung? Da Hildegard noch keine konkreten Vorschläge machen konnte, behielt sie ihre Pläne zunächst einmal für sich. Doch da wies das göttliche Licht ihr den Weg. Gott hieß ihre Absicht nicht nur gut, sondern befahl ihr ausdrücklich, die Mühe einer Neugründung

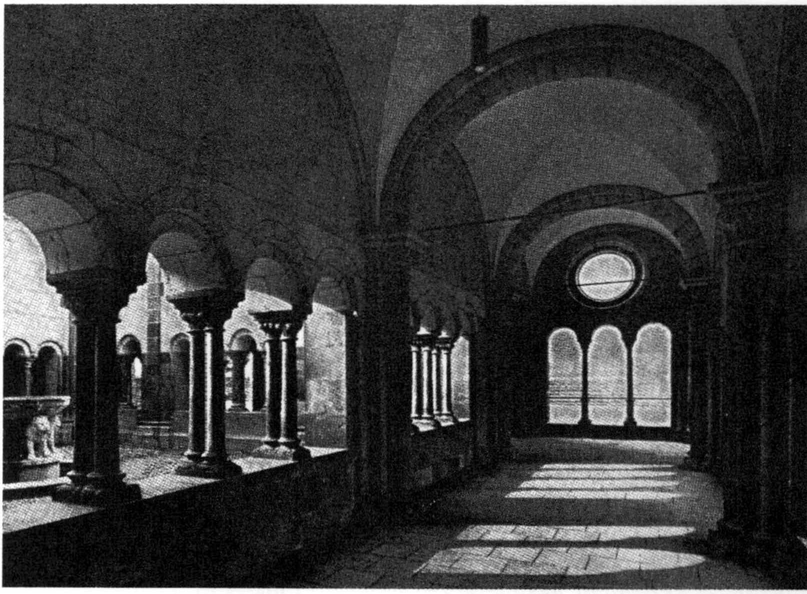

Auch durch seine Klosterbauten übte der Orden des heiligen Benedikt einen großen Einfluß aus. Eindrucksvolles Zeugnis romanischer Baukunst ist die Abtei Maria Laach; Hildegard sah sie auf einer ihrer Reisen. Auch ihr eigenes Kloster wies romanische Stilelemente auf.

auf sich zu nehmen. Auch zeigte er ihr in einer Schau die Stelle, die er Hildegards künftigem Kloster zudachte: den Rupertsberg. Er lag etwa sechs Fußstunden vom Disibodenberg entfernt und ähnelte in vielem dem Standort des Heimatklosters. Am Fuß des sanft geschwungenen Hügelrückens floß die Nahe in den Rhein. Herrlich war der Ausblick auch hier: am gegenüberliegenden Naheufer die Türme der alten Stadt Bingen, nach Süden und Norden der mächtige Rheinstrom, ringsum Wälder, Weinberge und Hügel. Aber der Rupertsberg war ein Stück Wildnis! Von ein paar Weinbergen abgesehen, war der ganze Hügel von Bäumen und Dickicht bedeckt; außer einer uralten, baufälligen Rupertus-Kapelle und dem Häuschen eines Weinbauern gab es dort keine Spuren menschlicher Siedlung. Hier bliebe noch viel zu tun, Grund zu roden, Wege anzulegen, Brunnen zu graben, bis endlich ein Kloster entstehen könnte! Hildegard mochte sich gar nicht ausmalen, wieviel Plackerei damit auf sie zukäme. Schon ließ sie den Mut sinken. Vielleicht war die Klostergründung doch keine so gute Idee . . . Am besten ließ sie ein so waghalsiges Unternehmen bleiben, schließlich hatte man sich bisher auch so beholfen.

Hildegard war drauf und dran, ihre Pläne aufzugeben, als sie wieder einmal von einer Krankheit heimgesucht wurde. Sie wurde blind und konnte sich nicht mehr bewegen. Inzwischen wußte sie nur zu gut, was solche Krankheiten zu bedeuten hatten: eine Strafe für ihr Zögern, das, was sie als Gottes Willen erkannt hatte, trotz aller Hindernisse auszuführen. Auch Hildegard hatte ihre schwachen Seiten, sie ging gern den Weg des geringsten Widerstands. Aber nur selten kam sie damit davon . . . Seufzend fügte sie sich in Gottes Ratschluß und berief ihre Töchter zu sich. »Wir werden umziehen, in das Kloster auf den Rupertsberg, das ich demnächst zu bauen gedenke«, teilte sie ihnen mit. Sofort ließ die Lähmung nach und Hildegard gewann ihr Augenlicht wieder – um in einigermaßen verständnislose Gesichter zu blicken. »Freut euch doch!« ermunterte sie ihre Schar, »endlich werden wir uns wieder rühren können!« Offensichtlich betrachteten die Nonnen den neuesten Plan ihrer Mutter mit gemischten Gefühlen; die Schwierigkeiten fingen schon an. Ihre Nonnen konnte Hildegard bald von den Vorteilen eines Umzugs überzeugen, Abt Kuno dagegen wollte nichts davon wissen.

Er traute seinen Ohren kaum, als Hildegard ihm ihre Überlegungen vortrug. In sichtlicher Erregung schritt er eine ganze Weile im Zimmer auf und ab, dann hub er an zu einer langen Entgegnung: Wie wolle Hildegard denn ohne einen Stifter ihren Klosterbau ins Werk setzen? Sie selbst hätte ja miterlebt, mit wievielen Problemen die Bauarbeit verbunden ist. Als schwache, ewig kränkelnde Frau wäre sie damit doch schlichtweg überfordert! Sicher, die Klause auf dem Disibodenberg war überfüllt, aber man könnte doch durch Aufstocken neue Räume schaffen. Es gäbe wirklich keinen vernünftigen Grund, sich jetzt voneinander zu trennen, nach über vierzig Jahren harmonischem Gemeinschaftsleben! Hatten die Mönche nicht immer gut für die Klausnerinnen gesorgt?

Ruhig hörte sich Hildegard die Einwände des Abtes an. Sie konnte nur ein einziges Argument dagegen anführen: »Aber es ist Gottes Wille!« Abt Kuno verstummte. Die tieferen Gründe für sein Widerstreben hatte er nicht genannt: Jetzt, da Hildegard berühmt war und alle Welt auf den Disibodenberg blickte, wollte sie ihm den Rücken kehren; diese Undankbarkeit empfand Kuno einfach als empörend. In seine Gefühle mischte sich wohl auch Ärger über soviel weibliche Selbständigkeit . . . Jedenfalls endete die Unterredung damit, daß der Abt Hildegards Anliegen schlichtweg ablehnte.

Soviel Widerstand konnte die zarte Meisterin nicht verkraften, erneut überfiel sie eine heftige Lähmung. Aber in ihrem Entschluß blieb sie unbeugsam, und bald fand sie Mittel zu seiner Durchsetzung. Sie gewann die einflußreiche Markgräfin Richardis von Stade, die Mutter ihrer geliebten Richardis, für ihre Pläne. Die Markgräfin wandte sich direkt an den Erzbischof von Mainz, der Hildegard hoch verehrte;

er gab schriftlich seine Zustimmung zu der Neugründung, denn an jedem Ort könne ein Kloster entstehen: Nicht durch natürliche Vorzüge, sondern durch gute Werke werde ein Ort geheiligt. Abt Kuno wurde aufgefordert, der Seherin nachzugeben. Auch in den weiteren Verhandlungen über den Erwerb des nötigen Grunds fand Hildegard Unterstützung; die Grafen von Wenerde verkauften ihr die Rupertus-Kapelle mit den umliegenden Weinbergen für zwanzig Mark, und das Mainzer Domkapitel überließ ihr den restlichen Hügel aus seinem Besitz. Nun stand dem Bau nichts mehr im Wege; Freunde und freiwillige Helfer rodeten das Land und zogen die Mauern des ersten Klostergebäudes hoch, der Frauenwohnung.

Abt Kuno mußte sich der Anordnung des Erzbischofs von Mainz fügen, aber innerlich war er noch lange nicht versöhnt. Die spannungsgeladene Beziehung zu Kuno machte Hildegard schwer zu schaffen; die Lähmung wollte sie nicht verlassen. Abt Kuno aber glaubte nicht an die Krankheit, er hielt sie für eine Täuschung, mit der Hildegard ihn umstimmen wollte.

Eines Tages besucht er sie an ihrem Krankenlager und versucht mit aller Kraft, ihren Kopf aufzurichten oder sie auf die andere Seite zu drehen. Es gelingt ihm nicht; fassungslos erkennt er Hildegards Krankheit als göttliches Zeichen. Er sieht ein, daß für ihn keine Aussicht mehr besteht, Hildegard zum Bleiben zu bewegen; der Bau ist in vollem Gange, mit bewunderswerter Hartnäckigkeit hat die Meisterin ihre Ziele verfolgt. Resigniert fordert er die Kranke auf: »Hildegard, steht auf im Namen des Herrn und zieht zu der Wohnung, die der Himmel für Euch bestimmt hat.« Kuno hat noch nicht zu Ende gesprochen, als sich Hildegard erhebt und munter umhergeht, als wäre sie niemals monatelang an ihr Lager gefesselt gewesen. Ehrfürchtig sinkt der Abt in die Knie; auch er muß sich Gottes Willen beugen.

Bis zum Umzug sollte noch einige Zeit vergehen; erst 1150 waren die Frauengemächer soweit fertiggestellt, daß sie die Nonnen aufnehmen konnten. Nun kam der Tag des Abschieds. Hildegard und ihren Mitschwestern fiel die Trennung vom Disibodenberg nicht leicht; hier hatten sie ihre Jugend verlebt, hier lag die von allen verehrte, gütige Jutta begraben. Hildegard vergaß nicht, wieviel Förderung sie von den Mönchen erfahren hatte, aber nun hatte Gott sie an einen anderen Platz gestellt. Nach über vierzig Jahren Klausnerdasein brachen die Mauern ein. Freudig tat Hildegard den ersten Schritt ins Freie, neuen Aufgaben entgegen, die sie in ständiger Abhängigkeit vom Männerkloster nicht hätte erfüllen können. Freudig war auch der Empfang, den die Bewohner Bingens und der Umgebung der berühmten Seherin und ihren Mitschwestern bereiteten. Hunderte säumten den Weg und jubelten dem Zug der etwa zwanzig Nonnen zu, die langsam den Rupertsberg hinaufritten – ihre Zukunft schien unter den günstigsten Vorzeichen zu stehen.

Der schwere Weg in die Selbständigkeit

Die Begeisterung, die beim Einzug unter den Nonnen geherrscht hatte, verflog leider nur zu rasch. Der Alltag stellte sie vor Probleme, mit denen manche der Frauen nicht gerechnet hatten. Das Leben auf dem Disibodenberg war natürlich bescheiden gewesen, aber im Vergleich zum Rupertsberg immer noch paradiesisch. Hier hauste man zwischen Steinhaufen, Schutt und Lärm, denn das Bauen nahm kein Ende – es stand ja noch nichts außer dem Wohngebäude. Als erstes wurde die Kapelle ausgebaut, aber dann fehlten immer noch Ställe, Scheunen, Häuser für Kranke, Novizen und Gäste, die Mühle, das Backhaus, die Waschküche . . . was eben ein Kloster zur unabhängigen Existenz benötigt. Noch war kein Garten angelegt, in dem man spazierengehen konnte; inzwischen waren zwar einige Felder gerodet worden, aber noch wuchs nichts darauf; dies alles bot einen recht trostlosen Anblick.

Dazu aber fehlte bald das Nötigste, denn Hildegard bekam nichts von den Abgaben zu sehen, die ihr das Heimatkloster von Rechts wegen bezahlen sollte. Die Frauenklause hatte einst stattliche Schenkungen empfangen, mit denen die Adeligen den Unterhalt ihrer Töchter auf dem Disibodenberg sicherten. Das Mönchskloster verwaltete diese Güter und Ländereien, in seinen Besitz jedoch gingen sie nicht über. Hildegard hatte nun fest auf die Einnahmen gerechnet, doch vom Disibodenberg erhielt sie keinen Pfennig. Sie bestand nicht weiter darauf und trug die mißliche Lage mit Geduld, fest überzeugt, daß Gott sie nicht im Stich lassen würde. Manche der Nonnen aber teilten ihren Optimismus nicht. Sie alle waren in den besten Adelshäusern aufgewachsen und hatten nie ein hartes Leben kennengelernt. Auf dem Disibodenberg kamen sie wenigstens in den Genuß des Umgangs mit den hochkultivierten Mönchen; hier aber entschädigte sie, wie sie glaubten, nichts für alle Beschwerlichkeiten, die sie erleiden mußten. Hatten sie das denn nötig? Ihre vornehmen Verwandten stießen ins selbe Horn; Hildegard berichtet darüber in ihren Aufzeichnungen: *»Wie die Kinder Israels das Herz dem Mose schwermachten, so schüttelten nämlich jetzt die Menschen über mich den Kopf und sagten: Was nützt es, daß adlige und reiche Nonnen von dem Ort, wo es ihnen an* *nichts mangelte, wegziehen zu einer Stätte solchen Mangels!«* Es kam zum offenen Bruch; ein Teil der Nonnen trat aus Hildegards Kloster aus. Es dauerte lange, bis die Äbtissin über ihre Enttäuschung hinwegkam.

Schlimmer noch als alles andere aber traf Hildegard der Verrat von einer Seite, von der sie dies niemals erwartet hätte: Richardis, ihre geliebte Vertraute, die sie allen anderen vorgezogen hatte, wollte den Rupertsberg verlassen. Diese Entscheidung kam nicht aus ihrer eigenen Seele, das zumindest wußte Hildegard genau. Der ehrgeizigen Mutter erschien für ihre Tocher ein Dasein als »Sekretärin« Hildegards zu schade. Über ihren Sohn, Erzbischof Hartwig von Bremen, erreichte die Markgräfin, daß die Benediktinerinnen des Klosters Birsin die junge Richardis zur Äbtissin wählten, obwohl sie ihnen völlig unbekannt war. Der Markgräfin gelang es, ihre Tocher in Versuchung zu führen: Kloster Birsin war gut dotiert und besaß einen weitreichenden Einfluß. Hildegard wehrte sich mit allen Mitteln dagegen, Richardis ziehen zu lassen – nicht nur, weil sie ihre Vertraute behalten wollte, sondern auch, weil deren Seelenheil bedroht war: Hochmut und Ehrgeiz hatte die junge Nonne ergriffen. Als alles Bitten und Flehen nichts half, wandte sich Hildegard an den schon bewährten Helfer Erzbischof Heinrich von Mainz und schließlich sogar an Papst Eugen. Doch vergebens; es gab kein Gesetz, das Richardis verboten hätte, die Äbtissinnenwahl anzunehmen. So zog sie denn fort; Hildegard weinte über ihren Verlust bittere Tränen. Aber trug sie denn nicht selbst Mitschuld an der unseligen Entwicklung der jungen Richardis? Hildegard hatte sie zu sehr verwöhnt, allen anderen bevorzugt, aus ihrer übergroßen Liebe nie ein Geheimnis gemacht. Schmerzlich wurden ihr nun diese Verfehlungen bewußt.

Richardis freute sich nicht lange an ihrer Äbtissinnenwürde. Bald begriff sie, wie schlecht sie sich für das schwere Amt eignete und hatte nur noch den Wunsch, reuevoll zu Hildegard zurückzukehren. Es sollte nicht mehr dazu kommen: Im Oktober 1152, nicht einmal ein Jahr, nachdem sie den Rupertsberg verlassen hatte, erkrankte sie und starb. Ein zerknirschter Brief von Erzbischof Harwig, Richardis Bruder, unterrichtete Hildegard von dem Vorfall. Bei aller Erschütterung zeigte Hildegard in ihrem Antwortschreiben große Freude darüber, daß Richardis nicht verloren war: *»Die alte Schlange wollte Richardis durch den hohen Adel ihres Geschlechtes von der seligen Ehre abziehen. Da aber zog der höchste König meine Tochter an sich und schnitt allen menschlichen Ruhm von ihr ab . . . Nun verbanne ich aus meinem Herzen den Schmerz, den Du mir bereitet hast mit dieser meiner Tochter.«* Hier tritt uns Hildegard als eine starke, liebende Äbtissin entgegen, der das Heil der ihr Anvertrauten hoch über ihrem persönlichen Schmerz steht.

Ritt zum Disibodenberg

Hildegards wirtschaftliche Lage besserte sich allmählich, da sie von mehreren Adelsfamilien großzügige Schenkungen erhielt; die Verwandten der Nonnen hatten sich allmählich damit abgefunden, daß Hildegard ein selbständiges Kloster führen wollte. Sie war also auf die Ländereien, die ihr die Disibodenberger Mönche vorenthielten, nicht mehr unbedingt angewiesen. Nachdem einige ihrer Anfragen unbeantwortet geblieben waren, ließ sie die Sache auf sich beruhen. Dennoch schienen sich die Spannungen zwischen den beiden Klöstern mehr und mehr zu verschärfen.

In den Konflikt um Richardis von Stade mischte sich Abt Kuno höchst unpassend ein; er ermahnte Hildegard, die Nonne doch ihrer Wege ziehen zu lassen. Auch dies nahm die Äbtissin noch gelassen hin, doch als der Disibodenberger Abt plötzlich Hildegards getreuen Helfer Volmar zurückforderte, riß ihr die Geduld. Volmar war der verehrten Meisterin bald nach ihrem Auszug gefolgt und diente den Rupertsbergerinnen als Seelsorger. Nachdem Richardis sich von Hildegard abgewandt hatte, war Volmar ihr besonderer Vertrauter und wichtigster Mitarbeiter geworden – einfach unvorstellbar, auf ihn verzichten zu müssen!

Es war klar, Hildegard mußte etwas unternehmen, so unangenehm der Gedanke für sie auch sein mochte. Und doch konnte sie sich nicht aufraffen, schob die Sache von einem Tag auf den anderen. Wir ahnen schon, was geschieht: Wieder einmal überfielen sie Krankheit und Schmerzen. Gleichzeitig erhellte ihr eine Vision, was sie zu tun hätte: Persönlich sollte sie auf dem Disibodenberg vorsprechen, um ihren Forderungen Nachdruck zu verleihen.

Da zögert Hildegard nicht länger und ruft ihre Schwestern herbei. Sie müssen die Gelähmte hinaustragen und aufs Pferd setzen, so sehr sie auch den Kopf schütteln. Ein paar Schritte lang halten zwei Begleiterinnen ihre Äbtissin aufrecht, doch dann fühlt Hildegard ihre Kräfte wiederkehren: Nichts mehr hält sie auf bei ihrem Ritt zum Disibodenberg! Leise lächelt sie, wenn sie sich die überraschten Gesichter der Mönche vorstellt; sie hatte sich die Freiheit genommen, ihren Besuch nicht anzukündigen. Als ob der sechsstündige Ritt ein erholsamer Spa-

So sah Kloster Rupertsberg aus, kurz bevor es im Dreißigjährigen Krieg von den Schweden zerstört wurde. Links ist die Römerbrücke über die Nahe zu sehen, rechts der bekannte Mäuseturm beim »Bingener Loch«, der im 19. Jahrhundert wieder aufgebaut wurde.

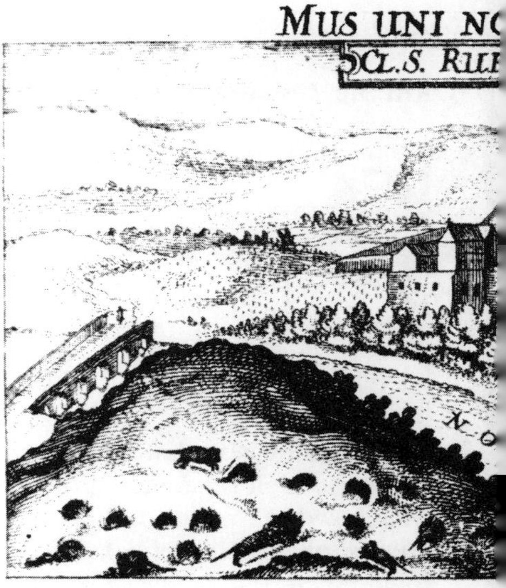

ziergang gewesen wäre, schwingt sie sich aus dem Sattel und klopft energisch an die Klosterpforte. Die fast Sechzigjährige fühlt sich voller Schwung, wie ein junges Mädchen. Vorbei an dem verblüfften Mönch, der ihr öffnete, eilt sie zielstrebig auf die Zelle des Abtes zu; nur kurz wirft sie im Vorübergehen einen gerührten Blick auf die verlassenen Gebäude der einstigen Frauenklause, die ihr jetzt, da sie andere Maßstäbe gewöhnt ist, richtig zwergenhaft vorkommt.

Abt Kuno starrt Hildegard entgeistert an, als ob sie eine Erscheinung wäre; Grund genug hat er ja, sich für sein Verhalten ihr gegenüber zu schämen. Die Äbtissin läßt ihn gar nicht erst zu Wort kommen, sondern bittet sofort höflich, aber bestimmt, Abt Kuno solle doch alle seine Brüder im großen Kapitelsaal zusammenrufen, denn was sie zu sagen habe, wolle sie in aller Öffentlichkeit vortragen. Der verwirrte Kuno weiß nicht, was er dagegen einwenden könnte, und gehorcht.

Einige Minuten später steht die gesamte Mönchsgemeinschaft vor Hildegard versammelt. Sie faßt einen nach dem anderen scharf ins Auge, dann beginnt sie mit einer Rede, die keiner so schnell vergessen wird. *»Das helleuchtende Licht spricht: Du sollst als Vater walten über unseren Propst und über das Wohl des mystischen Gartens meiner Töchter. Die Güter aber, welche sie mit ins Kloster gebracht haben, gehören weder dir noch deinen Brüdern. Wenn einige von euch den unwürdigen Vorschlag machen, uns um unser Erbteil zu bringen, dann sagt das helleuchtende Licht, daß ihr wie Diebe und Räuber handelt.«* Schuldbewußt lassen die Mönche unter der donnernden Strafpredigt die Köpfe sinken. Und noch einmal erhebt Hildegard ihre Stimme: *»Wenn ihr uns aber gar unseren Propst und Seelsorger wegnehmen wollt, so gleicht ihr den Söhnen Belials und besitzt keinen Funken Ehrgefühl. Dann wird aber auch das Strafgericht Gottes euch vernichten.«*

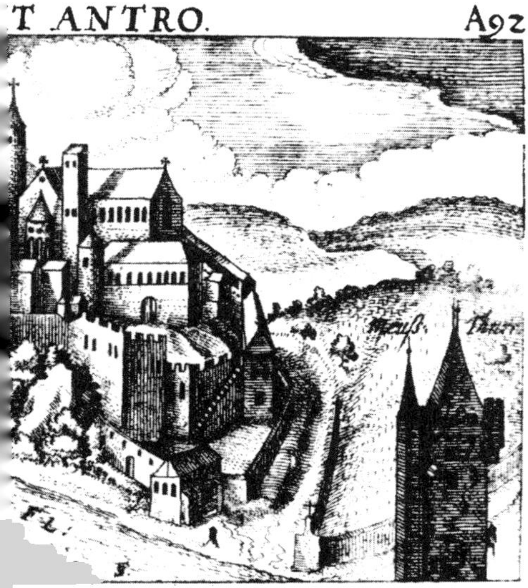

Das Kloster auf dem Rupertsberg wurde auffallend oft gezeichnet, auch als nur noch Ruinen davon übrig waren. Dies zeigt uns, wie lebendig das Andenken an die große Gründerin noch Jahrhunderte später blieb.

Hildegards machtvolle Worte verfehlen ihre Wirkung nicht; Gott selbst steht hinter den Forderungen, die diese schmächtige Frau mit solch überzeugter Haltung vorträgt. Ihr gegenüber, die wie ein zürnender Racheengel dasteht, wären Ausflüchte und lahme Entschuldigungen zwecklos. Abt Kuno sträubt sich nun nicht länger; er muß anerkennen, daß Hildegard voll im Recht ist, und erklärt sich bereit, ihr in allen Punkten nachzugeben. Zum Beweis seines guten Willens überreicht er ihr ohne Umschweife das Güterbuch der Jungfrauenklause. Damit hat sie ihr Ziel erreicht.

Es wäre verständlich, wenn sich Hildegard nun an der Zerknirschung der Mönche ausgiebig geweidet hätte. Aber sie nutzt ihren moralischen Vorteil in keiner Weise aus, denn sie ist nur zu glücklich, alle Unstimmigkeiten aus dem Weg geräumt zu haben – es kommt ihr vor allem darauf an, mit ihrem alten Heimatkloster wieder gute, freundschaftliche Beziehungen zu pflegen. Und so reicht sie Abt Kuno die Hand zur Versöhnung. Sie erklärt zu seinem freudigen Erstaunen, daß sie die Mönche für die jahrzehntelange kluge Verwaltung der Nonnengüter reichlich entschädigen wolle; auf keinen Fall sei sie daran interessiert, daß das Mönchskloster durch den Verlust der bedeutenden Ländereien verarme. Durch ihre Großherzigkeit gelingt es Hildegard, die Situation zu entspannen. Aber sie vergißt darüber nicht, welchen geringen Wert mündliche Abmachungen haben. Deshalb ersucht sie den Abt, die Besitz- und Rechtsverhältnisse zwischen den beiden Klöstern vertraglich genau festlegen zu lassen, damit beide Seiten vor willkürlichen Übergriffen geschützt sind. Auch diese besonnene Forderung kann ihr Abt Kuno nicht abschlagen. Und so scheidet Hildegard in Frieden von dem Benediktinerkloster, endlich trübt nichts mehr die vielen glücklichen Erinnerungen, die sie mit dem Disibodenberg verbinden.

Verhandlungsgeschick und juristischer Scharfsinn

Vielleicht glaubten einige der Mönche noch immer insgeheim, mit Hildegard hätten sie ein leichtes Spiel. Sicher, ihr überraschender »Überfall« zeugte von Tatkraft und Mut. Doch wie lange würde die Energie dieser schwachen, ewig kränkelnden Frau vorhalten? Und überhaupt – was verstand schon eine Seherin, die meist in höheren Sphären schwebt, von Paragraphen und Verträgen? Doch wer Hildegard für weltfremd hielt, wurde bald eines Besseren belehrt. Sie wuchs mit jeder neuen Aufgabe, die sich ihr stellte.

Abt Kuno starb im Juni 1155, kurz nach Hildegards spektakulärem Besuch auf dem Disibodenberg. Die Äbtissin nahm gleich Kontakt zu seinem Nachfolger auf, Abt Helenger; in den nun folgenden Verhandlungen bewies sie großes Geschick und Durchsetzungsvermögen. Hildegard wollte keineswegs übertriebene Ansprüche stellen, kleinliches Feilschen lag ihrer Wesensart fern. Aber ebenso wenig war sie bereit, sich übervorteilen zu lassen, sondern bemühte sich um eine ausgewogene Lösung. Mehr als einmal setzte sie ihren Verhandlungspartner in Erstaunen, zum einen durch unerwartete Großzügigkeit, zum anderen aber durch unerbittliche Härte in allem, was ihren Gerechtigkeitssinn verletzte. Drei Jahre lang zogen sich die Gespräche hin, bis sich endlich die Parteien zu einer Abmachung durchgerungen hatten, die beide Seiten zufriedenstellte.

Der Vertrag sah einen Gütertausch vor: Die Ländereien um den Disibodenberg, die den Nonnen gehörten, sollten in den rechtmäßigen Besitz der Mönche übergehen. Dafür erhielt Hildegard einen angemessenen Teil von den Mönchsgütern, die in der Nähe des Rupertsbergs lagen. Dies war für beide Klöster vorteilhaft: Was sollte Hildegard zum Beispiel mit dem entlegenen Dorf Nunkirchen anfangen? Ebenso ließen sich bestimmte Ländereien, die die Mönche in der Umgebung von Bingen besaßen, leichter vom Rupertsberg aus verwalten. Freiwillig verpflichtete sich Hildegard darüber hinaus, dem Mönchskloster eine beträchtliche Geldsumme zu überlassen, damit es keinen Anlaß zur Klage mehr geben könne.

Mit diesen ausgeklügelten Regelungen erreichte Hildegard für ihr Kloster die volle wirtschaftliche Unabhängigkeit. Fast wichtiger aber war es der Äbtissin, die geistliche Betreuung des Rupertsberger Konvents sicherzustellen. Die Disibodener Mönche mußten sich verpflichten, ihr auf ewige Zeiten einen Probst, einen geistlichen Beistand und Seelsorger zu stellen. Doch nicht nur das, die jeweilige Äbtissin durfte selbst den Mönch auswählen, der ihr für ihr Kloster am geeignetsten erschien. Dieser Propst durfte nicht gegen den Willen der Nonnen wieder zurückberufen werden.

Wie weise Hildegard handelte, als sie auf dieser Bedingung bestand, sollte sich nahezu zwanzig Jahre später herausstellen. Als 1173 Hildegards Mitarbeiter Volmar starb, weigerte sich Abt Helenger, den Rupertsbergerinnen einen neuen Probst zu schicken. Wie gut, daß Hildegard nun auf die alten Verträge zurückgreifen konnte! Diesmal allerdings war die Äbtissin schon längst zu alt, um persönlich zum Disibodenberg zu reiten. Hildegard wandte sich gleich an die höchste kirchliche Stelle, um ihr Recht durchzusetzen; sie schrieb an Papst Alexander III. – mit Erfolg! Der Papst griff tatsächlich ein, worauf Abt Helenger der hartnäckigen Seherin den Mönch Gottfried zur Verfügung stellte. Noch heute müssen wir über die glückliche Wendung der Ereignisse froh sein, denn ohne Gottfried wüßten wir wenig über Hildegards Jugendjahre bis zur Übersiedelung auf den Rupertsberg. Dem glühenden Bewunderer Hildegards verdanken wir eine ausgezeichnete, wenn auch leider unvollendet gebliebene Lebensbeschreibung unserer großen Heiligen.

1158 wurden die rechtlichen Abmachungen zwischen Kloster Rupertsberg und dem Mönchskloster Disibodenberg feierlich bekräftigt: Erzbischof Arnold von Mainz stellte darüber zwei Urkunden aus. Von ihm erlangte Hildegard auch das Recht der freien Äbtissinnenwahl für ihre Nonnen. Damit stand das Benediktinerinnenkloster endgültig auf eigenen Füßen.

Blieb nur noch zu klären, wer den Schutz des Klosters übernehmen sollte. Denn ohne militärische Verteidigungsbereitschaft konnte im Mittelalter kein Kloster existieren, schon gar nicht ein Frauenkonvent. Wer sich nicht wehren konnte, lebte in ständiger Bedrohung, denn Fehden und Brandschatzung gehörten im Mittelalter zum Alltag. Deshalb suchten sich die meisten Klöster einen weltlichen Vogt, der gegen Bezahlung die Verwaltung der Außengüter und die Verteidigung übernahm. Nur allzu häufig aber mißbrauchten diese Schutzherren ihre Position des Stärkeren – schließlich waren die Klöster auf den Vogt, nicht aber der Vogt auf das Kloster angewiesen. Es kam soweit, daß manche Vögte über den Klosterbesitz schalteten und walteten, als ob sie und nicht die Mönche die Herren wären. Oft setzten sie auch durch, daß das einträgliche Amt innerhalb ihrer Familie weitervererbt wurde, was die Abhängigkeit des Klosters noch steigerte – nie wieder wurde man ein verhaßtes Vogtgeschlecht los! Die Klöster konnten kaum etwas gegen solche despotischen »Beschützer« unternehmen, denn in

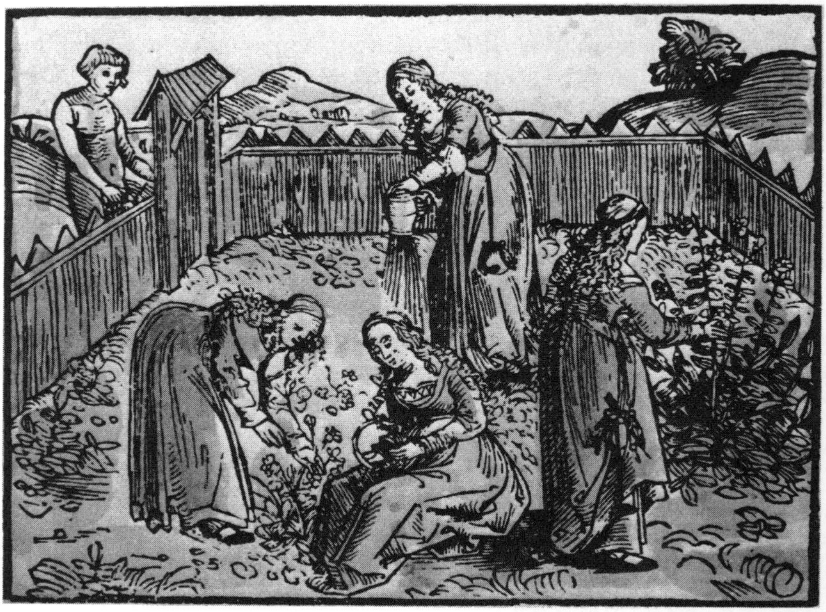

Alles auf Kloster Rupertsberg war wohl bestellt: Auch ein Kräutergarten durfte nicht fehlen. Jedes Kloster pflegte den Anbau von Heilkräutern; Karl der Große hatte in seinen »Kapitularien« ausdrücklich darauf bestanden.

dieser Zeit der Unsicherheit gab es noch keine Gewalt, mit deren Hilfe auch ein Machtloser sein Recht jederzeit durchsetzen konnte. Doch was nutzten alle Klagen; ein Kloster war nun einmal nicht in der Lage, selbst seine Verteidigung in die Hand zu nehmen, und so blieb nichts anderes übrig, als einen Vogt damit zu beauftragen und auf seine Redlichkeit zu hoffen. Auch Abt Helenger vom Disibodenberg wählte sich 1154 einen weltlichen Schutzherrn.

Hildegard in ihrem Streben nach Unabhängigkeit jedoch gefiel es gar nicht, einen solchen *»Wolf in den Schafstall«* einzulassen, wie es in der alten Lebensbeschreibung heißt. Schon den Rupertsberger Grund für ihr Kloster hatte sie mit taktischem Geschick »frei« erworben, nicht etwa gepachtet oder zu Lehen genommen. Und frei sollte das Kloster auch für immer bleiben, entschied sie. Wieder unternahm sie etwas Ungewöhnliches, was bei dieser ungewöhnlichen Frau aber schon gar nicht mehr überrascht: Sie bat den Erzbischof Heinrich von Mainz, das Vogtamt für den Rupertsberg zu übernehmen. Ihm vertraute sie voll und ganz, er war ihr geistlicher Oberhirte, warum sollte er sie nicht auch in ihren weltlichen Angelegenheiten mit seinem Schwert unterstützen? Es bedarf vielleicht der Erklärung, daß es im 12. Jahrhundert kaum einen Kirchenfürsten gab, der nicht zugleich über eine weltliche Machtposition verfügte. Denn mit seinem Amt erhielt ein Bischof vom Kaiser auch einen beträchtlichen Lehensbesitz und wurde damit gleichzeitig zum Reichsfürsten. Dies machte sich Hildegard zunutze; sie wollte nur einen geistlichen Schirmherrn über sich dulden. Außerdem konnte sie sicher sein, daß der Mainzer Erzbischof sie nicht bedrängen würde – hatte er sich nicht auf der Trierer Synode für sie eingesetzt und auch sonst stets große Freundschaft für sie bewiesen? Deshalb überraschte es sie auch nicht, daß Heinrich ohne Zögern ihrem außerordentlichen Ansinnen nachgab.

Doch immer noch schien Hildegard ihr Kloster nicht abgesichert genug. Schon seit längerem hatte sie Beziehungen zum großen Stauferkaiser Friedrich Barbarossa geknüpft, über die noch zu reden sein wird. Wenn es ihr gelänge, sich unter kaiserlichen Schutz zu stellen, dann könnte den Rupertsbergerinnen eigentlich nichts mehr passieren! Als sich der Kaiser 1163 in Mainz aufhielt, sprach Hildegard ihn beherzt wegen ihres Vorhabens an, und Friedrich Barbarossa stellte ihr höchstpersönlich einen großen Schutzbrief aus. Er bestätigte darin noch einmal die Rechte, Güter und Freiheiten, die in der Urkunde des Erzbischofs Arnold festgehalten waren, und garantierte Hildegard den Beistand seiner »kaiserlichen Rechten«, falls jemand sie angreifen sollte. Außerdem versprach er der Äbtissin, daß sie sich niemals vor Überfällen durch kaiserliche Truppen zu fürchten brauche – und gerade diese Zusicherung würde Hildegard in kurzer Zeit bitter nötig haben . . . Doch davon später.

Der kaiserliche Schutzbrief krönte die Bemühungen Hildegards, ihrem Konvent den größtmöglichen Schutz bei gleichzeitiger Unabhängigkeit zu verschaffen. Ihrer Tatkraft und weisen Vorausschau ist es zu verdanken, wenn das Kloster auf dem Rupertsberg eine fast fünfhundertjährige Friedenszeit erlebte. Den Dreißigjährigen Krieg aber sollte es nicht überstehen: 1631 mußten die Nonnen vor den Schweden nach Köln fliehen. Als sie 1636 zum Rupertsberg zurückkehrten, nachdem die Schweden Bingen und Mainz verlassen hatten, fanden sie nur noch Ruinen vor. Zu welcher Blüte das Kloster aufgestiegen war, ist auf einem Kupferstich von Meißner zu sehen, den der Künstler gerade noch rechtzeitig – um 1620 – angefertigt hat. Im Mittelpunkt der kompakten, harmonischen Anlage steht die romanische Klosterkirche, die wahrscheinlich noch aus Hildegards Zeiten stammt; den geräumigen Gebäuden fehlt jegliche Verzierung, in ihrer geradlinigen Schlichtheit strahlen sie einen wahrhaft monastischen Geist aus.

Fruchtbares Klosterleben

Die ersten Jahre auf dem Rupertsberg waren schwierig gewesen, erst nach und nach gesellten sich zum Frauenbau die nötigen Nebengebäude; viele Jahre dauerte es, bis die Klosteranlage endlich bewohnbar und vor allem wohnlich wurde. Hildegard mußte den Verlust einiger ihrer Töchter hinnehmen, die das harte Leben nicht ertragen zu können glaubten, doch bald stellte sich heraus, daß der Wegzug der Abtrünnigen sein Gutes hatte. Denn diejenigen, die trotz aller Widrigkeiten auf dem Rupertsberg ausharrten, schlossen sich umso enger an ihre geistige Mutter an. So entstand eine Gemeinschaft, die wirklich zusammenhielt und durch die äußeren Schwierigkeiten nur noch fester zusammengeschmiedet wurde.

Den besten Eindruck von der Harmonie, die in Hildegards Kloster herrschte, vermittelt uns Mönch Wibert, der aus dem flandrischen Kloster Gembloux stammt. Er hatte viel von der außergewöhnlichen Äbtissin gehört, bewunderte ihre Schriften und war sie schließlich selbst besuchen gekommen; in einem begeisterten Brief an sein Heimatkloster schildert er seine Eindrücke:

»Die Mutter umfängt ihre Töchter mit derartiger Liebe, und die Töchter unterwerfen sich der Mutter mit so viel Ehrfurcht, daß man kaum unterscheiden kann, ob hier Mutter oder Töchter den Sieg davontragen . . . Sie üben mit Fleiß ihre Lesungen und Gesänge, und nach dem Apostelwort ›Wer nicht arbeitet, soll auch nicht essen‹ kann man sie an den Wochentagen in den jeweiligen Arbeitsräumen entweder Bücher schreibend oder Kirchengewänder webend oder mit sonstigen Handarbeiten beschäftigt sehen . . . Bedenke zudem, welches Wunder es bedeutet, daß dieses Kloster von keinem Kaiser, Bischof, Machthaber und Vornehmen gestiftet wurde, sondern von einer armen, ortsfremden und kranken Frau.«

›Bete und arbeite‹, so läßt sich ein wichtiger Gedanke der Benediktusregel zusammenfassen. Seitdem sich Hildegard an die große Aufgabe herangewagt hatte, ihre Visionen aufzuschreiben, gab es auch für ihre Mitschwestern Arbeit in Hülle und Fülle. Von überall her wurden Abschriften von Hildegards Werken verlangt; Hildegard war deshalb darauf bedacht, daß die Nonnen neben den üblichen weiblichen Handarbeiten auch die Kunst des Schreibens erlernten und eine gründlichere Ausbildung erhielten, als es in der Disibodenberger Klause üblich war. Sie freute sich, als sie die ersten Klosterschülerinnen auf dem Rupertsberg empfangen konnte, denn der weitblickenden Äbtissin mußte daran gelegen sein, tüchtigen Nachwuchs heranzuziehen.

Da Arbeit einen so wesentlichen Bestandteil des täglichen Lebens bildete, schuf Hildegard dafür möglichst günstige Voraussetzungen: In alle Arbeitszimmer und Werkstätten ließ sie Wasserleitungen legen, für damalige Verhältnisse eine recht fortschrittliche Einrichtung. Hildegard war weit weniger asketisch veranlagt als ihre einstige Meisterin Jutta, sie hatte sich nie zum strengen Klausnerleben verpflichtet. Sie war davon überzeugt, Gott besser zu dienen, wenn sie für ein gesundes Gleichgewicht zwischen Arbeit und Entspannung, für eine erholsame Abwechslung besinnlicher und betriebsamer Stunden sorgte. Denn Hildegard hatte erkannt: Maßhalten ist die Mutter aller Tugenden! Besorgt beobachtete sie, wie Elisabeth von Schönau, eine befreundete Mystikerin, ihren Körper durch übertriebene Askese zugrunderichtete. Eindringlich mahnte sie Elisabeth: *»Wie durch unangebrachten Stürzregen die Frucht der Erde Schaden leidet, so wird auch der Mensch, der sich mehr Mühsal auferlegt, als sein Körper aushalten kann, seiner Seele keinen Nutzen bringen.«* Und wenn die Benediktusregel von den Ordensleuten Schweigsamkeit verlangt, so war Hildegard verständig genug, diese Vorschrift nicht stur beim Wort zu nehmen – beständiges Schweigen wäre nicht nur unmenschlich, sondern würde auch das Gemeinschaftsleben empfindlich stören. Deshalb sollten ihrer Ansicht nach alle notwendigen Fragen so ausführlich wie nötig besprochen werden.

Hildegard baute ihr Kloster auf dem Hügel, wo der heilige Rupertus begraben lag. Zu Ehren des Schutzpatrons verfaßte sie später eine Rupertusvita. Die kleine Kapelle wich bald einer schönen romanischen Kirche.

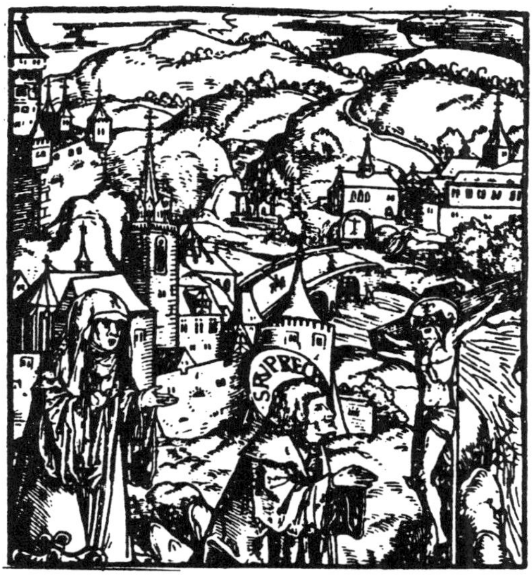

Hildegards besonnene und praktische Lebenseinstellung bedeutet nun keineswegs, daß im Kloster Rupertsberg laxe Sitten herrschten – ganz im Gegenteil! Das geistliche Voranschreiten ihrer Töchter ging Hildegard über alles; täglich erläuterte sie ihnen das eine oder andere aus den heiligen Schriften oder der Benediktusregel. Streng hielt die Äbtissin die Ordensregel ein und versammelte den Konvent siebenmal am Tag zum Stundengebet und Gottesdienst.

Gerade in ihren religiösen Pflichten aber sollten die Nonnen einen Quell unerschöpflicher Freude finden, so wünschte es Hildegard. Denn sie wußte, daß ein freudloser Mensch seine ganze Lebenskraft und Hoffnung verliert; weder Gott noch sich selbst erweist er damit einen Dienst. Gottes Lob will in Freuden verkündet werden, und so wurde in Hildegards Kloster fröhlich und ausgiebig gesungen. Musik nämlich bedeutete für Hildegard ein geheimnisvoller Nachklang jener himmlischen Sphärenharmonie, die vor Adams Fall das Paradies in lieblicher Klangfülle durchtönte; Musik vermittelt uns eine leise Ahnung von Gottes Herrlichkeit. Musik ist die schönste Art, Gott zu preisen, denn sie entspringt unmittelbar der menschlichen Seele. Hildegard genügte der begrenzte Tonumfang der gregorianischen Choräle nicht mehr, um ihrer jubelnden Gottesliebe Ausdruck zu verleihen. So komponierte sie selbst die Melodien für den Psalmengesang ihrer Gemeinschaft, dramatisch bewegte, jauchzende Tonfolgen, die von großer musikalischer Begabung zeugen.

Wie es damals üblich war, empfingen die Klosterfrauen nur einmal im Monat das Abendmahl. Natürlich gab dies Anlaß zu ganz besonderer Freude, und die sollte man auch offen zeigen, fand Hildegard. Dazu führte sie in ihr Kloster eine hübsche Sitte ein: Zum festlichen Gottesdienst dieses Tages durften die Nonnen weiße Kleider anziehen und sich Ringe an die Finger stecken. Sie lösten ihr Haar und ließen es frei auf die Schultern herabwallen – normalerweise trugen sie es streng hochgesteckt. Auch legten sie weiße Schleier um und schmückten sich mit Kränzen, in die mehrere Kreuze und über der Stirn das Bild eines Lamms eingeflochten waren. In dieser Pracht traten die Bräute Christi vor den Altar. Wir wissen das so genau, weil die Äbtissin Tengswich von Andernach einen befremdeten Brief an Hildegard richtete, in dem sie sich erkundigt, was solche merkwürdigen Gepflogenheiten denn zu bedeuten hätte. Hildegard ist um eine Antwort nicht verlegen: Schließlich vermählt sich beim Empfang der heiligen Kommunion die Jungfrau mit ihrem himmlischen Bräutigam; an diesem Freudentag stehe es ihr schon zu, ein leuchtend weißes Gewand anzulegen. – Es gehörten wohl die Güte und zugleich die liebevolle Strenge einer Äbtissin wie Hildegard dazu, um einen so bezaubernden Brauch zu erfinden und gleichzeitig darüber zu wachen, daß er nicht etwa zur bloßen Befriedigung weiblicher Eitelkeit ausartete.

Helfen und heilen

Unter der weisen Leitung Hildegards lebte die Rupertsberger Gemeinschaft in Freude und Liebe zusammen; daraus schöpften die Nonnen immer neue Kraft für ihre alltägliche Arbeit. Zu tun gab es mehr als genug, kaum ein Tag, an dem nicht Gäste oder Pilger ans Tor klopften und um Aufnahme im Hospiz baten, ganz zu schweigen von den vielen Ratsuchenden, die sich in ihren großen und kleinen Nöten Hilfe von der berühmten Äbtissin erhofften. Vor allem aber waren da die vielen Kranken, die sich an niemand wenden konnten als an die Klöster. Bis ins 12. Jahrhundert hinein gab es außerhalb der Klostermauern nur wenige Ärzte, die für die Armen ohnehin unerschwinglich blieben. In den Klöstern dagegen fanden alle Leidenden Trost und Pflege. Die Sorge um den Kranken gehört zu den vordringlichsten Aufgaben der Mönche und Nonnen; die Benediktusregel legt es ihnen ans Herz: »Um die Kranken muß man vor allem und über alles besorgt sein; man diene ihnen so, als ob man wirklich Christus diene. Er hat ja gesagt: Ich war krank und ihr habt mich besucht, und was ihr einem dieser Geringsten getan habt, habt ihr mir getan.«

Das ganze Mittelalter hindurch bemühten sich die Mönche immer darum, ärztliche Kenntnisse zu erwerben; sie schrieben die medizinischen Lehrwerke antiker Autoren ab und bereicherten sie um ihre eigenen Erfahrungen. Beim Klosterbau wurden stets Gebäude vorgesehen, in denen die Kranken beherbergt und behandelt werden konnten. Aus dem 9. Jahrhundert ist uns der Klosterplan von St. Gallen erhalten, an dem sich die meisten mittelalterlichen Klöster ein Vorbild nahmen. Dieser Plan sah außer einem Haus für Kranke auch ein spezielles Aderlaßhaus vor – Aderlässe galten als eine Art Universalheilmittel! Nie durfte ein Kräutergarten fehlen; in seiner Nähe wurde die Arztwohnung erbaut, in der der Heilkundige auch einen Vorrat von selbst hergestellten Medikamenten aufbewahrte. Damit besaß jedes Kloster eine kleine Apotheke.

Auch Kloster Rupertsberg war gut gerüstet, um den Kranken ihre Leiden zu lindern. Gerade Hildegard konnte sich besonders gut in die Lage des hilflos Leidenden hineinversetzen, war sie doch selbst ständig von Krankheiten geplagt. Täglich vor die Notwendigkeit gestellt, die

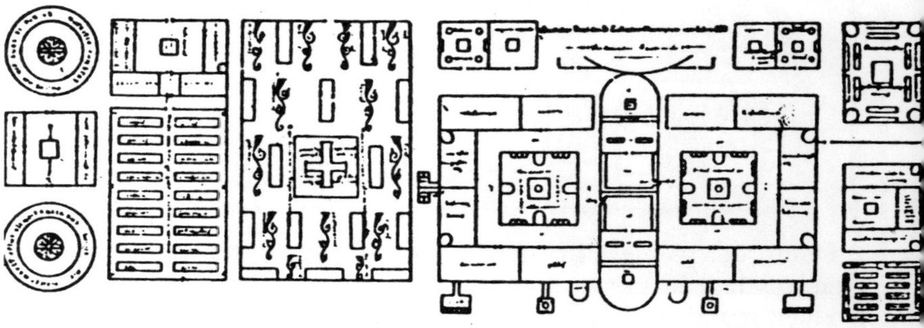

Wie gut die mittelalterlichen Klöster für die Pflege von Kranken eingerichtet waren, zeigt der Klosterplan von St. Gallen. Dieser Plan sah dazu vor: ein Krankenhaus, ein Aderlaßhaus, eine Arztwohnung und natürlich einen Kräutergarten.

Hilfesuchenden so gut wie möglich zu behandeln, hatte sie im Laufe der Zeit ein beträchtliches Wissen angesammelt. Hildegard selbst erklärt, sie verdanke ihre medizinischen Kenntnisse göttlicher Schau; allerdings kannte sie wohl auch die Handbücher der Mönchsmedizin, bekam von Kräuterweiblein einiges aus der Volksmedizin zugetragen, und schöpfte nicht zuletzt aus ihrer eigenen langjährigen Erfahrung.

Wäre es nicht schade, wenn dieses Wissen verlorenginge? Einst würden ihre Töchter die Kranken ohne ihren Beistand zu versorgen haben, da wäre es gut, wenn sie auf ein erprobtes Nachschlagewerk zurückgreifen könnten. – Solche Gedanken mögen Hildegard bewogen haben, ihre berühmte Natur- und Heilkunde zu verfassen. Kaum hatte sie nach zehnjähriger harter Arbeit ihr Visionswerk »Scivias« vollendet, nahm sie ein zweites Mal die Mühsal des Schreibens auf sich. Zwischen 1151 und 1158 legte sie ihr erstaunliches medizinisches Wissen in zwei Büchern nieder.

Nicht etwa mit einer Beschreibung des menschlichen Körpers beginnt die »Heilkunde«, sondern – mit der Schöpfungsgeschichte: Gott schuf den Kosmos und stellte in seine Mitte den Menschen; in gegenseitiger Verbundenheit *»wirkten alle Elemente mit ihm und er mit ihnen.«* Doch als der Mensch mit dem Sündenfall den ihm zugedachten Platz im Kosmos verließ, brachte er die schöne Ordnung der Schöpfung aus dem Gleichgewicht und damit auch sich selbst. Seitdem ist er Krankheit und Tod ausgeliefert. Gott aber verspricht dem sündhaften

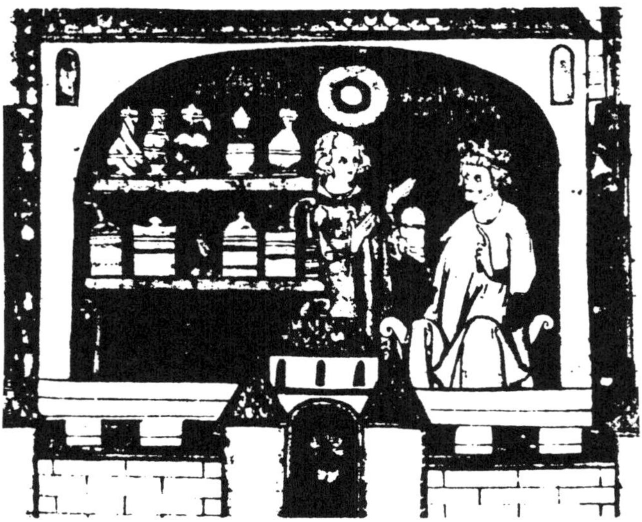

Mittelalterliche Apotheken waren mit »Naturheilmitteln« gut bestückt. Auch die Klöster besaßen kleine Apotheken: Dort wurden Arzneien aus selbst gezogenen Kräutern zubereitet.

Menschen Erlösung und Heil, dem Kranken Heilung. Er legte Heilkräfte in die Natur, die dem Menschen in seinen Leiden Hilfe bringen: *»Und so sind denn in allen Geschöpfen Gottes Wunderwerke eingeborgen, in den Tieren und Fischen und Vögeln, in den Kräutern und Blumen und Bäumen, verborgene Geheimnisse Gottes, die kein Mensch wissen und spüren kann, es sei ihm denn von Gott eingegeben.«*

Erst nachdem Hildegard Kranksein und Genesen in diesen umfassenden Weltbezug und in den Heilsplan Gottes gestellt hat, wendet sie sich den Lebensvorgängen im menschlichen Körper, den Krankheiten und den Voraussetzungen für die Gesundheit zu. Mit erfrischendem Freimut spricht sie dabei auch über Probleme der Sexualität. Nichts erscheint ihr zu nebensächlich oder zu profan; unmittelbar nachdem sie das Wunder der Beseelung des Ungeborenen beschrieben hat, erklärt sie das Entstehen der Muttermilch. Immer wieder weist sie darauf hin, wie stark Gesundheit und Krankheit auch von der seelischen Verfassung abhängen; Zorn zum Beispiel erregt *»das Blutsystem zu einer gewaltigen Überschwemmung. Die Seele sinkt dann in ihnen ermattet zusammen und zieht sich zurück, während der Körper zusammenbricht . . .«* In einem praktischen Teil führt Hildegard schließlich eine Vielzahl von Anwendungen und Rezepten an, die sich gegen alle möglichen Krankheiten von Kopf bis Fuß bewährt haben. Wir heute, die im Zeitalter der Nuklearmedizin leben, sind gerade dabei, die Wahrheit dieser ersten deutschen Naturforscherin und Ärztin wiederzuentdecken.

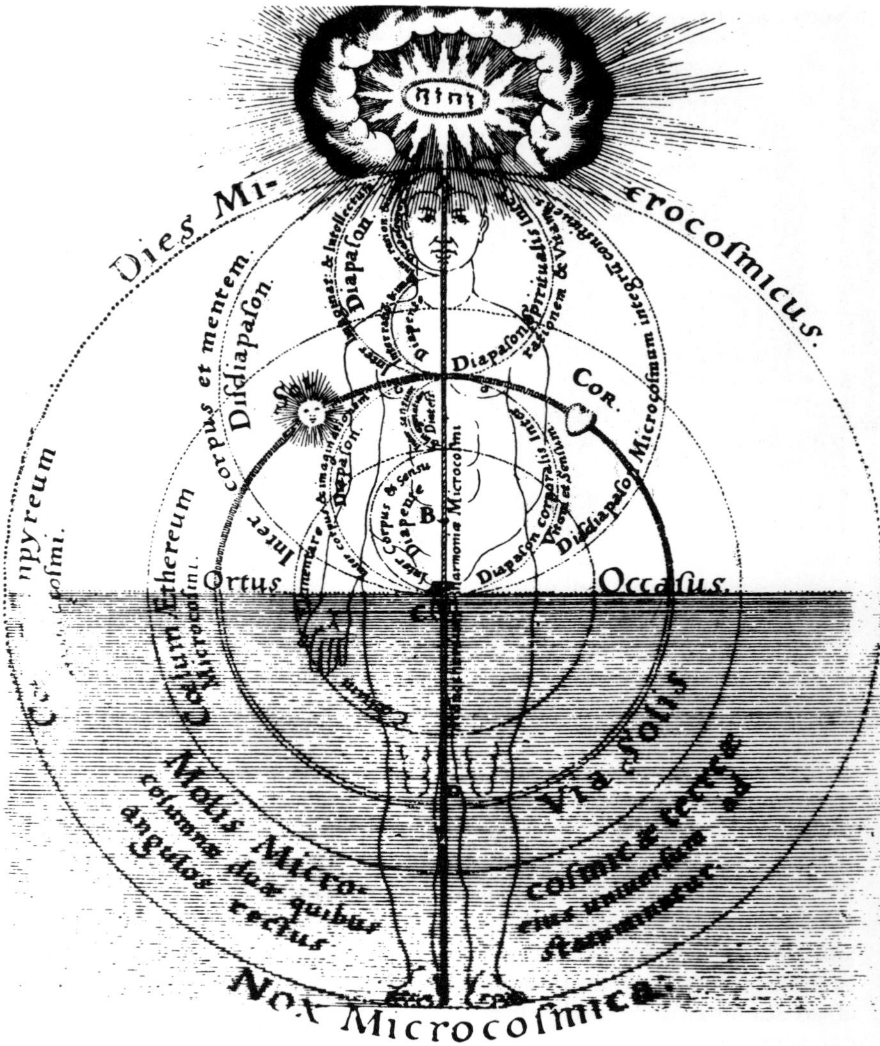

Hildegard sah den Menschen und die Schöpfung als einzige Ganzheit:

Der Körper besitzt mannigfaltige Bezüge zum Mikro- und Makrokosmos.

Noch eine Neugründung

Kaum einer, der von einem Besuch auf dem Rupertsberg zurückkehrte und nicht laut seine Begeisterung über die großartige Persönlichkeit Hildegards verkündete! Vor allem jene, die Gott suchten, aber in ihrem zweiflerischen Herzen nicht finden konnten, verstand sie zu erschüttern; Gottesnähe muß aus ihrem Antlitz geleuchtet haben. Davon erzählt eine Anekdote. Ein Philosoph belächelte die berühmte Äbtissin von der Höhe seines dialektisch geschulten Geistes aus, er tat Hildegards Gottesschau als einfältige Schwärmereien ab. Doch die Frau erweckte seine Neugierde, ein Streitgespräch mit ihr mußte amüsant sein. Er setzte ihr die spitzfindigsten Argumente entgegen – und streckte bald beschämt seine Waffen nieder. Nicht einmal dieser kritische Zeitgenosse konnte sich Hildegards Ausstrahlung entziehen. So ging es allen, die mit ihr in Berührung kamen; gestärkt im Glauben gingen sie aus dem Gespräch mit der begnadeten Seherin hervor.

So war es ganz selbstverständlich, daß immer mehr Frauen ein gottgeweihtes Leben unter ihrer weisen Leitung anstrebten. Schon zehn Jahre nach der Gründung drohte das Kloster auf dem Rupertsberg zu klein zu werden. Es war für fünfzig Nonnen eingerichtet worden, die zweieinhalbfache Zahl derer, die anfangs darin einzogen. Schon wieder mußte Hildegard beginnen, Ausschau nach einem geeigneten Ort für eine weitere Neugründung zu halten. Doch bevor es dazu kommen sollte, mußte die Äbtissin noch einmal mit Schwierigkeiten innerhalb ihres Stammklosters fertig werden.

Nicht immer verhielten sich Hildegards Töchter so, wie es ihrem Seelenheil förderlich war. Die Äbtissin wachte mit einem scharfen Auge über ihre Schäflein, und meist hatten ihre strengen, aber liebevollen Ermahnungen bald die gewünschte Wirkung. Doch einmal stieß Hildegard auf störrischen Widerstand: Einige ihrer Töchter erklärten, sie hätten das unausstehliche Gerede über Disziplin und Gehorsam satt. Hildegard sah, wie tief sich diese Nonnen bereits in ein Netz von Hochmut und Eitelkeit verstrickt hatten; alle Zurechtweisungen stießen bei ihnen auf taube Ohren.

Vielleicht waren es solche Erfahrungen, die Hildegard dazu brachten, ein umfangreich angelegtes Werk über die menschlichen Schwächen zu schreiben: das »Buch der Lebensvergeltung«. Um die Seele des Menschen ringen gute und böse Kräfte, er ist ständig dazu aufgefordert, sich für die richtige Seite zu entscheiden. Gelingt es ihm, dann erwartet ihn ewiger Lohn; in visionären Bildern läßt Hildegard die himmlischen Herrlichkeiten aufleuchten. Doch zuvor schildert sie in drastischen Gegensatzpaaren Tugenden und Laster, um dem Menschen die richtige Entscheidung zu erleichtern. Sie läßt die jeweilige Macht persönlich auftreten und verrät in ihrer Charakerisierung viel Menschenkenntnis, Humor und psychologischen Spürsinn. Hier eine kleine Kostprobe:

»Die Hartherzigkeit war wie dichter, zu einer Menschengestalt zusammengeballter Rauch. Menschliche Glieder hatte sie nicht, nur große schwarze Augen blickten aus ihr heraus. Sie sprach: ›Ich habe niemanden erschaffen. Warum soll ich mich also um jemanden bemühen oder gar zerreißen? Das werde ich bleibenlassen. Um niemanden werde ich mich sorgen, es sei denn, er ist mir nützlich. Denn wenn ich so großes Mitleid hätte, daß ich mir keine Ruhe gönnte, was wäre ich dann?‹ Ihr antwortet die Barmherzigkeit: ›O Steinerne, was sagst du? Die Gräser bieten einander den Duft der Blüten, ein Stein teilt dem anderen seine Feuchtigkeit mit, und jedes Geschöpf umfängt in Zuneigung sein Mitgeschöpf. Du aber bist nicht wert, Menschengestalt zu haben. Aus meiner innersten Fülle gewähre ich jedem Hilfe.«

Mit diesem Werk hielt Hildegard auch ihren widerspenstigen Töchtern einen wenig schmeichelhaften Spiegel vor. Ob sie sich wohl darin erkannt haben? Noch eindringlicher werden die Ränke und Listen des Teufels in einem kleinen Singspiel vorgeführt, dem »Reigen der Tugenden«, das Hildegard zur Belehrung ihrer Nonnen geschrieben hat. Es scheint, daß die Aufsässigen in sich gegangen sind; von weiteren Schwierigkeiten wird jedenfalls nichts berichtet.

Schließlich kam für Hildegard die Gelegenheit, auf die sie schon lange gewartet hatte: Der Platz für ein Tochterkloster bot sich an. 1148 war auf der anderen Seite des Rheins bei Eibingen, fast gegenüber vom Rupertsberg, ein Augustinerkloster gegründet worden. Die Stätte stand unter einem ungünstigen Stern; das Klosterleben nahm keinen rechten Aufschwung, und 1165 wurden die Gebäude von brandschatzenden Truppen zerstört. Die Mönche zerstreuten sich. Hildegard wurde sich mit der Stifterin des einstigen Augustinerklosters rasch einig, denn für die Rüdesheimer Edelfrau bedeutete es eine große Ehre, daß sich die begnadete Seherin in Eibingen niederlassen wollte. Die Gebäude wurden wiederhergestellt, und noch 1165 konnten die ersten Nonnen übersiedeln. Von nun an stand die immerhin schon fast siebzigjährige Äbtissin zwei Klöstern vor. Zweimal in der Woche ließ sie sich ans andere Rheinufer zu ihrem Tochterkloster übersetzen, um der kleinen Gemeinschaft Ermutigung und geistliche Stärkung zu geben. Das sprach sich natürlich schnell herum, und oft wartete bei der

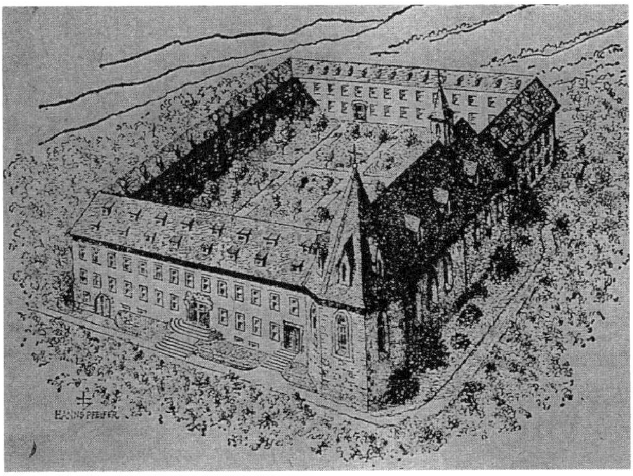

Schon fünfzehn Jahre nach dem Einzug auf dem Rupertsberg wurde das großzügig geplante Kloster zu klein. Hildegard gründete in Eibingen ein Tochterkloster.

Anlegestelle eine ganze Menge von Bewunderern und Hilfesuchenden auf den Kahn mit der Äbtissin. Geduldig hörte sie sich die Anliegen der Leute an und half, wo immer sie konnte. Um ihre Nächstenliebe und Hilfsbereitschaft entstanden viele Legenden; eine der schönsten erzählt von einem Begebnis während einer der Rheinüberfahrten.

Vom anderen Ufer kam Hildegard ein Kahn entgegen. Weit trug der Wind die klagende Stimme einer Frau übers Wasser. Hildegard bat den Steuermann: »Zieht näher zu dem Kahn hinüber; ich möchte wissen, was diese Frau so betrübt.« Als die Äbtissin näher herangleitet, erkennt sie in dem Boot eine junge Frau, die ein Kind auf ihrem Schoß hält. Ganz versunken ist sie in ihr Leid und schaut erst auf, als Hildegard sie mitleidig begrüßt. »Oh, Ihr seid es, verehrte Hildegard«, ruft die junge Mutter, »zu euch war ich unterwegs!« Sie nimmt ihr Kind auf den Arm und hält es Hildegard entgegen: »Schaut es Euch an, mein Jüngstes«, schluchzt sie, »es ist blind geboren – soll es seine Mutter nie sehen können?« Verzweifelt streicht sie ihrem kleinen Jungen über sein ausdrucksloses Gesicht.

Hildegard geht der Kummer dieser Frau ans Herz; wie gern würde sie helfen, aber Wunder vollbringen kann sie nicht – nur Gott kann es . . . Die Seherin sinkt in die Knie und betet mit aller Macht ihrer Seele, daß Gott dem Kleinen die Augen für seine herrliche Schöpfung öffnen möge. Dann schöpft sie eine Handvoll Wasser aus dem Rhein, beugt sich zum anderen Kahn hinüber und wäscht dem Kind die Augen. Sein Blick belebt sich, es schaut von Hildegard zur Mutter, von der Mutter zu Hildegard, und lächelt!

Noch viele andere wunderbare Heilungen werden von Hildegard berichtet; wir aufgeklärten Geister stehen dem eher skeptisch gegenüber. Aber können wir uns heute überhaupt noch vorstellen, was die starke Kraft gläubigen Vertrauens alles vollbringen kann?

Die Welt horcht auf

Hildegards Kloster blüht; das Leben der Äbtissin, von unermüdlicher Tätigkeit mehr als ausgefüllt, verläuft in geordneten Bahnen. Aber so sollte es nicht lange bleiben, noch einmal kommt ihr Leben in Bewegung. In einer Schau erhält sie den Aufruf: »Geh hinaus und predige den Menschen Gottes Wort!«

Diesmal zögert sie nicht lange. Die Zeiten sind vorbei, in denen der göttliche Befehl sie in Angst und Schrecken stürzte. Alle innere Unsicherheit ist von ihr gewichen, denn sie weiß inzwischen, wieviel sie den Menschen zu sagen hat. Und gerade jetzt ist es dringend nötig, daß jemand das Wort ergreift! Wenn kein Mann diese Aufgabe übernimmt, dann muß es eben eine schwache Frau tun – auch wenn es in dieser Zeit etwas Unerhörtes ist, daß eine Frau öffentliche Reden hält.

Seitdem Papst und Kaiser nicht mehr Hand in Hand gehen, gärt es in Kirche und Staat. Der Kaiser will sein Amt nicht als päpstliches Lehen verstehen, der Papst will alle weltliche Macht bei der Vergebung hoher Kirchenämter ausschalten. Diese Spannungen beschränken sich nicht nur auf die höchste politische Ebene, sondern schlagen sich bis in die Bistümer nieder. Die Bischöfe spalten sich in zwei Lager, die Papsttreuen und die Anhänger des Kaisers. Sich gegen den Kaiser zu stellen erfordert Mut; nur allzu viele Kirchenfürsten ziehen es vor, ihre Machtposition nicht zu gefährden. Steht ihnen nicht noch lebhaft vor Augen, was dem Erzbischof Adalbert von Mainz geschehen war? Drei Jahre lag er in den Verliesen des Kaisers, bis er auf Drängen des Volkes 1115 freigelassen wurde, abgemagert bis zum Skelett. Solch einer Bedrohung wollen sich viele erst gar nicht aussetzen – lieber nehmen sie es mit ihren geistlichen Pflichten nicht so genau. Außerdem hatte die jahrhundertelange Verquickung von geistlicher und weltlicher Macht zu einer bedauerlichen Verweltlichung zahlreicher Kleriker geführt, die damit das Ansehen der Kirche aufs Spiel setzten. All diese Mißstände galt es zu bekämpfen.

Hildegard wird also reisen; keinen Augenblick denkt sie daran, wieviel Unbequemlichkeiten und Gefahren sie dabei wird auf sich nehmen müssen – die wenigen Straßen, die es gab, waren verwahrlost und unsicher; jederzeit konnten Wegelagerer hinter der nächsten Biegung

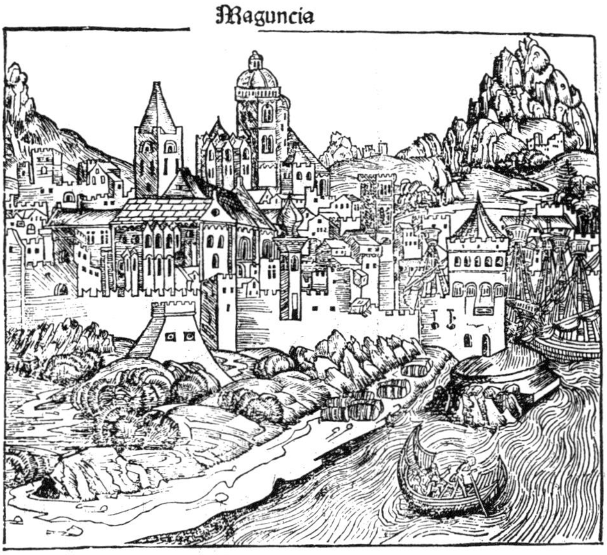

Mainz war die erste Station auf Hildegards ausgedehnten Predigtreisen. Zu den Mainzern hatte Hildegard enge Beziehungen: Der Erzbischof war ihr geistlicher Oberhirte, und ihr Bruder war als Kantor an den Dom berufen worden.

auftauchen. Stundenlang würde sie im Sattel sitzen, dabei war sie nicht mehr die Jüngste, hatte die Lebensmitte schon weit überschritten. Erfüllt von ihrer Sendung, bricht sie frohgemut auf; sie bereitet ihre Predigten nicht lange vor, sondern verläßt sich ganz darauf, daß Gott ihr im gegebenen Augenblick schon die richtigen Worte in den Mund legen wird.

Vier große Predigtreisen werden von Hildegard berichtet. Die erste beginnt Ende der fünfziger Jahre und führt sie den Main entlang; Station macht sie unter anderem in Mainz, Wertheim, Würzburg, Kitzingen, Ebrach und Bamberg. Die zweite Reise fällt ins Jahr 1160; zuerst predigt Hildegard in Trier und folgt anschließend dem Lauf der Mosel aufwärts bis nach Lothringen, letzte Station ist Metz. Zwischen 1161 und 1163 reist sie dann rheinabwärts und besucht die Städte Boppard, Andernach, Siegburg, Köln und Werden. Ihre vierte und letzte Reise unternimmt die über siebzigjährige Hildegard um 1170 nach Schwaben; dort predigt sie in Maulbronn, Hirsau und Zwiefalten.

Begleiten wir Hildegard ein Stück ihres Wegs. Der Domplatz zu Trier ist schwarz von Menschen, Tausende haben sich an diesem Pfingsttag des Jahres 1160 hier versammelt, um sich von der berühmten Seherin Gottes Wort verkünden zu lassen. Da! Jubelrufe erklingen in der Ferne und kommen langsam näher; Hildegard reitet durch die menschengesäumten Straßen auf den Dom zu. Kaum kann sie sich auf dem Platz einen Weg durch die Massen bahnen, vor ihr öffnet sich nur eine schmale Gasse. Lange dauert es, bis sie die Tribüne vor dem Portal erreicht. Nun steht sie oben, regungslos, und wartet, bis die Jubelrufe verstummen. Ganz still wird es auf dem weiten Platz.

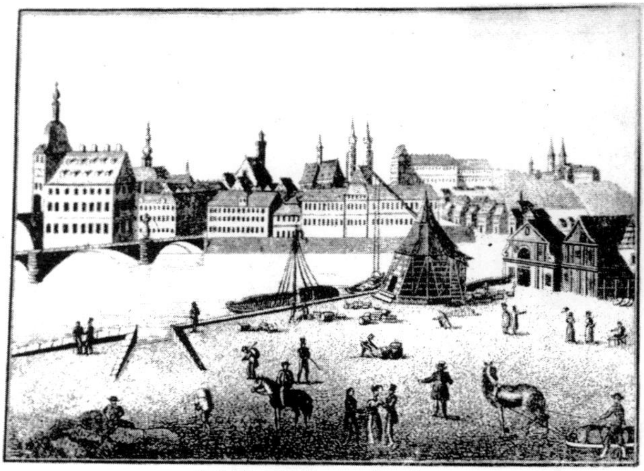

123 Der Hafen in Bamberg.

Auf ihrer Reise den Main entlang besuchte die unerschrockene Predigerin auch Bamberg, die ehrwürdige Bischofsstadt, die wegen ihres Hafens auch wirtschaftlich bedeutend war.

Mit hoch erhobenen Haupt, ganz erfüllt von ihrer göttlichen Sendung, beginnt sie schließlich zu sprechen: *»Ich armes Geschöpf, dem es an Gesundheit, Stärke, Kraft und Bildung fehlt, habe im geheimnisvollen Licht des wahren Gesichtes für die Trierer Geistlichkeit folgende Worte vernommen: Die Doctores und Magister wollen nicht mehr in die Trompete der Gerechtigkeit stoßen, deshalb ist das Morgenrot guter Werke bei ihnen verschwunden!«*

Ein Raunen geht durch das versammelte Volk; erstaunt blicken sich die Leute an. Hatten sie richtig gehört? Diese zarte Frau, die in ihrem langen, schwarzen Umhang nur noch schmächtiger wirkte, griff öffentlich die obersten Herren der Stadt an! Nun ja, verdient hatten sie es . . . Hildegard bittet mit einer knappen Handbewegung um Ruhe. Sofort verstummt das Getuschel; alle recken die Hälse, gespannt, wie es nun weitergeht. Hildegard nimmt kein Blatt vor den Mund, Vorwurf über Vorwurf prasselt auf die hohe Geistlichkeit herab: *»Auch der Mittagswind der Tugend, welcher sonst so warm ist, erscheint in diesen Männern zum Winter erstarrt. Denn in ihnen fehlen die guten und vom Feuer des Heiligen Geistes durchglühten Werke; verdorrt stehen sie da, weil das lebendige Grün fehlt. Das Abendrot der Barmherzigkeit hat sich in einen härenen Sack verwandelt!«*

Mit solchen eindringlichen, treffsicheren Bildern prangert Hildegard schonungslos alle Mißstände an. Fast regungslos, mit sparsamen Gesten verkündet Hildegard ihre Botschaft, kaum erhebt sie ihre Stimme. Doch alle werden von der gewaltigen Ausstrahlung dieser Frau mitgerissen, aus deren Augen göttliches Feuer lodert. Und wie reagieren die hohen Herren auf diese ungeheure Strafpredigt? Sie stehen dicht vor der Tribüne. Auf ihren Gesichtern spiegelt sich nicht etwa Zorn und Empörung, sondern schuldbewußte Betroffenheit. Wie

Pfingsten 1160 hält Hildegard eine gewaltige Bußpredigt in Trier. Der prächtige Dom war damals bereits fertiggestellt.

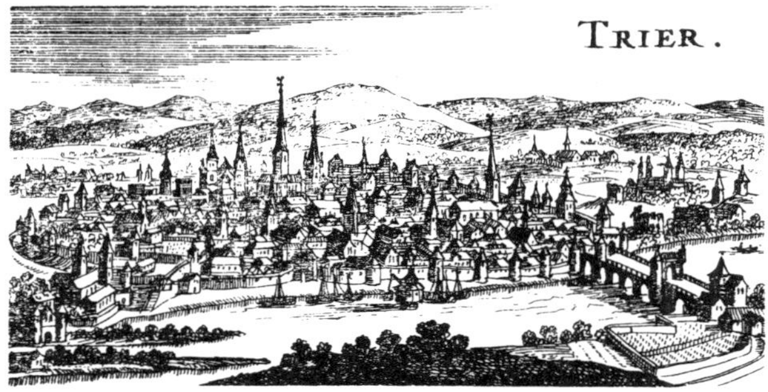

gebannt lauschen sie auf jedes Wort der Seherin und müssen sich eingestehen, wie recht sie mit ihren Anklagen hat. Es ist wahr: Gott hat diese Frau hierher gesandt, um ihnen ins Gewissen zu reden. Woher sonst wüßte Hildegard so genau Bescheid über die Untugenden und Verfehlungen der Trierer? Fast zwei Stunden dauert die Predigt bereits, doch keiner merkt, wie die Zeit vergeht. Schon versinkt die Sonne hinter den Dächern, da schließt Hildegard ihre große Anprache mit einer düsteren Drohung: *»Wenn Ihr Eure Sünden nicht durch Buße tilgt, werden von den Feinden feurige Strafgerichte über die Stadt hereinbrechen!«*

Entsetzen packt die Zuhörer, viele sinken in die Knie und fangen laut an zu beten. Erschüttert tritt der Probst von St. Peter auf die Tribüne und dankt Hildegard im Namen der gesamten Trierer Geistlichkeit. Dann fordert er sie auf: *»Wir bitten Eure mütterliche Liebe inständig, uns das, was Ihr uns persönlich eröffnet habt, schriftlich zuzusenden, damit die Nachwelt künftig sowohl die Rache Gottes als auch Seine uns erwiesene Barmherzigkeit schaue und erkenne, daß Ihr die wahrhafte und geliebte Mitwisserin Seiner Geheimnisse seid!«* – Hildegard hat diese Bitte gern erfüllt; durch ihren Brief an die Trierer blieb uns die flammende Pfingstpredigt der Seherin erhalten.

Überall haben Hildegards Bußpredigten die Gemüter der Menschen aufgerüttelt, manch einer hat dadurch zum rechten Glauben zurückgefunden. Die Leute nahmen Hildegards düstere Mahnungen sehr ernst; sie schrieben der Seherin die Fähigkeit zu, die Ereignisse der Zukunft voraussagen zu können. Später wurden sogar aus ihren Werken sämtliche Passagen, die sich als Weissagungen auslegen ließen, zusammengestellt und als Buch der Prophezeihungen herausgegeben; im ganzen Mittelalter war die Äbtissin vor allem als »Prophetin Deutschlands«

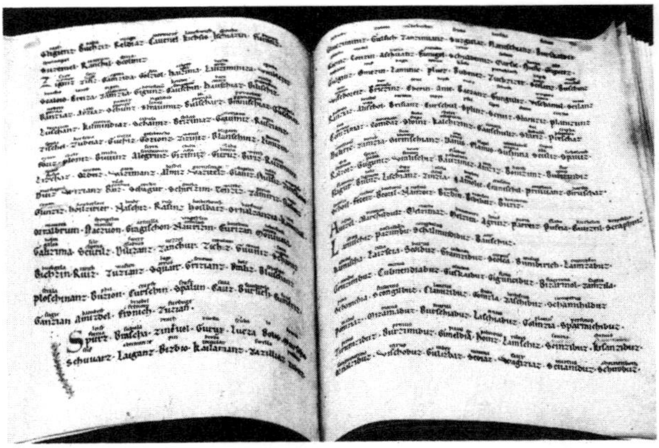

Auch Hildegards Geheimschrift »Lingua ignota«, die bis heute nicht ganz entziffert ist, trug zur geheimnisvollen Aura der Äbtissin bei.

bekannt. So wörtlich wollte Hildegard ihre sehr allgemeinen Androhungen eines göttlichen Strafgerichts sicher nicht verstanden wissen; es ging ihr darum, die Menschen aus ihrer religiösen Gleichgültigkeit zu reißen. Bei aller Überzeugung, mit der Hildegard ihre Sendung erfüllte, trat sie doch nie überheblich auf. Sie hielt ihren Erfolg nicht für ihr persönliches Verdienst, denn sie war sich stets bewußt, nur das Werkzeug einer höheren Macht zu sein; öfters nennt sie sich die »Posaune Gottes«. Sie begreift sich als flammende Mahnerin und Gottesstreiterin, wie jene standhaften Propheten des Alten Testaments, über deren unerschrockene, harte Zurechtweisungen sie schreibt: *»Dies geschieht in der Lauterkeit der Einfalt, die wie die Einfalt eines Kindes nichts redet, als was sie sieht und weiß.«* Demütig nimmt auch sie alles, was aus ihr hervorströmt, als Gottes Eingebung in einen einfältigen Geist hin.

Hildegards wagemutiger Unternehmungsgeist bei ihren Predigtfahrten ist umso mehr zu bewundern, als sie gerade in dieser Zeit mit langwierigen Erkrankungen zu kämpfen hatte. Bei ihrer ersten »dreijährigen Erkrankung« zwischen 1158 und 1161 kam es einmal sogar soweit, daß man um ihr Leben fürchten mußte: In einem Fiebertraum sah Hildegard den Erzengel Michael mit dem Teufel um ihre Seele ringen. Sie wurde wieder gesund, aber nicht für lange: 1167 erkrankte sie erneut, auch diesmal sollte ihr Leiden drei Jahre dauern. Und trotzdem – mit wieviel Energie hat der geschwächte Körper alle Strapazen auf sich genommen, um den göttlichen Auftrag gehorsam auszuführen! Hildegard klagte nie über Krankheit und Schmerzen, mit denen sie sich ein Leben lang herumschlagen mußte. Mit leiser Selbstironie schreibt sie einmal: *»Damit ich mich nicht in Geistesaufgeblasenheit erhebe, warf Gott mich nieder.«* Sie stärkte sich an dem Gedanken, daß Gott diejenigen am meisten prüft, die er besonders liebt. Wird nicht auch die Tonform erst durch das Brennen im heißen Ofen geläutert und tauglich für ihre Aufgaben?

Kampf gegen gefährliche Irrlehren

Ein besonderes religiöses Problem der Zeit waren die vielen kleinen Gemeinschaften, die seit dem Anfang des 12. Jahrhunderts wie Pilze aus dem Boden schossen. Diese Menschen versuchten mit großem persönlichen Eifer, ihr Leben im reinen Glauben zu führen; Kirche und Klöster erschienen ihnen nicht mehr die geeigneten Institutionen dafür. Obwohl in den lautersten Absichten entstanden, entwickelten manche dieser Gemeinschaften bald Grundsätze, die mit den Lehrmeinungen der Kirche nicht mehr übereinstimmten. In der zweiten Jahrhunderthälfte sammelten sich die religiösen »Erneuerer« in zwei starken Ketzerbewegungen, den Katharern und Waldensern. Die Katharer, die »Reinen«, wie sie sich nannten, konnten vor allem in Köln viele Anhänger um sich scharen.

Köln gehörte damals zu den größten und wohlhabendsten Städten Europas. Dies spiegelt sich nicht zuletzt im Reichtum der Kölner Geistlichkeit: Während der Erzbischof von Trier im 13. Jahrhundert mit etwa 3000 Mark Jahreseinkünften rechnen konnte, betrugen die des Kölner Erzbischofs mehr als das Fünfzehnfache. Die Kölner Geistlichen lebten nicht schlecht! Mag sein, daß deshalb die Katharer in dieser Stadt so gut Fuß fassen konnten, denn sie predigten apostolische Armut und Askese. Sie forderten Abkehr von Besitz und Genuß, denn die Welt galt ihnen als abgrundtief böses Teufelswerk. Nur die Seele sei von Gott erschaffen und deshalb gut, alles Irdische aber und damit auch der menschliche Körper müßten verworfen werden. Die Katharer traten schlicht und ohne Prahlerei auf; im Gegensatz zu manchem Kirchenherrn überzeugten sie durch ihr Vorbild einer strengen, asketischen Lebensführung.

Hildegard beobachtete besorgt diese Entwicklungen. Schließlich machte ein Prozeß Sensation, in dem einige Katharerführer zum Tod auf dem Scheiterhaufen verurteilt wurden. Ein junges Mädchen stürzte sich mit ihnen in die Flammen, überzeugt, für den richtigen Glauben zu sterben. Diese heldenhafte Tat erregte die Gemüter; sollten die Katharer nicht am Ende doch die besseren Christen sein? Machtvoll griff die Irrlehre um sich. Da hielt sich Hildegard nicht länger zurück; hier mußte sie als Gottesstreiterin Stellung beziehen. Auf ihrer Rheinreise machte sie in Köln Halt und hielt eine ihrer zündenden Reden. Die erleuchtete Äbtissin hatte klar erkannt, daß die Kirche selbst den Nährboden für die Ketzer bereitet hatte.

Ihre Angriffe auf die Kölner Geistlichkeit ließen deshalb an Deutlichkeit nichts zu wünschen übrig: Was sind das für Glaubenslehrer, die den Menschen das gute Beispiel nicht immer wieder vorleben? In ihrer Ehrsucht lassen sie sich durch jeden klangvollen weltlichen Namen lahmlegen, der ihnen zufliegt. Schämen sollten sie sich, die nicht fähig sind, wie alle anderen Kreaturen die Vorschriften ihres Meisters zu erfüllen! Warum haben die Geistlichen keine Zeit mehr, die Menschen auf den rechten Weg zu führen? *»Wegen eures ekelhaften Reichtums und Geizes sowie anderer Eitelkeiten unterweist ihr eure Untergebenen nicht.«* Deshalb ist es kein Wunder, wenn sie keine Autorität mehr genießen: *»Mit eurem leeren Getue verscheucht ihr bestenfalls im Sommer einige Fliegen!«*

Nach diesen temperamentvollen Zurechtweisungen stellte Hildegard die Schwächen der Katharer bloß. Die maßvolle Benediktinerin konnte kein Verständnis für übertriebene Askese aufbringen, zumal diese unnatürliche Haltung nur allzu oft in ihr Gegenteil umschlug. Wer versucht, seinen Körper mit aller Gewalt zu unterdrücken, dem werden seine Triebe hinterrücks ein Schnippchen schlagen . . . Diese Einsicht der Psychoanalyse blieb wohl auch Hildegard nicht verborgen, die mit feinem Gespür so viele Zusammenhänge in der Natur erfaßte. Sie schöpfte auch den Verdacht, daß die Sinnenfeindlichkeit der Katharer nicht der gläubigen Demut, sondern einem hochmütigen Überlegenheitsanspruch entspringe: *»Im Hochmut ihres aufgeblähten Geistes behaupten sie: Wir übertreffen alle. Und hinterher treiben sie doch insgeheim mit den Weibern Wollust.«* Wie immer nennt Hildegard ungeniert das Kind beim Namen! Sie ist überzeugt: Es brauchen nur die Kirchenführer ein gutes Christenleben vorzuleben und laut die Lehre von der Herrlichkeit der göttlichen Schöpfung zu verkünden, die auch den Körper des Menschen und alles Irdische umfaßt. Dann ist auch dem leibfeindlichen Katharerglauben jeder Boden entzogen.

Die Kirche machte mit den Ketzern kurzen Prozeß: Sie wurden auf dem Scheiterhaufen verbrannt. Es verdient hervorgehoben zu werden, daß Hildegard nicht zur Vernichtung der Katharer aufrief. Sie forderte lediglich ihre Vertreibung aus der Stadt, damit sie kein Unheil mehr anrichten konnten. Die Geschichte gibt Hildegard recht: Die Inquisition konnte im Grunde wenig gegen die Ketzer ausrichten. Erst die Bettelorden der Franziskaner und Dominikaner, die das Armutsideal des Evangeliums in die Tat umsetzten, konnten diese rebellischen Kräfte auffangen.

Es spricht für den Kölner Klerus, daß er Hildegards Rede begeistert aufnahm. Domdekan Philipp bat Hildegard sogar um eine Abschrift, damit ihre Ermahnungen nicht so schnell in Vergessenheit gerieten.

Briefe nach ganz Europa

Hildegards besonnenes Urteil, ihr vorbildliches Leben und natürlich ihre wunderbare Gottesnähe zogen Ratsuchende aus aller Welt hin zum Rupertsberg, die darauf hofften, daß durch Hildegard ein Abglanz des göttlichen Lichts auch auf sie falle. Wer nicht persönlich kommen konnte, der schrieb eben an die Äbtissin einen Brief. Erstaunlich, daß Hildegard Zeit fand, die zahllosen Schreiben zu beantworten! Die Nonnen bewahrten die interessantesten Briefe auf und kopierten Hildegards Entgegnungen, und so gewinnen wir aus den über dreihundert erhaltenen Briefen ein Bild von den vielfältigen Beziehungen der großen Heiligen zu ihren Zeitgenossen.

Die überwiegende Mehrheit der Briefe ist an Geistliche gerichtet, an Nonnen und Mönche, an Priester, vor allem aber an Äbte und Äbtissinnen. Letztere wandten sich meist an ihre »Kollegin«, um Rat in Fragen der Klosterführung zu erbitten. Hier kann Hildegard aus ihrer eigenen reichen Erfahrung schöpfen. Immer wieder mahnt sie zur verantwortungsvollen Strenge, der jedoch Milde und Barmherzigkeit nicht fehlen dürfen; Verzagende ermutigt sie, in ihrem Bemühen nicht nachzulassen und das schwere Amt weiterhin durchzustehen. Diese Schreiben werfen damit auch ein Licht darauf, wie Hildegard ihr eigenes Äbtissinnenamt begreift.

Groß ist der Kreis der Bischöfe und Erzbischöfe, die mit Hildegard Briefe tauschen. Der Ruhm der Seherin blieb an den Landesgrenzen nicht stehen; sie korrespondiert mit den Bischöfen von Prag, Salzburg, Beauvais, Utrecht und Lüttich. Und schließlich pflegt Hildegard gute Beziehungen zum Oberhaupt der Kirche; sie schreibt an die Päpste Eugen III., Anastasius IV., Hadrian IV. und Alexander III. Bei all diesen Briefen an die hohe und höchste Geistlichkeit setzt uns Hildegard immer wieder durch ihr in Gott gegründetes Selbstbewußtsein in Erstaunen, welches ihr erlaubt, einen Ton mahnender Strenge anzuschlagen. So sagt sie dem alternden Papst Anastasius auf den Kopf zu: *»O Mensch, das Auge deines Erkennens läßt nach, und du bist müde geworden, die stolzen Prahlereien der Menschen zu zügeln. Daher, o Mensch, der du auf dem päpstlichen Throne sitzest, verachtest du Gott, wenn du das Böse nicht von dir schleuderst, sondern es küssend* *umfängst.«* Sie verschont also nicht einmal den Papst mit ihrer scharfzüngigen Kritik. Hildegard kennt keine Angst; niemals ist sie bereit, sich Autoritäten zu beugen, an deren Lauterkeit sie zweifeln muß. Zu den Jasagern gehört Hildegard nicht; sobald sie einmal etwas für richtig erkannt hat, wird niemand sie davon abbringen, ihre Meinung offen zu vertreten – auch darin können wir uns an ihr heute noch ein Beispiel nehmen.

Aufschlußreich sind auch Hildegards Schreiben an die weltlichen Größen der Zeit: Hier ist nicht ein Funken mehr Respekt zu spüren als bei den Briefen an die Kirchenfürsten. Vielleicht läßt sich diese Haltung allein aus Hildegards göttlichem Charisma erklären. Doch bei dem selbstverständlichen Ton, den die Seherin anschlägt, wird man daran erinnert, daß Hildegard selbst aus dem hohen Adel stammt. Von Kindheit an war sie gewöhnt, die höchsten Herrscher als ihresgleichen zu betrachten. Egal, ob sie einen einfachen Mann aus dem Volke oder einen König vor sich hat – Hildegard spricht alle Leute mit »Du« an.

Das bedeutet allerdings nicht, daß sie Standesgrenzen für nebensächlich hält. Nur eine Adelige kann im Kloster Rupertsberg Nonne werden; Frauen aus unteren Schichten dürfen lediglich als einfache Laienschwestern untergeordnete Dienste verrichten. Die Reformer von Cluny haben Männer ohne Rücksicht auf ihren Stand in ihr Kloster aufgenommen; die Kirche ist gerade dabei, die alten ständischen Strukturen aufzubrechen. Deshalb fragt die Äbtissin Tengswich mit unüberhörbarem Tadel, warum Hildegard ausschließlich Adelige in ihr Kloster zuläßt. In ihrem Antwortschreiben gibt Hildegard zu erkennen, wie tief in ihr der mittelalterliche Ständegedanke wurzelt; sie glaubt sogar, Gott selbst habe *»dem Volke auf Erden Unterschiede gesetzt, wie Er auch im Himmel Engel, Erzengel, Throne, Herrschaften, Cherubim und Seraphim gesondert hat.«* Diese scheinbar konservative Haltung kann nur aus der damaligen Zeit heraus verstanden werden, in der die hierarchisch gestufte Feudalordnung die Grundlage der Gesellschaft bildete.

Wenn Hildegard zum Beispiel an den englischen König schreibt, dann beweist sie, wie wach sie auch Vorgänge weit außerhalb ihres unmittelbaren Lebenskreises verfolgt. Sicher weiß sie auch über die politischen Vorgänge Bescheid, aber davon ist in ihren Briefen wenig zu spüren. Denn sie läßt sich nicht über politische Details aus, sondern wendet sich immer direkt an die Person, packt den Angesprochenen bei seinem moralischen Ehrgefühl und sucht bessernd auf seinen Charakter einzuwirken.

So schreibt sie an König Heinrich II. von England: *»Zu einem Mann, der ein Amt innehat, spricht der Herr: ›Gaben über Gaben sind dir eigen. Durch Regieren, Schirmen, Beschützen, Vorsehen sollst du deinen Himmel haben.‹ Aber ein pechschwarzer Vogel kommt von Mitternacht auf dich zu und spricht: ›Du hast die Möglichkeit zu tun, was du*

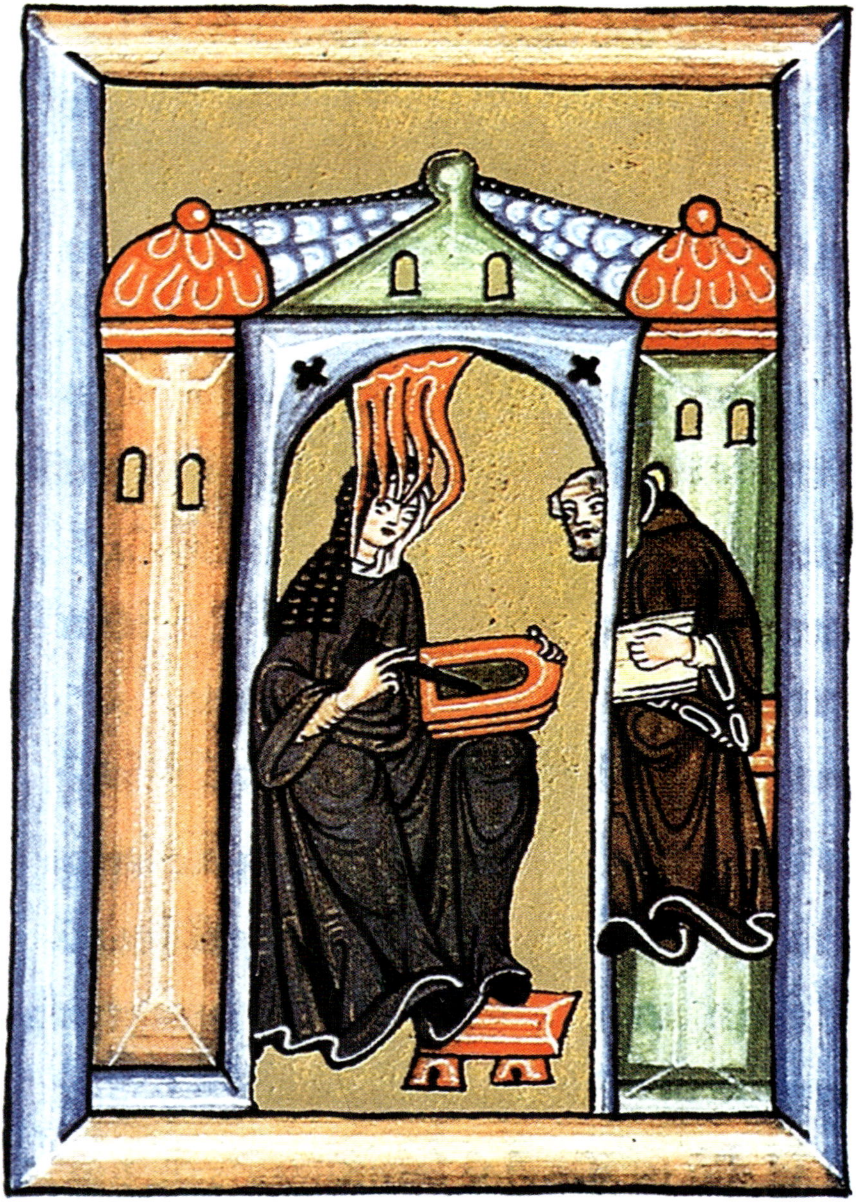

Die Seherin

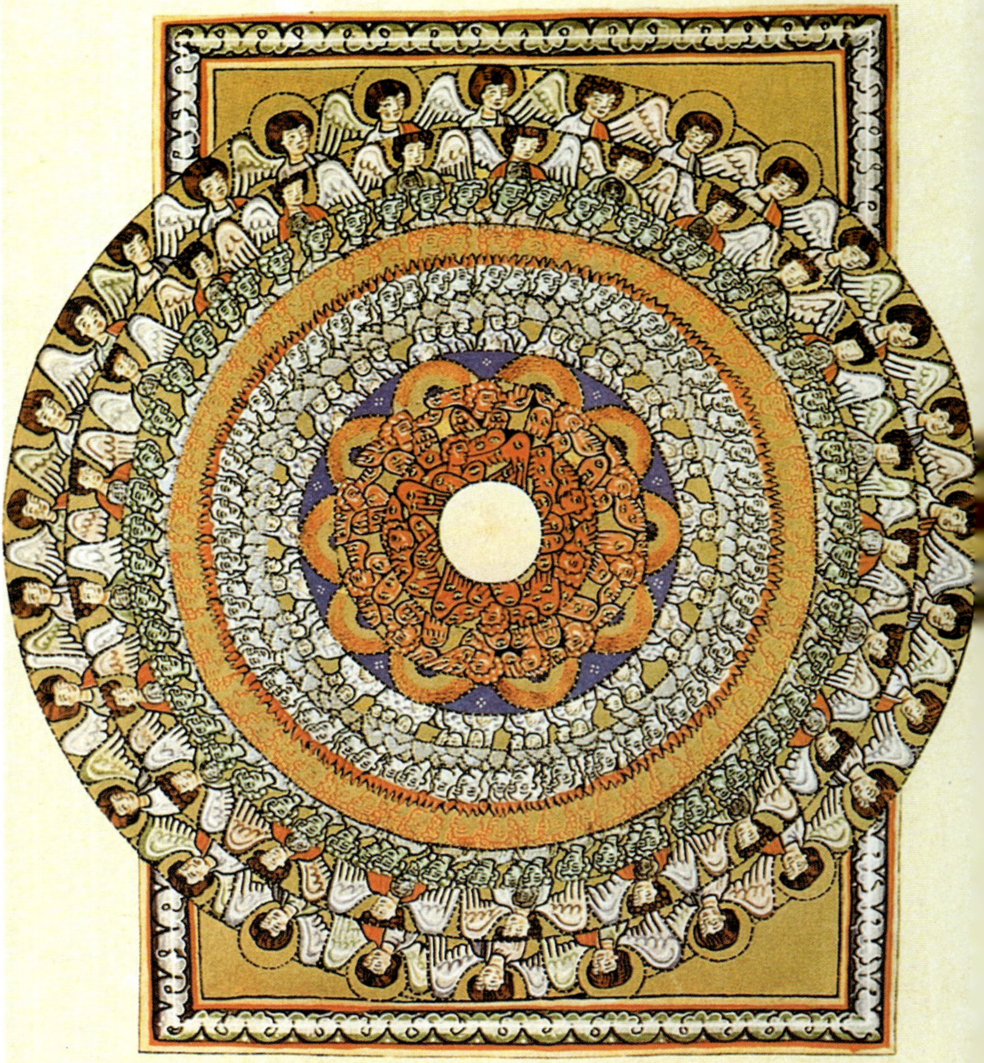

Die Chöre der Engel

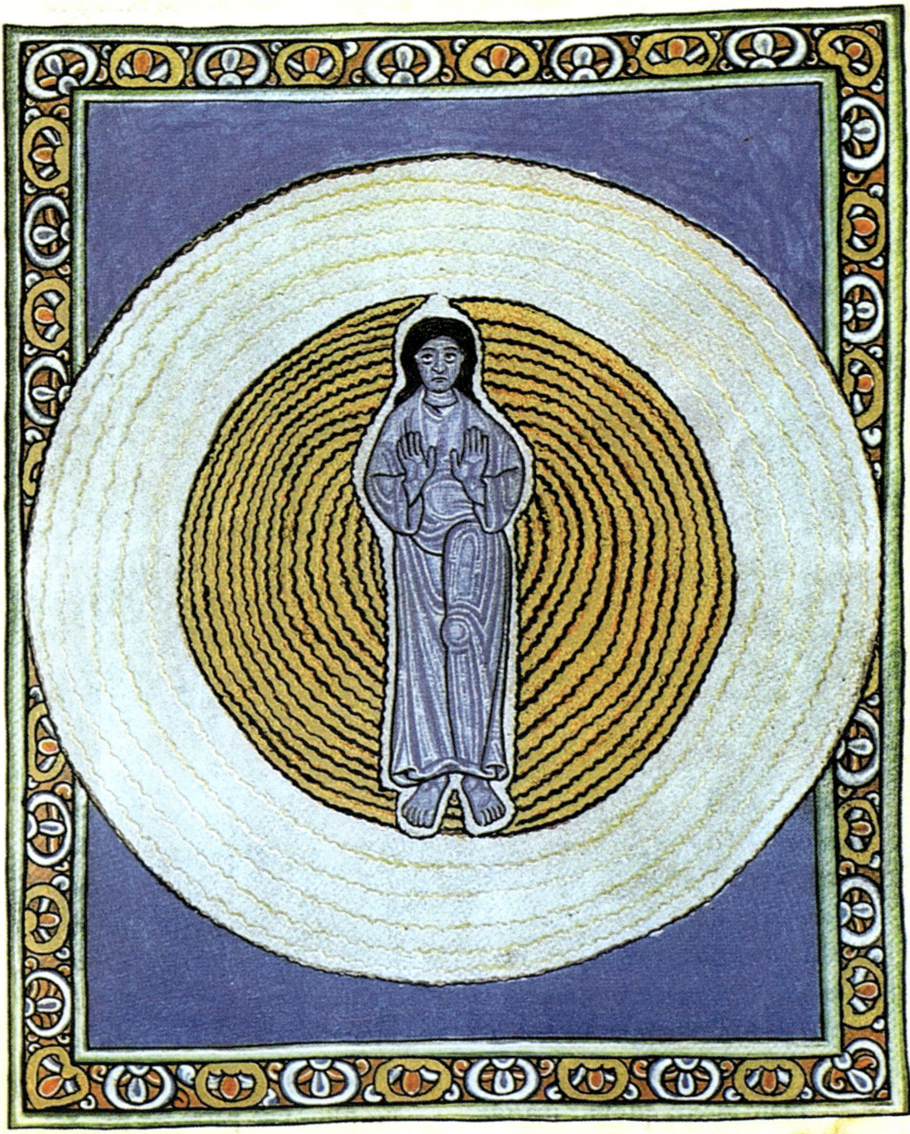

Die wahre Dreiheit in der wahren Einheit

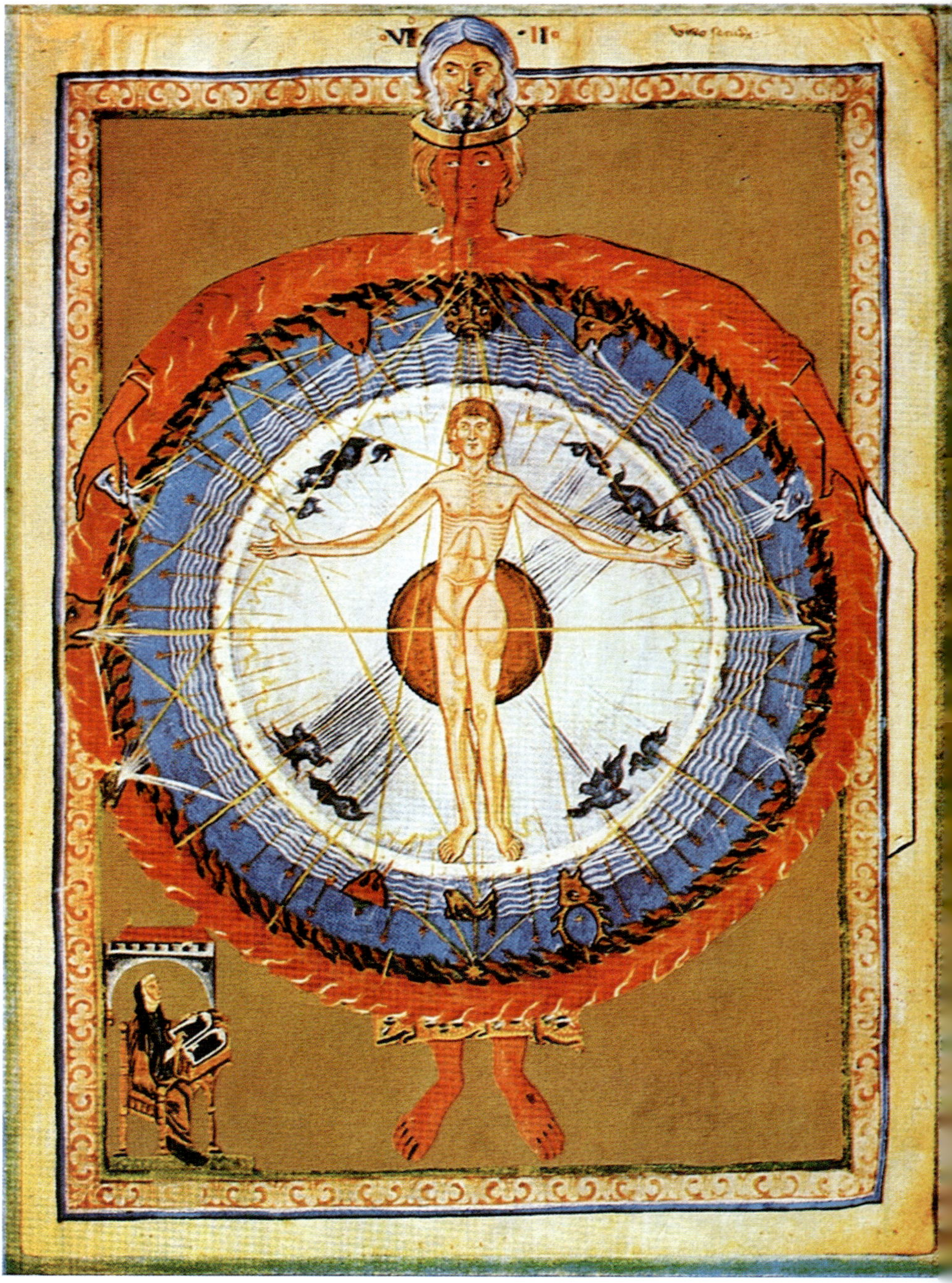

Der Mensch im Kosmos

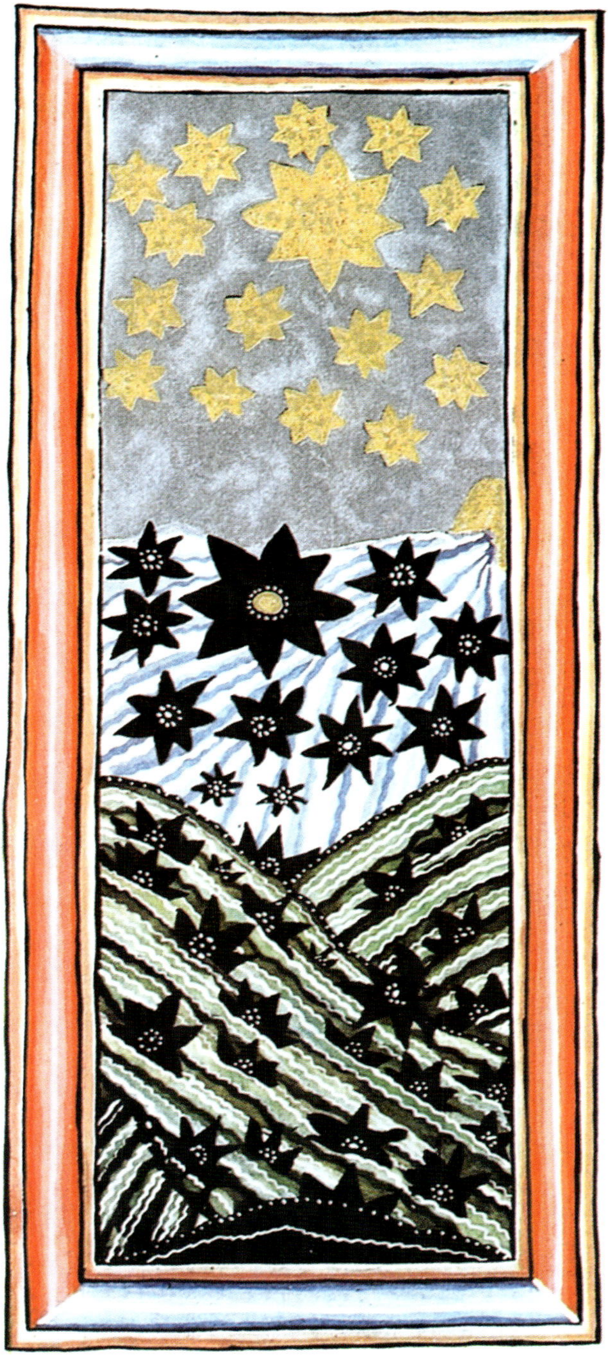

Erloschene Sterne

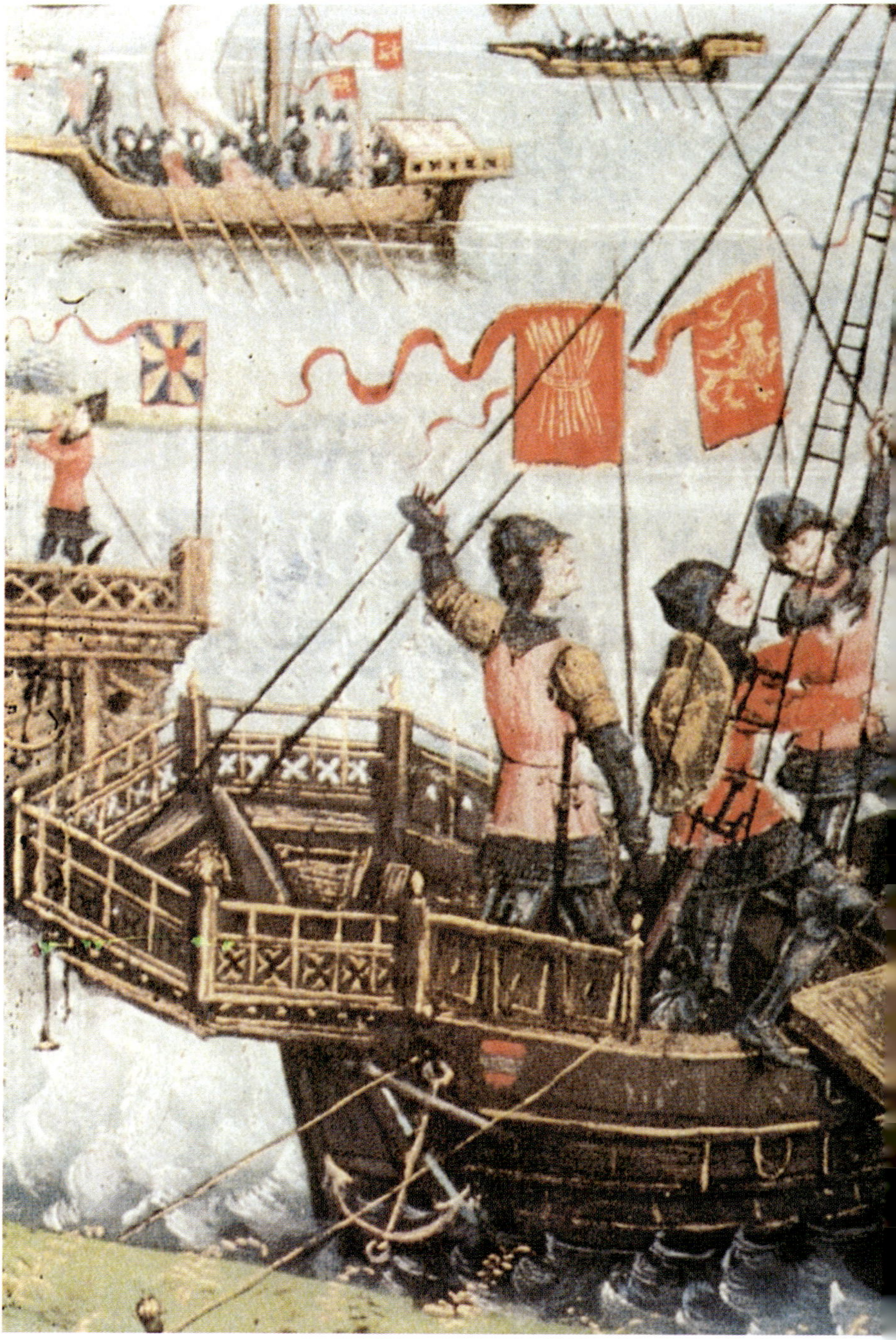

Aufbruch der Kreuzfahrer zum ersten Kreuzzug

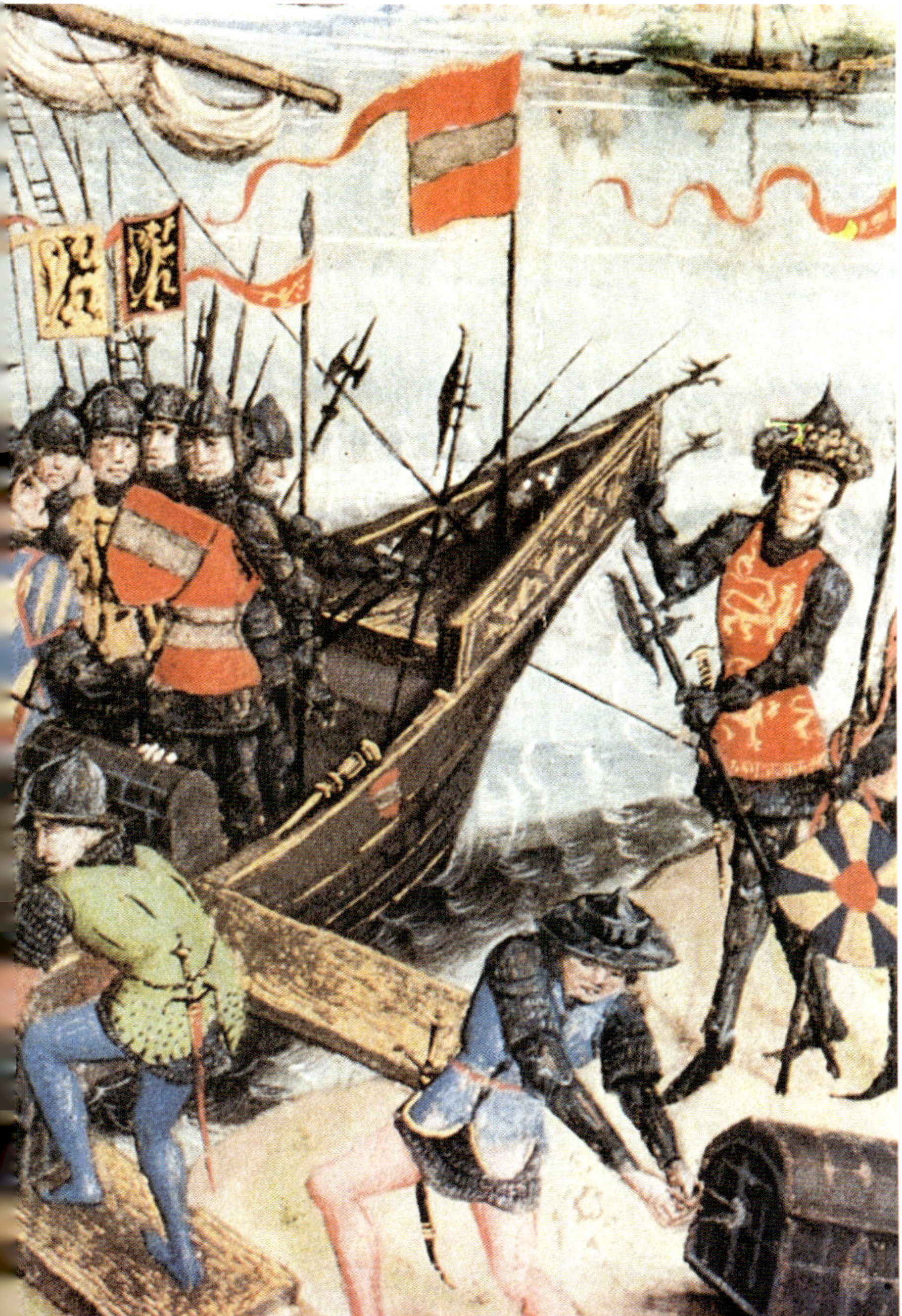

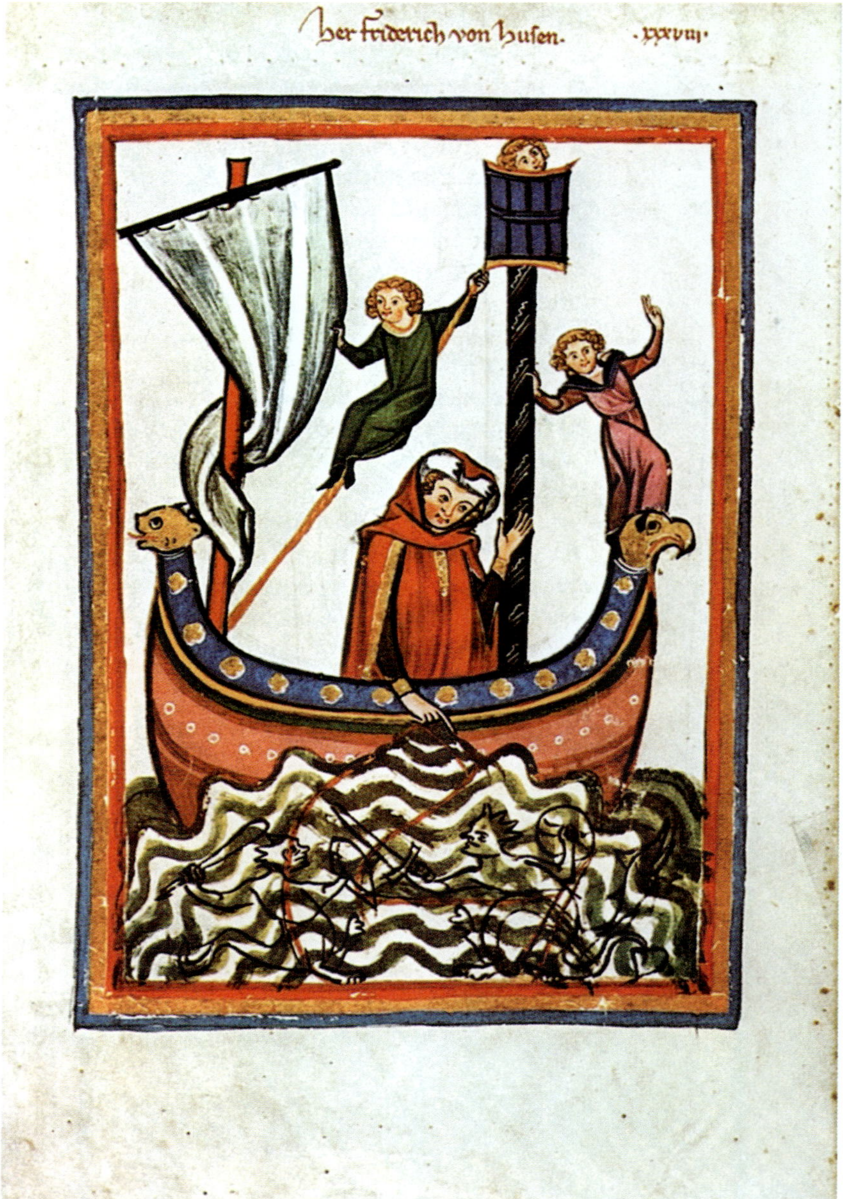

Friedrich von Hausen
(aus der Manessischen Liederhandschrift)

Eine traurige Berühmtheit erlangte König Heinrich II. von England: Er ließ Thomas Becket, den Erzbischof von Canterbury, in seiner Kathedrale ermorden. Rechts ist die Grabplatte von König Heinrich abgebildet.

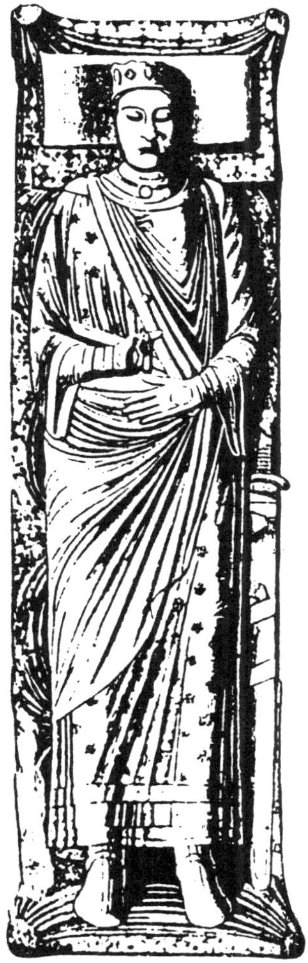

willst. Tu also dies und das, laß dich in diese und jene Sache ein. Es bringt dir doch keinen Nutzen, auf die Gerechtigkeit zu schauen. Behältst du sie ständig im Auge, so bist du nicht Herr, sondern Knecht.‹ Du sollst aber dem Räuber, der dir so rät, kein Gehör schenken . . . Dein Herz ist ja voll guten Willens, so daß du gern Gutes tust, wenn nicht die schmutzigen Sitten der Menschen sich auf dich stürzen und du eine Zeitlang in sie verwickelt wirst. Das fliehe entschlossen, geliebter Sohn Gottes, und rufe zu deinem Vater! Gern streckt Er dir Seine Hand zur Hilfe entgegen.« Hinter Hildegards allgemein gehaltenen Aufforderungen zur tugendsamen Regentschaft verbirgt sich eine Stellungnahme zu den Spannungen zwischen Heinrich und Thomas Becket, dem Erzbischof von Canterbury: Heinrich möchte die Rechte der Kirche beschneiden, Thomas aber wehrt sich standhaft dagegen. Hildegard ist es nicht gelungen, Heinrich zur Besinnung zu bringen; in einem Moment aufbrausenden Zorns läßt er Becket ermorden. Wenig später gesteht er sein Unrecht ein und tut öffentlich Buße. Immerhin ist es beachtenswert, wie aufmerksam Hildegard die Ereignisse in England verfolgt und wie unverblümt sie den König an seine christlichen Pflichten erinnert.

Sehr fern muß Hildegard die flatterhafte Südfranzösin Eleonore von Aquitanien gestanden haben, die erst den französischen, dann den englischen König heiratete. Am glänzenden Hof dieser kapriziösen Dame, an dem Literatur und schöne Künste blühen, ging es recht weltlich zu. Nachdem Eleonore englische Königin geworden war, hielt Hildegard es für richtig, die unruhige Persönlichkeit zu mehr Festigkeit zu ermahnen. In ihrem kurzen Brief heißt es: *»Dein Geist gleicht einer Mauer, an der wechselnde Wolken vorüberziehen. Du blickst überall umher, hast aber keine Ruhe. Das fliehe! Stehe in Beständigkeit – Gott und den Menschen gegenüber! In all deinen Trübsalen wird Gott dir beistehen. Bei all deinen Werken schenke Gott dir Seinen Segen und Seine Hilfe.«* Hildegard findet ein präzises, ausdrucksstarkes Bild für Eleonores geistige Verfassung. Im späteren Alter sollte die Königin nach manchen Schicksalsschlägen tatsächlich viel von ihrer Unstetigkeit ablegen; schließlich nahm sie sogar den Schleier. Vielleicht hat ihr Hildegards Schreiben einen kleinen Denkanstoß gegeben.

Ein zartes, sehr persönliches Verhältnis spiegelt sich in Hildegards Brief an die Kaiserin Irene von Byzanz, geborene Bertha Gräfin von Sulzbach. Die Kaiserin litt offenbar sehr darunter, daß der ersehnte Nachwuchs ausblieb, und wandte sich in ihrer Not an die berühmte Seherin in der Heimat. Hildegard antwortete: *»Gottes Geist haucht und spricht: Den Zweig, den Gott liebt, hütet Er im Winter. Im Sommer treibt Er Grün und Blüten aus ihm hervor. Krankhafte Auswüchse, durch die er verdorren kann, nimmt Er ihm . . . Blicke also auf zu dem, der dich berührt hat und von deinem Herzen das Brandopfer verlangt, nämlich die Erfüllung Seiner Gebote. Zu ihm seufze auf. Er schenkt dir, wie du verlangst und aus Not erbittest, die Freude eines Sprößlings. Das lebendige Auge schaut auf dich, es will dich besitzen, und du wirst leben in Ewigkeit.«* Hildegard fühlt mit Irene und wünscht ihr von Herzen, daß sie ein Kind bekommen wird. Aber sie läßt nicht zu, daß die Kaiserin über ihrem sehnlichsten Wunsch das Wichtigste aus dem Blick verliert: sich ganz der höchsten Macht hinzugeben und ihr Gebot zu erfüllen. Wenn ein Mensch gottgefällig lebt, wird Gott ihn umhegen und dafür sorgen, daß er wie der Baum Blüten und Früchte trägt.

Engagiert und unerschrocken hält Hildegard den Großen dieser Welt einen Spiegel vor; Schmeicheleien darf dabei keiner von ihr erwarten. Ob ihre Briefe im Einzelfall nun genutzt haben oder nicht, sie beeindrucken uns jedenfalls noch heute als ein Zeugnis für die Tatkraft, den Mut, aber auch das Einfühlungsvermögen der begnadeten Seherin.

Hildegard und Friedrich Barbarossa

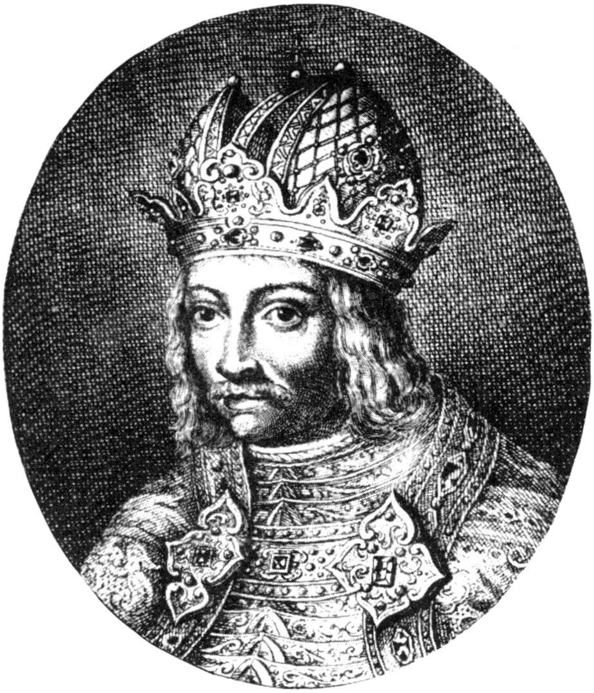

Für Friedrich Barbarossa, den großen Stauferkaiser, empfand die heilige Hildegard zuerst freundschaftliche Gefühle. Sie sollten aber bald in ihr Gegenteil umschlagen: Die Seherin droht dem Kaiser die Rache Gottes an!

Die bedeutendste Persönlichkeit, mit der Hildegard briefliche und sogar persönliche Kontakte pflegte, war zweifellos der große Stauferkönig Friedrich I., wegen seines roten Bartes von den Italienern auch »Barbarossa« genannt. In die Geschichte ist er als Erneuerer des Kaisertums eingegangen, der die ritterlichen Ideale seiner Zeit glanzvoll verkörperte, vor allem die ›maze‹, das ausgewogene Handeln; auch bemühte er sich in seinem Urteil stets um Gerechtigkeit. Seiner Außenpolitik war nicht immer Erfolg beschieden, er hätte vielleicht weiser daran getan, nicht offen mit dem Papsttum zu brechen. Dennoch gilt die Zeit seiner Herrschaft (1152–1190) als Blütezeit, in der auch Literatur, Kunst und Geschichtsschreibung auflebten. Seine Zeitgenossen zog Friedrich Barbarossa durch sein aufgeschlossenes, überaus gewinnendes Wesen an. Auch Hildegard sollte ihn sehr schätzen – aber sie sollte auch bitter von ihm enttäuscht werden.

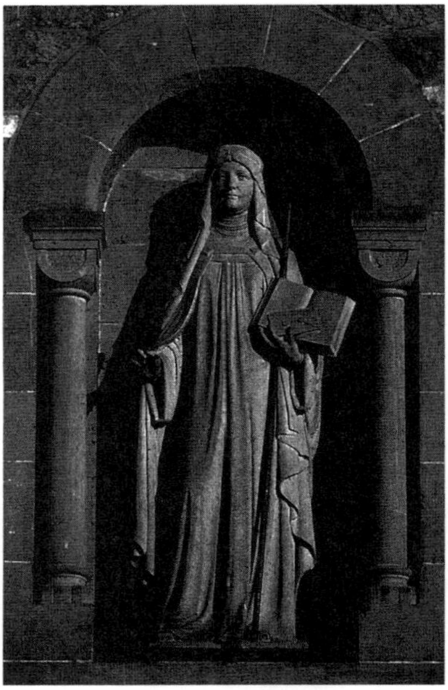

Als große Ärztin wird Hildegard in der Weltchronik Hartmut Schedels (1440–1516) dargestellt. Ihr Briefwechsel mit Päpsten, Königen und Kaisern zeigt aber auch, wie interessiert die Äbtissin an der Politik ihrer Zeit war.

Alles fängt ganz harmlos an: 1152 stirbt der erste Stauferkönig Konrad III., darauf wählt ein Teil der Reichsfürsten in aller Hast Konrads Neffen Friedrich zum Nachfolger. Die stauferfreundlichen Fürsten wollen Friedrichs mächtigem Konkurrenten, dem Welfen Heinrich dem Löwen, keine Zeit lassen, Intrigen zur Durchsetzung seiner eigenen Wahl anzuzetteln. König Konrad war es nämlich nicht gelungen, den Streit beizulegen, der zwischen den Adelshäusern der Staufer und Welfen immer wieder zu tätlichen Auseinandersetzungen führte und den inneren Frieden des Landes bedrohte. Friedrich erschien nun der Mehrheit der Reichsfürsten als der geeignete Mann, um einen Ausgleich herbeizuführen, denn er war Staufer nur vom Vater her, von mütterlicher Seite aber Welfe: Seine Mutter Judith war die Schwester Heinrichs des Stolzen, Vater von Heinrich dem Löwen. Schon fünf Tage nach der Wahl wird Friedrich im Aachener Münster, dem traditionellen Krönungsort der deutschen Könige, zum Herrscher gesalbt. Wird er es fertigbringen, dem Reich den Frieden zu sichern? Nach der wenig glücklichen Regierungszeit Konrads II. richten sich alle Augen hoffnungsvoll auf den jungen König.

Auch Hildegard sendet ein Huldigungsschreiben an Friedrich Barbarossa; sie hat von seiner anziehenden Persönlichkeit und von den hohen Erwartungen, die die Reichsfürsten in ihn setzen, gehört. Die Seherin preist den ruhmreichen Namen des jungen Herrschers, warnt ihn vor den »lässigen Sitten« mancher Fürsten und gibt ihm alle guten Wünsche auf den Weg: *»Gott schütze dich, mögest du leben in Ewigkeit! Wirf also die Habsucht ab und wähle Enthaltsamkeit: Das ist es, was der höchste König liebt.«*

Für Friedrich war Hildegards Schreiben zunächst nur einer unter vielen hundert Glückwunschbriefen; aber mit seinem selbstbewußten, teilweise sogar mahnenden Ton stach es von allen anderen ab. Falls Friedrich von der gottbegnadeten Seherin noch nicht gehört hatte, mußte der Brief auf jeden Fall seine Neugierde wecken. Er erkundigt sich genauer nach ihr, läßt sich vielleicht sogar ihre visionäre Schrift »Scivias« vorlegen, die sie gerade vollendet hat. Der junge König gewinnt so große Achtung vor dieser außergewöhnlichen Frau, daß der Wunsch in ihm reift, sie persönlich kennenzulernen. Im Jahre 1154 übersendet er ihr eine Einladung, sie möge ihn doch in seiner Pfalz Ingelheim besuchen.

Die deutschen Herrscher hatten bis weit ins Mittelalter hinein keinen »festen Wohnsitz«, sondern zogen mit dem ganzen Hofstaat von einer Pfalz zur anderen. Sie hielten sich jeweils mehrere Monate in verschiedenen Teilen des Reichs auf und bekamen dadurch einen besseren Einblick in das Land, als wenn sie irgendwo eine ständige Residenz bezogen hätten – ein ausgebautes, schnelles Nachrichtennetz gab es damals ja nicht. Die Pfalz in Ingelheim war noch von Karl dem Großen erbaut worden; sie galt als der bevorzugte Aufenthaltsort der fränkischen Herrscher. Seit dem 11. Jahrhundert aber lagen die Gebäude verlassen da. Friedrich Barbarossa ließ die Pfalz restaurieren, und so zeigte sie sich Hildegard in neuem Glanz.

Hildegard fühlte sich durch die königliche Einladung geehrt; sie, die allen Menschen lebhaftes Interesse entgegenbrachte, war natürlich besonders neugierig auf den Menschen Barbarossa. Gute zwei Stunden dauerte der Ritt vom Rupertsberg nach Ingelheim, wo der König die berühmte Seherin gespannt erwartete. Was genau die beiden miteinander gesprochen haben, wissen wir nicht. Sicher ist, daß sie voneinander tief beeindruckt waren.

Bald nach ihrer Begegnung schreibt Friedrich huldvoll an Hildegard: *»Friedrich, durch Gottes Gnade römischer Kaiser und ständiger Mehrer des Reiches, entbietet Frau Hildegard von Bingen seine Gunst und alles Gute. Wir machen deiner Heiligkeit bekannt: Das, was du uns in Ingelheim vorausgesagt hast, halten wir bereits in Händen. Aber trotzdem werden wir nicht aufhören, in allen Unternehmungen uns für die Ehre des Reiches abzumühen.«* Wir dürfen vermuten, daß »das Vorausgesagte« die Kaiserkrone ist, die ihm der Papst im Juni 1155 aufs Haupt setzte – Friedrich nennt sich am Briefanfang voll Herrscherstolz mit seinem neuen Titel. Er bittet Hildegard noch ausdrücklich, ihn durch Gebete zu unterstützen, und versichert ihr zum Schluß: *»Du darfst überzeugt sein, daß wir bei jedwedem Anliegen, das du uns vorträgst, weder auf die Freundschaft noch auf den Haß irgendeiner Person Rücksicht nehmen werden. Vielmehr haben wir uns vorgenommen, einzig im Blick auf die Gerechtigkeit gerecht zu urteilen.«*

Der Kaiser schafft sich einen mächtigen Feind

Aus dem Schreiben Friedrichs an Hildegard tönt aber auch schon die Selbstherrlichkeit des Kaisers, der alle Gedanken darauf richtete, wie er seine Machtstellung erweitern konnte. Es gefiel Friedrich ganz und gar nicht, im Papst noch einen Herrn über sich zu wissen; dies zeigte sich schon an einem kleinen Zwischenfall, zu dem es bei der Kaiserkrönung kam. Friedrich zog nach Rom und ließ den Papst in sein Zeltlager rufen, um den Ablauf der Zeremonie zu besprechen. Der Papst kam; Friedrich eilte dem Oberhaupt der Kirche freudig entgegen und hielt ihm den Steigbügel, damit er leichter vom Pferd absitzen könne. Der Papst jedoch zeigte sich über diese Höflichkeit alles andere als erfreut, sondern fühlte sich sogar mißachtet, da Friedrich nicht den rechten, sondern den linken Steigbügel ergriffen hatte. Ob er nicht wüßte, welche Ehrerbietung dem Papst gebühre? Heute erscheint die Empörung des Papstes vielleicht schwer verständlich, doch im Mittelalter legte man den kleinsten Kleinigkeiten symbolischen Wert bei. Friedrich aber dachte nicht daran, sich zu entschuldigen – heftige Worte fielen, der Papst schied ohne Friedensgruß. Noch war Friedrich auf den Papst angewiesen, um die begehrte Kaiserkrone zu gewinnen. Deshalb bezwang er schließlich seinen Stolz, ließ den Papst zurückrufen und hielt ihm diesmal den richtigen Steigbügel! Doch in seinem Herzen war der Groll gesät . . .

Zwei Jahre später hielt Friedrich einen Reichstag in Besançon ab. Auch der Papst hatte eine Botschaft geschickt, die feierlich verlesen wurde. Aber was bekam Friedrich da zu hören! Ihm schwoll die Zornesader, als er die ungeheuerlichen Worte vernahm, das Reich und damit die Kaisergewalt sei ein Lehen der römischen Kirche! Damit konnte der stolze Kaiser nun überhaupt nicht einverstanden sein, denn seinem Selbstverständnis nach stammte seine Macht unmittelbar von Gott; nie würde er sie aus den Händen des Papstes entgegennehmen. Entrüstet weist Friedrich die Anmaßung zurück; diesmal muß der Papst einlenken. Das umstrittene Wort »Lehen« wird durch »Wohltat« ersetzt. Doch die Spannungen sind noch lange nicht entschärft. Bald sollte die Kluft zwischen Kaiser und Papst unüberbrückbar werden.

Innerhalb Deutschlands war es Friedrich gelungen, die hohen

Erwartungen des Reichsfürsten zu erfüllen: Er dämmte wirkungsvoll die Fehden ein und machte Heinrich dem Löwen beträchtliche Zugeständnisse, so daß sich der Welfe mit dem Kaiser versöhnte. Sobald die innere Lage stabil schien, ging Friedrich daran, seine Macht im Ausland zu festigen. Vor allem die norditalienischen Städte kümmerten sich wenig darum, daß sie eigentlich unter kaiserlicher Herrschaft standen. Der Kaiser war weit weg, und so fühlten sich die italienischen Bischöfe, Herzöge und Grafen als unabhängige Fürsten. Viele Städte verwalteten sich sogar selbst; Wirtschaft und Handel blühten und brachten den Städten Reichtum und Macht. 1158 zog Friedrich mit seinem Heer über die Alpen, um seine Ansprüche in Italien durchzusetzen, wenn nötig, mit Gewalt – vor allem Mailand und Crema bekamen das zu spüren, die anderen Städte unterwarfen sich von selbst. Friedrich kassierte alle Privilegien und Einkünfte, die sich die Städte ohne kaiserliche Erlaubnis angeeignet hatten, und setzte zur Verwaltung kaiserliche Beamte ein.

Papst Hadrian IV. verfolgte mit großer Beunruhigung, wie wirkungsvoll sich die Kaisermacht in Oberitalien behaupten konnte. Würde Friedrich vor dem Kirchenstaat haltmachen? Hadrian sandte dem Kaiser ein Schreiben, in dem er einige Forderungen stellte, um die päpstliche Position zu sichern; es konnte jedoch nicht mehr lange verhandelt werden, denn Hadrian starb am 1. September 1159.

Nun kam es zu einer unseligen Doppelwahl: Dem von der Mehrheit der Bischöfe gewählten Alexander III. stand Viktor IV. gegenüber, für den sich die Anhänger der Staufer entschieden hatten. Friedrich erkannte den Gegenpapst an – und leitete damit ein verhängnisvolles Schisma ein. Siebzehn Jahre sollten sich die erbitterten Kämpfe Friedrich Barbarossas gegen Alexander III. hinziehen; sie verausgabten die Kräfte des Kaisers und ließen schließlich seine Italienpolitik scheitern. Doch 1159 konnte noch niemand voraussehen, wie lange der fruchtlose Machtkampf dauern würde.

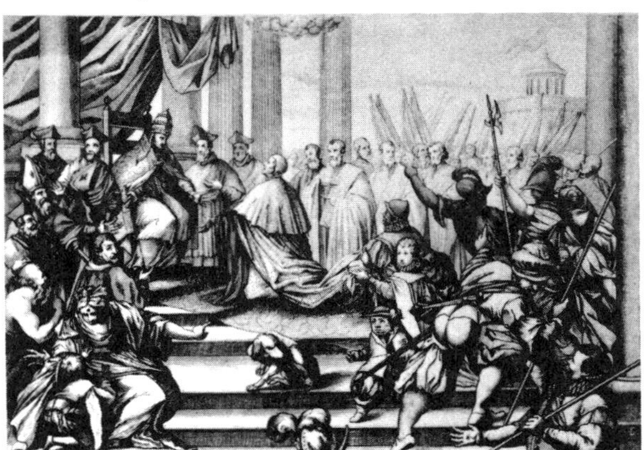

Zuerst hatte der rechtmäßige Papst Alexander III. gegen Barbarossa kein Glück: Er wurde aus Rom verjagt. Schließlich aber ging das Papsttum gestärkt aus diesem Machtkampf hervor.

Kühne Ermahnungen

Für Hildegard bestand nie ein Zweifel, welcher Papst der rechtmäßige war. Das Vorgehen des Kaisers schmerzte sie, denn sie hegte aufrichtige Freundschaft für Friedrich. Sie hielt mit ihrer Meinung zunächst zurück – hoffte sie, Friedrich würde von selbst einsehen, daß er nicht selbstherrlich über das Haupt der Christenheit entscheiden konnte? Als der Kaiser 1163 einen Hoftag im nahen Mainz abhielt, ergriff sie jedenfalls erfreut die Gelegenheit, ihn wiederzusehen. Bestimmt hatte er seiner »verehrten Äbtissin« eine Einladung geschickt. Hildegard war damals gerade damit beschäftigt, die Existenz ihres Klosters nach allen Seiten abzusichern. Sie wußte, daß sie hoch in der Gunst des Kaisers stand. Warum sollte sie ihn eigentlich nicht um einen Schutzbrief bitten? Dann wäre Rupertsberg vor allen Bedrohungen sicher. Sie fand für ihr Anliegen ein offenes Ohr: Friedrich Barbarossa versprach ihr bei allen Angriffen seinen Beistand und versicherte ihr, daß niemals kaiserliche Truppen den Rupertsberg behelligen würden. Als Dank schrieb ihm Hildegard einen langen Brief, in dem sie ihn ermahnte, den Weg der Wahrheit und Gerechtigkeit nicht zu verlassen; außerdem versprach sie dem Kaiser ihr Gebet um einen Thronerben, der Gott wohlgefällig war. Nun konnte Hildegard als Äbtissin der Zukunft unbeschwert entgegensehen – als Gottesstreiterin und verantwortungsbewußte Freundin Barbarossas konnte sie es nicht. Denn Friedrich verwickelte sich immer stärker in den Machtkampf mit dem Papst, so daß Hildegard ihre Zurückhaltung schließlich aufgeben mußte.

1164 stirbt der »Kaiserpapst« Viktor IV., und Friedrich hätte nun die Möglichkeit, den Konflikt mit Alexander III. beizulegen. Doch der hitzköpfige Kanzler Rainald von Dassel wartet nicht auf die Entscheidung des Kaisers, sondern läßt gleich einen neuen Gegenpapst aufstellen: Paschalis III. Friedrich fürchtet um den Verlust seines Prestiges und billigt nachträglich diese Wahl. Jetzt kann Hildegard nicht länger schweigen. In ihrem Brief klingt durch, wie sehr sie um Friedrichs Seelenheil fürchtet: *»O König, es ist dringend notwendig, daß du in deinen Handlungen vorsichtig bist. Ich sehe dich nämlich in der geheimnisvollen Schau wie ein Kind, einen unsinnig Lebenden vor den lebendi-*

gen Augen Gottes. Noch hast du Zeit, über irdische Dinge zu herrschen. Gib acht, daß der höchste König dich nicht zu Boden streckt wegen der Blindheit deiner Augen, die nicht richtig sehen, wie du das Zepter zum rechten Regieren in der Hand halten mußt. Darauf hab acht: Sei so, daß die Gnade Gottes in dir nicht erlischt!«

Hildegard war sich darüber klar, daß sie mit ihren freimütigen Mahnungen nicht nur ihr gutes Verhältnis zum Kaiser, sondern auch ihre Existenz aufs Spiel setzte. Denn hart ging der Kaiser mit seinen Kritikern ins Gericht: 1164 vertrieb er den Mainzer Erzbischof Konrad I. aus seinem Amt, 1165 verwüsteten kaiserliche Truppen das Erzstift Mainz, Bingen und große Teile des Rheingaus, die sich auf die Seite des rechtmäßigen Papstes gestellt hatten. Doch Kloster Rupertsberg blieb ungeschoren – der Kaiser empfand vor der großen Seherin noch Achtung genug, um den Schutzbrief nicht zu verletzen.

Hildegards Warnungen jedoch schlug Friedrich in den Wind. 1167 zog er noch einmal nach Italien und eroberte Rom im Sturm; Papst Alexander mußte fliehen. Friedrich glaubte sich schon auf dem Gipfel seiner Macht, als im kaiserlichen Heer eine Malaria-Epedemie ausbrach und Tausende von Toten forderte. Hals über Kopf verließ Friedrich Italien. Darauf hatten die italienischen Städte nur gewartet; sie sammelten sich zum Widerstand und verbündeten sich im Lombardischen Städtebund. Friedrichs Machtstellung war vorerst zusammengebrochen, Papst Alexander konnte nach Rom zurückkehren. Aber der Kaiser ließ immer noch nicht locker: Nachdem auch Paschalis III. gestorben war, ließ er 1168 auch noch einen dritten Gegenpapst aufstellen, Calixt III.

Und wieder meldete sich Hildegard. In ihrem letzten Brief an Kaiser Friedrich Barbarossa sind keine freundschaftlichen Gefühle mehr zu spüren, keine persönliche Anteilnahme oder Besorgnis. Demjenigen, der Gottes Recht so verletzt, schleudert sie in schneidenden Worten Gottes Zorn entgegen: *»Der da ist, spricht: Die Widerspenstigkeit zerstöre Ich, und den Widerstand derer, die Mir trotzen, zermalme ich durch Mich selbst. Wehe, wehe diesem bösen Tun der Frevler, die Mich verachten! Das höre, König, wenn du leben willst! Sonst wird Mein Schwert dich durchbohren!«* Das sind tollkühne Worte an einen selbstherrlichen Kaiser . . . Er rächt sich nicht dafür, hält sie aber auch keiner Erwiderung wert. Und damit reißt jede Verbindung zwischen Hildegard und Barbarossa.

Wer weiß – vielleicht hat der Kaiser später einmal in einer ruhigen Stunde bereut, die Mahnungen der unerschrockenen Seherin vom Rupertsberg nicht beherzigt zu haben. Seine Machtpolitik blieb glücklos: Den italienischen Städten mußte er ihre alten Rechte wiedergewähren, und 1177 beugte sich Friedrich im Frieden von Venedig schließlich auch vor Papst Alexander.

Achtzig Jahre – und noch immer ungebeugt

Langsam ist Hildegard alt geworden. Blickt man auf ihre lebenslange rastlose Tätigkeit zurück, man würde ihr von Herzen ein ruhiges Alter vergönnen. Aber noch als Greisin muß Hildegard immer wieder kämpfen: 1173 stirbt ihr Volmar weg, ihr getreuer Sekretär und Berater. Als ob der Schmerz darüber nicht schon genug sei, weigert sich der Disibodenberger Abt, einen neuen Probst zu stellen, wie es doch vertraglich festgelegt ist. Wir haben schon erfahren, daß Hildegard sich bis an den Papst wenden mußte, um ihr Recht zu erhalten. Aber es sollte noch schlimmer kommen.

1178 steigt in Bingen ein junger Edelmann ab, dessen Züge schon vom Tode gezeichnet sind. Der Wirt, bei dem er Unterkunft sucht, ist über den Gast nicht begeistert; aber der junge Mann zahlt gut und – fast wichtiger – im voraus. Des Wirts Befürchtungen bestätigen sich schon nach wenigen Tagen: Er muß den Bingener Priester holen. Der versieht den jungen Mann mit den Sterbesakramenten und nimmt ihm die Beichte ab. Und noch etwas hat der Edelmann auf dem Herzen; tief muß sich der Priester herabbeugen, um die geflüsterten Worte zu verstehen: »Begrabt mich auf dem Rupertsberg, bei Hildegard!«

Hildegard hat den Edelmann zwar nie in ihrem Leben gesehen, hat aber nichts dagegen einzuwenden, daß er auf ihrem Klosterfriedhof zur letzten Ruhe gebettet werden soll. Denn Kloster Rupertsberg besitzt das Recht, außer den eigenen Toten auch Außenstehende zu begraben. Bisher waren es nur Freunde und Wohltäter gewesen; warum sollte aber nicht auch ein unbekannter Verehrer Hildegards bei ihr ruhen dürfen? In aller Stille findet die Beerdigung statt, Bekannte hatte der junger Mann in Bingen ja keine.

Wie ein Blitz aus heiterem Himmel trifft Hildegard ein Brief aus Mainz, den sie zwei Tage später erhält. Die Kanzlei der Domherren schreibt in strengem Ton, der gerade Begrabene habe ein schweres Verbrechen begangen, deshalb sei über ihn der Kirchenbann verhängt worden. Demgemäß dürfe er kein kirchliches Begräbnis erhalten. Hildegard müsse den Edelmann sofort aus der geweihten Erde entfernen und auf den Schindanger werfen, oder das Rupertsberger Kloster verfalle dem Interdikt.

Interdikt! Über dieser unfaßbaren Androhung läßt Hildegard mit zitternden Händen das Schreiben sinken. Interdikt bedeutet, daß ab sofort kein Gottesdienst mehr gefeiert werden darf, daß die Kirchenglocken schweigen müssen, daß Hildegard und ihre Töchter den Leib des Herrn nicht mehr empfangen dürfen. Wo doch die feierlichste Aufgabe des Benediktiners das Lob Gottes ist! Mit diesem Verbot werden dem Kloster seine Lebensadern abgeschnitten! Wieviel Leid wird über alle Nonnen kommen! All diese Schrecklichkeiten standen Hildegard gleich vor Augen. Nun, sie könnte ja alle Unannehmlichkeiten leicht vermeiden, wenn sie den Leichnam wieder ausgrübe. Aber der Bingener Pfarrer hat ihr doch berichtet, der Edelmann habe gebeichtet und seine Sünden aufrichtig bereut; er war also einen christlichen Tod gestorben. Besaß er damit nicht auch das Recht auf ein christliches Begräbnis – ganz gleich, was er sich früher einmal hat zuschulden kommen lassen? In ihrer Ratlosigkeit fleht Hildegard zu Gott, und wieder einmal wird sie vom Licht belehrt: Sie dürfe die Leiche niemals entfernen, denn Gott habe den Mann aufgenommen als einen, der für die Herrlichkeit der Erlösten bestimmt sei.

Nach dieser Botschaft ist Hildegard erleichtert und beschwert zugleich – erleichtert, weil der junge Tote in ewigem Frieden ruhen darf, beschwert, weil die Androhung des Interdikts auf ihr lastet. Doch um ihren Nächsten zu schützen, selbst wenn er nicht mehr lebt, nimmt Hildegard bereitwillig auch diese schlimmste Strafe auf sich. Entschlossen stapft sie hinaus und trampelt den Boden über dem Grab flach; keiner wird es mehr erkennen und sich daran vergreifen können. Dann schlägt sie mit ihrem Äbtissinnenstab ein großes Kreuz über den Leichnam und geht gedankenvoll ins Kloster zurück. Sie würde nun ihren Töchtern eine sehr traurige Nachricht verkünden müssen . . .

Hinter verschlossenen Kirchentüren murmeln die Nonnen ihr Stundengebet – alles, was ihnen noch geblieben ist. Die Stimmung ist gedrückt, aber die Frauen versuchen, sich an ihrer greisen Mutter ein Beispiel zu nehmen: Geduldig und tapfer erträgt sie, was alle als schreiendes Unrecht empfinden. So geht es ein paar Wochen lang. Dann wird Hildegard plötzlich krank. In heftigem Fieber muß sie schwere Vorwürfe über sich ergehen lassen, denn Gott gibt sich nicht zufrieden mit Hildegards Geduld. Warum sie den Gottesdienst nicht mehr feiere, wo sie doch in keinerlei Schuld verstrickt sei, die diese oberste Christenpflicht verhindere? Schuldig werde sie nur, wenn sie sich nicht bemühe, die Angelegenheit schleunigst zu klären! Ein letztes Mal in ihrem Leben wird Hildegard durch Krankheit dafür gegeißelt, daß sie duldet, wo sie handeln sollte.

Eigentlich hatte die greise Äbtissin geglaubt, sie sei über große Kämpfe längst hinaus. Aber wenn Er es will . . . Wieder staunt sie, wie schnell ihre Kräfte wiederkehren, nachdem sie sich für das Richtige entschieden hat. Ganz unerwartet ruft Hildegard ihre Töchter im Kapitelsaal zusammen. Nicht mehr Mutlosigkeit steht auf ihrem Gesicht, sondern in der Einundachtzigjährigen scheint der zähe, alte Kampfgeist wieder erwacht zu sein. »Hört, was ich euch zu sagen habe!« beginnt sie mit energischer Stimme. Fast fröhlich erzählt sie von ihrer Vision, und daß sie den Entschluß gefaßt habe, persönlich das Mainzer Domkapitel aufzusuchen. »Gottes Wort werden sie sich beugen!« schließt sie überzeugt. Die Frauen fassen neue Hoffnung.

Dann setzt sich Hildegard hin und entwirft ihre Verteidigungsrede. Diesmal will sie nicht unvorbereitet sprechen; nichts von dem soll vergessen werden, was ihr Gemüt in den letzten Wochen so heftig bewegt hat. Vor allem kann sie es nicht verwinden, daß Gesang und Instrumente verstummen mußten. Die hochmusikalische Äbtissin findet ergreifende Worte dafür, wie tief die Musik in der menschlichen Seele wurzelt, denn Seele und Musik haben ihren gemeinsamen Ursprung in der himmlischen Harmonie: *»Beim Hören eines Liedes pflegt der Mensch manchmal tief zu atmen und zu seufzen. Das gemahnt den Propheten daran, daß die Seele der himmlischen Harmonie entstammt. Im Gedenken daran wird er sich bewußt, daß die Seele selbst etwas von dieser Musik in sich hat und fordert sie im Psalm auf: Lobet den Herrn mit Zitherspiel und psallieret Ihm mit der zehnsaitigen Harfe.«* Wer der Seele verbietet, Gott weithin hörbar durch Gesang und Instrumentenspiel zu preisen, begeht ein grobes Unrecht, denn er raubt Gott die Ehre des ihm zustehenden jubelnden Lobes.

Über diesen Ausführungen wird Hildegard der eigentliche Rechtsfall fast zur Nebensache. Sie stellt nur kurz fest, daß die Überführung und das Begräbnis auf ihrem Friedhof durch den Bingener Priester widerspruchslos stattgefunden hätten, und daß Gott sie die Schuldlosigkeit des Toten habe schauen lassen. Was sonst auch wäre darüber zu sagen? Bevor den Sakramenten Christi Schmach angetan würde, müßten die Domherren jedenfalls ihr Urteil noch einmal aufs gründlichste überprüfen. – Befriedigt rollt Hildegard ihr Schriftstück zusammen. Und jetzt auf nach Mainz!

Als sich die schwere Tür des Versammlungssaals hinter ihr schließt, fühlt Hildegard doch leichte Beklommenheit in sich aufsteigen. Zwar wird sie vom Prälaten höflich begrüßt, aber seiner Stimme fehlt jede Spur von Freundlichkeit; rings um sich sieht Hildegard nur abweisende Gesichter. Einen so kühlen Empfang hatte sie eigentlich nicht erwartet! Keiner bemüht sich, das Eis zu brechen und ihr über den schwierigen Anfang hinwegzuhelfen. Nach einigem Zögern beginnt die greise Äbtissin mit ihrer Rede, die sie sich so schön zurechtgelegt hat. Doch bald kommt sie aus dem Konzept; immer wieder stockt sie und blickt unruhig von einem zum anderen. Manchmal zweifelt sie, ob ihre Sätze überhaupt bis zu den Zuhörern durchdringen, so ungerührt sitzen sie da. Immer eindringlicher werden ihre Worte, immer offener zeigt sie ihren Schmerz. Aber schließlich muß Hildegard erkennen: Sie rennt gegen Mauern an, die Domherren sind fest entschlossen, sich nicht von ihr beeindrucken zu lassen. Da bricht die greise Äbtissin in Tränen aus. Sie spürt, wie zwecklos alles weitere Reden wäre, und fleht die hohen Herren nur noch um Erbarmen an.

So zuversichtlich Hildegard am frühen Morgen nach Mainz aufgebrochen war, so niedergeschlagen macht sie sich auf den Heimweg. Die Mainzer Domherren haben das Interdikt nicht aufgehoben. Ihre Begründung: Wenn jemand mit dem Kirchenbann belegt worden ist, dann hat er ein so schweres Verbrechen begangen, daß der Bann nicht einfach durch eine Beichte zwischen vier Augen gelöst werden kann; vielmehr mußte eine öffentliche Kirchenstelle ihn davon lossprechen. Vergebens wandte Hildegard dagegen ein, daß ihr der Tote in einer Schau als Erlöster gezeigt wurde und er demnach gar nicht mehr exkommuniziert sein konnte. Das Mainzer Domkapitel aber forderte andere Beweise. Striktes Beharren auf Paragraphen stand hier unversöhnlich gegen Hildegards visionäres Erkennen.

Oder sollten vielleicht noch andere Gefühle mit im Spiel sein? Die Seherin erinnert sich, welche unrühmliche Rolle die Mainzer im gerade beendeten Schisma gespielt hatten; bis zum Schluß verteidigte das Domkapitel den vom Kaiser aufgestellten Gegenpapst. Hildegard hatte nie einen Zweifel daran gelassen, auf welcher Seite sie stand, und die Geschichte hatte ihr recht gegeben. Sollten die Mainzer deswegen einen Groll gegen sie hegen? Gar zu unerbittlich und finster waren sie heute gegen sie aufgetreten! Vielleicht nehmen sie es ihr auch insgeheim übel, daß sie als schwache, ungelehrte Frau Gottes Geheimnisse schauen darf, was den gebildeten Männern verwehrt blieb. Nun aber besitzen sie eine rechtliche Handhabe gegen die berühmte Äbtissin und können sie übertrumpfen . . .

Grübelnd blickt Hildegard ins Abendrot, während sie in ihrem Kahn dem heimatlichen Kloster entgegenschaukelt. Sie kann ihren Nonnen nicht, wie erhofft, die ersehnte Freudenbotschaft bringen. Aber entschieden ist für sie die Sache noch lange nicht! Mögen die Glocken auf dem Rupertsberg noch eine Weile schweigen müssen – Hildegard wird weiterkämpfen, bis sie ihr Recht erhält, das diesmal ganz besonders auch das Recht Gottes ist.

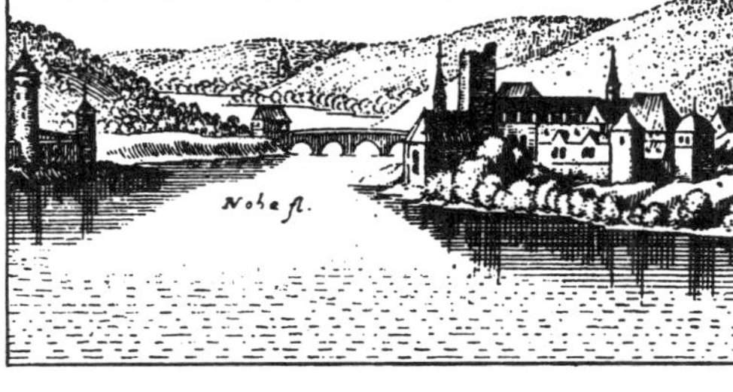

Dieser Anblick von Kloster Rupertsberg bot sich Hildegard, als sie von ihrer Fahrt nach Mainz zurückkehrte.

Hildegard gibt nicht auf

Wenn nur der Mainzer Erzbischof greifbar wäre, dann wäre die Angelegenheit schnell bereinigt! Aber Erzbischof Christian von Buch, der zugleich Erzkanzler des Kaisers ist, hält sich in Staatsgeschäften in Rom auf. An ihn zu schreiben ist für Hildegard der nächste Schritt. Auf ihren Brief hin bittet Christian seine Mainzer und außerdem einen Kölner Dekan, die nötigen Nachforschungen durchzuführen. So erfährt auch Erzbischof Philipp von Köln von der leidigen Geschichte; seit der flammenden Kölner Predigt ist er Hildegard aufrichtig zugetan. Er nimmt die Untersuchung selbst in die Hand und hat bald den Ritter ausfindig gemacht, der gemeinsam mit dem Verstorbenen jenes Verbrechen verübte; auch den Priester, der beide absolvierte, kann er als Zeugen beibringen. Fast widerwillig heben die Mainzer daraufhin das Interdikt auf.

Jubel herrscht nun auf dem Rupertsberg: Das Glockengeläut will kein Ende nehmen, und schon von weitem schallt den Besuchern fröhlicher Gesang entgegen. Aber die Rupertsbergerinnen haben sich zu früh über ihren Sieg gefreut.

Einige Mainzer Domherren, die zu einem Konzil nach Rom reisten, brachten Erzbischof Christian dazu, den Rupertsberg erneut zu bannen. Wie konnte das geschehen? Christian von Buch war nur selten in seiner Mainzer Diözese anzutreffen, denn der Kaiser beanspruchte den ausgezeichneten Feldherrn und wendigen Diplomaten meist für seine eigenen Dienste. Der Erzbischof war also mit den Verhältnissen daheim wenig vertraut und mochte wohl Hildegards Sache vom fernen Rom aus nicht recht überschauen. Er ließ sich von seinen Domherren gegen die Äbtissin beeinflussen – vielleicht deuteten sie ihm an, der Kölner Erzbischof hätte sich in die Rechte der Mainzer Diözese eingemischt, was Christian natürlich nicht dulden durfte. Und so flatterte Hildegard ein neues Interdikt ins Haus.

Niedergeschmettert befiehlt sie ihrem Konvent aufs neue: Ab heute kein Gesang mehr! Aber aufgeben kam für sie nicht in Frage – und wenn dieser Nervenkrieg noch Jahre dauern sollte! Unbeirrt greift die große, alte Äbtissin wieder zur Feder. Es war ihr unbegreiflich, wie Christian, dieser kluge Kirchenfürst, eine solche Ungerechtigkeit zulassen konnte. Sicher war ihm ihr Fall völlig verdreht dargestellt worden! Und so wendet sich Hildegard noch einmal an ihn; es wird ein langer, rührender Brief. In aller Ausführlichkeit berichtet sie über das Geschehene und vertraut dem Erzbischof auch an, welche göttlichen Weisungen sie in der Schau ihrer Seele erhielt. Wie hätte sie da anders handeln können? Demütig fleht sie ihn an. *»Mildester Vater, ich beschwöre dich bei der Liebe des Heiligen Geistes, um der Güte des ewigen Vaters willen: Du wolltest nicht die Tränen deiner betrübten und weinenden Töchter verachten, die wir aus Furcht vor Gott die Trübsale und Nöte dieser ungerechten Bindung ertragen. Der Heilige Geist gebe dir ein, daß du von Erbarmen über uns ergriffen werdest und dafür selbst nach Ablauf deines Lebens Barmherzigkeit erlangest.«*

Damit hat Hildegard endlich Erfolg. Aus jeder Zeile leuchtet Christian die Größe und Tapferkeit der greisen Seherin entgegen. Beschämt bittet er sie um Verzeihung für den Kummer, den er ihr bereitet hat, und bringt die Angelegenheit schnell in Ordnung. Hildegards letzter großer Kampf ist zu Ende – im Frühling 1179 darf auf dem Rupertsberg wieder das feierliche Gotteslob erklingen. Aber die greise Äbtissin wird nicht mehr lange darin einstimmen.

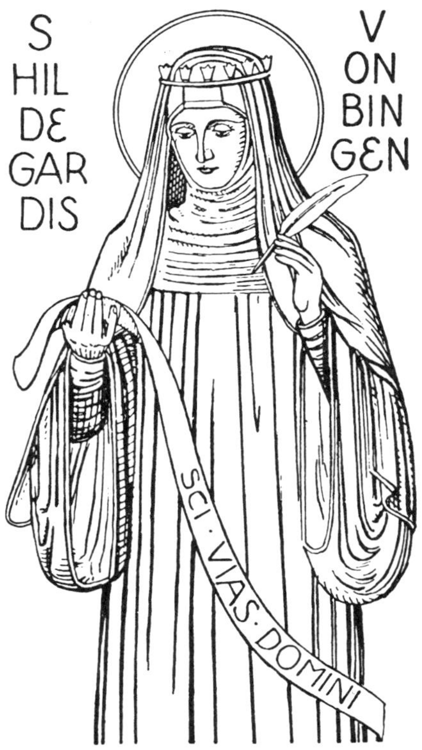

Bis ans Lebensende verließ das »helleuchtende Licht« die Seherin nicht, und bis ins hohe Alter schrieb sie ihre Visionen nieder, wie Gott es ihr befohlen hatte.

Ein erfülltes Leben endet

Immer stiller ist es in den letzten Jahren um Hildegard geworden. Einer nach dem anderen starben ihre Freunde weg, die sie auf ihrem Lebensweg lange begleitet hatten. 1173 hatte Volmar seine geliebte Mutter verlassen; seinen Platz nahm Gottfried ein, der die Seherin glühend verehrte. Er schuf eine lebendige Biographie der großen Frau, vollenden konnte er sie jedoch nicht mehr: Schon Anfang 1176 war seine Zeit auf Erden abglaufen. Hildegards Bruder Hugo verließ nun seinen Platz im Mainzer Domkapitel, um der Äbtissin in den Geschäften der Klosterleitung beizustehen. Ein Jahr später wurde auch er begraben, er brauchte den traurigen Kampf seiner Schwester mit den Mainzern nicht mehr mitzuerleben. Im gleichen Jahr wie Hugo starb Hiltrud von Spanheim, eine Nichte der Klausnerin Jutta; sie war Hildegard sehr nahe gestanden. Der Verlust so vieler geliebter Menschen setzte Hildegard schwer zu, auch die Liebe ihrer Töchter konnte daran nicht viel ändern.

Als hochbetagte Frau gewann Hildegard noch einmal einen neuen Freund hinzu: den Flamen Wibert, der die berühmte Seherin auf dem Rupertsberg zunächst nur besuchen wollte, dann aber dort Wurzeln schlug. Seit 1177 stand er ihr beim Abfassen ihrer Schriften zur Seite. Aber er konnte den unvergessenen Volmar nicht ersetzen, um den Hildegard noch immer trauerte. Denn der sprachgewandte Wibert wollte Hildegards Visionen nicht einfach so niederschreiben, wie die Äbtissin sie diktierte, sondern wünschte sie in geschliffenerem Stil neu zu formulieren – er glaubte, seine blumigen Wendungen und ausgeklügelten Allegorien wirkten überzeugender als Hildegards schlichte, kunstlose Sprache. Hildegard gab ihm widerstrebend nach, mit leisem Bedauern bemerkte sie: *»Mein geliebter Sohn Volmar verlangte eine derartige Freiheit nicht, sondern begnügte sich, meine Schriften nach den Regeln der Grammatik zu verbessern.«* Bei aller Freundschaft waren ihre Seelen noch nicht gleich gestimmt; es gab um die begnadete Seherin niemanden mehr, der sie wirklich verstand.

Wibert konnte mit seinen »Verbesserungen« nicht mehr viel Schaden anrichten, denn Hildegard hatte das Schreiben fast völlig aufgegeben. Recht gebrechlich war sie geworden; ihr schmächtiger Körper

28 De Sancto Disibodo

Ant.

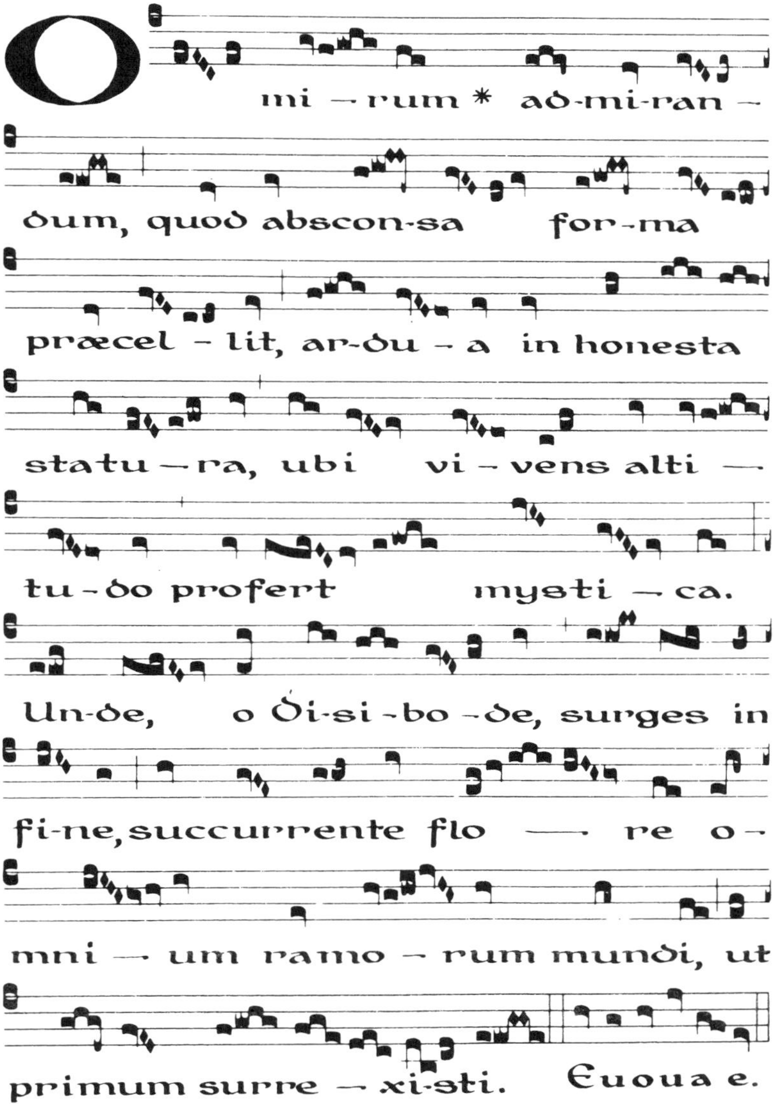

Dieses Faksimile läßt erahnen, wie lebhaft die Kompositionen der musikalischen Seherin waren: In großen Sprüngen bewegt sich die Melodie auf und ab.

magerte ab, und manchmal wollten ihre Füße sie nicht mehr tragen. Die Auseinandersetzungen mit dem Mainzer Domkapitel hatten an ihren Kräften gezehrt; fast ständig lag sie nun zu Bett. Besorgt hörten ihre Töchter sie immer häufiger seufzen: »Ich möchte aufgelöst werden und bei Christus sein.« Hier auf Erden hatte sie ihre Aufgabe erfüllt, hatte Gewaltiges gleistet, das die Kräfte manchen Mannes überstiegen hätte. So blieb ihr nur noch ein Wunsch . . .

Und eines Nachts erstrahlte das Licht wieder in ihr und verkündete ihr den Tag, an dem sie die Last ihres Körpers abwerfen und in die himmlische Herrlichkeit eingehen werde. Nur wahrhaft große Menschen können eine solche Gewißheit ertragen. Hildegard gehörte zu ihnen. Ganz leicht wurde es ihr ums Herz.

Ruhig bereitete sich Hildegard auf ihren Heimgang vor, alles Leid glitt von ihr ab. Und so kam der Tag, der ihr vorausgesagt war: Der 17. September 1179. Der ganze Konvent versammelte sich, um der geliebten Äbtissin in ihrer letzten Stunde beizustehen. Wie sie es gewünscht hatte, stimmten die Nonnen bräutliche Lieder an. Hildegard aber lag in tiefes Schweigen gehüllt; sie hatte keine Botschaft mehr an ihre Töchter, denn schon lange war alles gesagt. Da, wenige Stunden nach Mitternacht, wandten sich Hildegards Augen sehnsüchtig dem Himmel entgegen. Ein letztes Mal überzog jenes geheimnisvolle Leuchten ihr Gesicht, das ihre Mitmenschen so oft mit Ehrfurcht erfüllt hatte. Und ihre Seele hob sich empor zum ewigen Licht.

Von Schmerz überwältigt lagen die Zurückgelassenen auf den Knien; sie brauchten nun ihre Tränen nicht länger zurückzuhalten. Plötzlich wurde es im Sterbezimmer merkwürdig hell; ein silberner Schimmer zog die Blicke der Trauernden nach draußen. Was für ein Schauspiel bot sich da!

»Am Himmel erschienen zwei überaus helle Bögen. Sie nahmen eine große, weite Strecke ein und dehnten sich nach den vier Weltgegenden aus, der eine zog von Norden nach Süden, der andere von Osten nach Westen. Im Scheitelpunkt, wo die zwei Bögen sich kreuzten, strahlte ein helles mondgleiches Licht. Es leuchtete weithin und schien die nächtliche Finsternis vom Sterbehaus zu vertreiben. In diesem Lichte sah man ein rotschimmerndes Kreuz, das zuerst klein war, dann aber zu ungeheurer Größe anwuchs. Dieses Kreuz war umgeben von unzähligen verschiedenfarbigen Kreisen, in denen sich weitere kleine rotschimmernde Kreuze bildeten. Als sie sich am Firmament ausgebreitet hatten, schienen sie sich zur Erde auf das Haus hin zu neigen, in dem die heilige Jungfrau heimgegangen war, und hüllten den ganzen Berg in strahlendes Licht.«
So berichtet die älteste Hildegardbiographie, die von Mönch Gottfried begonnen und von Mönch Theoderich kurz nach Hildegards Tod vollendet wurde. Könnte es für Hildegards lichtdurchstrahlte Erscheinung ein schöneres Zeichen geben als dieses herrliche Lichtwunder an ihrem Sterbetag?

Wunder über Wunder

Eine hübsche Legende erzählt uns, was Hildegard noch alles vollbrachte, nachdem sie längst zu Grabe getragen war – dem wundersüchtigen Zeitalter war ihr lebenslanges Wirken noch nicht genug. Hildegard, die die Menschen so sehr geliebt hatte, nahm sich auch weiterhin ihrer an: Kranke wurden gesund, Bitten wurden erfüllt, und so pilgerten die Menschen scharenweise mit ihren Anliegen zum Rupertsberg. Der Andrang wurde so groß, daß die Nonnen kaum noch ein geregeltes Klosterleben führen konnten. Das war des Guten entschieden zuviel! Die bedrängten Rupertsbergerinnen wandten sich an den Mainzer Erzbischof um Hilfe. Der Kirchenfürst begab sich persönlich zu Hildegards Grab und beschwor die Wohltäterin, von weiteren Wundern abzusehen. Prompt gehorchte sie; der Konvent konnte aufatmen.

Daß Hildegard eine Heilige war, stand für das Volk schon lange vor dem Tod der Seherin fest. Erst einige Jahrzehnte später setzten sich die Rupertsbergerinnen beim Papst dafür ein, daß Hildegard offiziell heiliggesprochen würde. 1227 beauftragte Papst Gregor IX. einige Mainzer Geistliche, die Untersuchungen aufzunehmen. Ganze sechs Jahre brauchten die Mainzer, um einen äußerst lückenhaften Bericht abzufassen, der noch dazu von Fehlern wimmelte. Die päpstliche Kurie schickte ihn umgehend zurück und bat, ihn nochmals gründlich zu überarbeiten. Daraufhin passierte erst einmal gar nichts. 1143 schließlich mahnte der Papst den Bericht an, und tatsächlich verbesserten die Mainzer nun den alten Bericht an vielen Stellen. Die stark korrigierte Handschrift ist im Koblenzer Hauptstaatsarchiv zu besichtigen. Ob aber der Papst jemals eine Abschrift dieses überarbeiteten Berichts zu Gesicht bekam, ist nicht bekannt. Jedenfalls verlief der Prozeß im Sande, Hildegard wurde nie regelgerecht kanonisiert. Die einstige Spannung zwischen Hildegards Charisma und der Mainzer Behördenmühle schien sich noch einmal wiederholt zu haben . . . Das tat Hildegards Heiligkeit jedoch keinen Abbruch; nach wie vor wurde sie vom Volk verehrt. Schließlich taucht ihr Name sogar im Martyrologium Romanum auf, dem nach Kalendertagen geordneten, offiziellen Verzeichnis der Märtyrer und Heiligen, das 1583 herausgegeben wurde. Damit ist jeder Zweifel ausgelöscht: Hildegard ist eine Heilige!

Hildegards Vermächtnis

Über 800 Jahre trennen uns von Hildegard, wir Heutigen sehen uns vor andere Probleme gestellt als einst die Äbtissin vom Rupertsberg. Aber die Persönlichkeit der großen Heiligen beeindruckt uns nicht weniger als damals ihre Zeitgenossen. Wir können nur staunen, wie Hildegard als über Vierzigjährige ihre weibliche Scheu und Unsicherheit überwinden konnte und sich an völlig neue Aufgaben heranwagte – welch ermutigendes Beispiel auch für uns Frauen heute! Hildegard gelang es, sich in einer reinen Männerwelt zu behaupten; energisch und in aller Öffentlichkeit vertrat sie die Meinung, die sie einmal als richtig erkannt hatte – und verstand es auch glänzend, andere davon zu überzeugen. Doch bei allem Durchsetzungsvermögen blieb sie stets voller warmherziger Fürsorge, niemandem versagte sie Rat und Hilfe.

Staunen müssen wir auch vor dem Werk, das die Heilige uns hinterließ. All ihre Kraft und Erkenntnisfähigkeit schöpfte Hildegard aus jener geheimnisvollen Gabe der Schau, die sie ihr Leben lang nicht verlassen hat. Dem »lebendigen Licht« verdankt die Seherin ihre geistige Frische, die sie sich bis ins hohe Alter bewahren konnte, als der Körper ihr schon seinen Dienst versagte. An Wibert schrieb sie einmal: *»Solange ich das Licht schaue, wird alle Traurigkeit und alle Angst von mir genommen, so daß ich mich wie ein einfaches junges Mädchen fühle und nicht wie eine alte Frau.«* Etwas von dieser überströmenden Lebenskraft übermitteln uns auch Hildegards Schriften, in denen sie, getreu ihrem Auftrag, ihre Visionen niedergelegt hat.

Nach »Scivias – Wisse die Wege« und dem »Buch der Lebensvergeltung« entstand 1163–73 eine dritte theologische Schrift, das »Buch von den Gotteswerken«. In ihm gipfelt Hildegards unablässige Botschaft, das große Thema ihres Lebens: die Lehre von der innigen Verbundenheit des Menschen mit dem Kosmos. Hildegard schaut den Menschen, wie er mit weit ausgestreckten Armen im Mittelpunkt des Kosmoskreises steht. Die Elemente, die Winde, die Sternbilder, alle Kreaturen sind auf den Menschen hin ausgerichtet; die kosmischen Kräfte senden ihm ihre Strahlen zu: Der Kosmos ist Gottes Werk für den Menschen. Umfangen wird der Weltenkreis von Gottes Liebe, der Caritas, welche spricht: *»Ich, das feurige Leben der Gottwesenheit, flamme dahin über* *die Schönheit der Felder. Ich leuchte in den Wassern. Ich brenne in der Sonne, im Mond und in den Sternen. In jeglichem Geschöpf bin ich die verborgene feurige Kraft . . .«* Das Buch entfaltet eine Gesamtschau der Menschheitsgeschichte, die mit dem Jüngsten Gericht endet.

Auch Hildegards Natur- und Heilkunde, über die schon berichtet wurde, steht in diesem theologischen Rahmen.

Es ist ein Glück, daß Hildegard ihre bedeutendsten Werke noch vor Volmars Tod vollenden konnte; nie wieder sollte sie einen Mitarbeiter finden, der seine eigene Person so bescheiden im Hintergrund zu halten verstand. Außer den genannten großen Werken sind uns zahlreiche kleinere Schriften überliefert: Evangelienauslegungen, Kommentare zur Benediktusregel, Lebensbeschreibungen des heiligen Disibod und des heiligen Rupertus. Doch damit nicht genug: zu Hildegards vielfältigen Begabungen zählte auch das Komponieren; sie schuf ein religiöses Singspiel und zahlreiche Lieder. Die hochmusikalische Äbtissin war überzeugt, Gott habe dem Menschen die Musik geschenkt, damit sich seine Seele an die süßen Klänge ihrer himmlischen Heimat erinnere. Zwar benutzte Hildegard die musikalischen Formen der Zeit, überschritt aber mit ihren jubilierenden Melodien den traditionellen Tonumfang ganz erheblich; auch im Komponieren bewies sie Temperament und schöpferische Originalität.

Zu hören werden wir Hildegards Lieder selten bekommen, denn wie die gregorianischen Gesänge sind sie unserem Stilempfinden fremd geworden. Die Texte aber können uns in ihrer frischen Bildlichkeit heute noch ansprechen. Vor allem die Gottesmutter Maria wurde Hildegard nie müde zu besingen. Als Frau beschäftigte es sie stark, daß Eva einst die Sünde in die Welt brachte, Maria aber durch das Wunder der Geburt Christi das weibliche Geschlecht voll und ganz rehabilitierte. Liegt in Hildegards Marienliedern nicht ein Appell an die Männerwelt, die Frau als vollwertiges Wesen zu akzeptieren?

Antiphon an Maria

Wie groß ist das Wunder!
In die Demuts-Gestalt einer Frau
trat der König ein.
So handelte Gott,
weil die Demut über alles emporsteigt.
O welche Glückseligkeit
birgt diese Gestalt!
Denn das von der Frau verschuldete Unheil
hat diese Frau hernach getilgt
und allen süßen Duft der Gotteskräfte ausgeströmt
und so den Himmel weitaus mehr geschmückt,
als einst die Frau die Erde hat verwirrt.

Politik und Religion im 12. Jahrhundert – eine Zeitskizze

Viel kam in Bewegung in diesem Jahrhundert, das als Glanzzeit des Mittelalters in die Geschichte eingegangen ist. Die Städte blühten auf, zahlreiche Universitäten wurden gegründet. In vielen Bereichen entfalteten sich die Wissenschaften: Die Scholastiker suchten neue, rationalistische Ansätze zum Gottesverständnis, die arabische Medizin verlieh den deutschen Gelehrten neue Impulse. Die Kreuzzüge haben den Blick über den engen Horizont des eigenen Landes hinaus geweitet. Die Reform von Cluny erneuerte in Deutschland das Klosterleben, und ab der Jahrhundertmitte machte sich französischer Einfluß auch in der Dichtung bemerkbar: Nach dem Vorbild der provenzalischen Troubadours entstanden deutsche Minnelieder. Gegen Ende des Jahrhunderts wurden die großen Romane der mittelhochdeutschen »Klassiker« geschrieben: Hartmann von Aue, Gottfried von Straßburg und Wolfram von Eschenbach dichteten nach französischen Vorlagen. Nachdem die Romanik mit dem Dom zu Speyer und der Abtei Maria Laach großartige Bauwerke hervorgebracht hatte, strebten die ersten gotischen Kathedralen zum Himmel empor.

Wenig ist in Hildegards Werk von diesen kulturellen Umwälzungen zu spüren. Für das Verständnis ihres Lebens ist es wichtiger, den Auseinandersetzungen zwischen Kaiser und Papst nachzuforschen, von denen das ganze Jahrhundert geprägt ist. Dieser Machtkampf war das Ergebnis einer langen Entwicklung. Hier die Hintergründe:

Caesar und sein Adoptivsohn Caesar Augustus führten das römische Herrschertum auf eine solche Höhe der Macht, daß nach ihrem Tod der Name Caesar gleichbedeutend wurde mit unumschränkter Gewalt, ja mit Weltherrschaft. Daraufhin genügte es den Nachfolgern auf dem römischen Thron nicht mehr, als ›Imperator‹ verehrt zu werden. Sie legten sich als zusätzlichen Titel den Namen ›Caesar‹ zu, denn mehr als alle anderen Ehrentitel verbürgte dieser Begriff die absolute Vorherrschaft vor sämtlichen andern Königen und Fürsten. Der Titel ›Kaiser‹ ist nichts anderes als die Eindeutschung des lateinischen ›Caesar‹.

Die christliche Kirche wurde von den Caesaren nach anfänglichen Verfolgungen schließlich zur alleinigen römischen Staatskirche erhoben. Damit stand sie stark unter dem Einfluß des jeweiligen Herrschers; eine unabhängige Machtstellung besaß sie nicht. Als der letzte Caesar im Jahre 476 abdankte, zerfiel das römische Reich als politische Einheit, die Kirche aber blieb bestehen. In ihr setzte sich der

Bischof von Rom als Oberhaupt durch; er wurde bald als Papst bezeichnet.

Einige Jahrhunderte später wurde das Papsttum von den italienischen Nachbarfürsten so bedrängt, daß es um seine Existenz fürchten mußte. Es suchte daher wieder den Schutz eines mächtigen Herrschers und rief die Franken zu Hilfe. So entstand eine enge Verbindung zwischen dem Papst und dem Frankenkönig, die schließlich dazu führte, daß Karl der Große vom Papst zum ›Caesar‹ gesalbt wurde. Damit war das weströmische Kaisertum erneuert und ging auf die Franken, später auf andere deutsche Stämme über. Es bürgerte sich ein, daß die deutschen Herrscher nach der Königswahl nach Rom pilgerten, um die Weihe durch den Papst zu empfangen.

Kirche und Kaisertum waren stark aufeinander angewiesen: Der Kaiser übernahm den Schutz der Christenheit, die Kirche gab dem Kaiser militärische Unterstützung. Die Hälfte der Krieger des deutschen Heeraufgebots wurden von geistlichen Besitzungen gestellt – hätten sie gefehlt, das Reich wäre verteidigungsunfähig gewesen.

Es war also dem Kaiser daran gelegen, seinen Herrschaftsanspruch auch den geistlichen Fürsten gegenüber durchzusetzen: Sie mußten ihm den Treueeid leisten. Das Papsttum, dessen Selbstbewußtsein immer mehr erstarkte, versuchte dagegen, die kirchlichen Würdenträger von der Bindung an den Kaiser zu lösen und sie ausschließlich dem eigenen Einfluß zu unterstellen. Dieser Interessengegensatz führte zu einer Auseinandersetzung zwischen Kaiser und Papst, der sich über 200 Jahre hinziehen sollte. Beide Seiten schreckten vor drastischen Mitteln nicht zurück: Päpste schlossen von ihnen geweihte Kaiser durch Exkommunizierung aus der Gemeinschaft der Christen aus, um die Fürsten aus ihrer Gefolgschaftstreue zu lösen; Kaiser setzten Päpste ab und vertrieben sie aus Rom. In dieser unruhigen Zeit wurden die Menschen immer wieder vor belastende Gewissensentscheidungen gestellt: Sollten sie dem Kaiser die beschworene Treue halten oder die Ansprüche des Papstes vertreten?

Unter Kaiser Friedrich Barbarossa spitzte sich der Konflikt zu. Der Staufer setzte mit seinem ersten Romzug die Kaiserrechte in Oberitalien wieder durch, die von seinen Vorgängern vernachlässigt worden waren: Zum Beispiel belehnte er neuernannte Bischöfe zuerst mit den kaiserlichen Abzeichen, bevor er dem Papst die Amtseinführung gestattete. Papst Alexander weigerte sich, diese Regelung anzuerkennen. Damit entbrannte ein heftiger Streit, in dessen Verlauf Barbarossa fünfmal nach Italien zog und drei Gegenpäpste aufstellte. Er unterlag, und damit war die Streitfrage für lange Zeit entschieden: Am Ende des 12. Jahrhunderts stand das Papsttum auf der Höhe seiner weltlichen Macht.

Zur Orientierung folgt eine Zeittafel, die Hildegards Leben und Werk den wichtigsten geschichtlichen Daten gegenüberstellt.

Hildegards Zeit im Überblick

1095–1099 Erster Kreuzzug. Er endet mit der Eroberung Jerusalems unter Gottfried von Bouillon. Es dauerte oft über zehn Jahre, bis die Kreuzfahrer wieder in ihre Heimat zurückkehrten. Außer neuen Heilkräutern, die bis dahin im Abendland unbekannt gewesen waren, brachten sie auch gefangene Moslems mit, die zum Teil sehr gute medizinische Kenntnisse besaßen.

1106 Kaiser Heinrich IV. stirbt.

1106–1125 Kaiser Heinrich V. 1111 Kaiserkrönung in Rom. Die Reichsfürsten haben den Sohn Heinrichs IV. zu seinem Nachfolger gewählt, obwohl die Thronfolge nicht erblich war. Alle folgenden Kaiser versuchen, die Thronfolge erblich zu machen und innerhalb ihres Hauses weiterzugeben.

1113 Bernhard von Clairvaux tritt in den Zisterzienserorden ein. Großer Mystiker und Kirchenlehrer.
Gründung des Johanniterordens, einem vieler neuer Orden, die geistliches und ritterliches Dasein verbinden wollen. Die heutigen Organisationen der Johanniter und der Malteser gehen darauf zurück.

1116–1118 Zweiter Italienzug Heinrichs V. Es gelingt ihm, den kaiserlichen Einfluß auf die Papstwahl zu erneuern.

1122 Konkordat von Worms. In einem Kompromiß werden die Gegensätze zwischen Kaiser und Papst vorerst beigelegt. Um diese Zeit erlebt die romanische Architektur ihre Blüte (Dome von Speyer, Trier, Worms, Mainz).

1125–1137 Kaiser Lothar III. (von Supplinburg, Sachsen). Kaiserkrönung 1132.

1138–1152 König Konrad III. (Er wird nie zum Kaiser gekrönt.) Entgegen dem Wunsch Lothars, einen Welfen zu seinem Nachfolger zu wählen, entscheiden sich die Fürsten für einen Hohenstaufen. Dadurch münden die bisherigen Gegensätze zwischen den beiden Familien in einen offenen Krieg. Bei Weinsberg erleiden die Welfen eine empfindliche Niederlage.

Ab 1147 Der Welfe Heinrich der Löwe stellt die Kämpfe vorläufig ein und wendet sich der Kolonisierung des Ostens zu. Er besiegt die Wenden und erzwingt ihre Taufe.

1147–1149 Zweiter Kreuzzug unter Konrad III. und Ludwig VII. von Frankreich. Das Ziel, die Türken aus dem Heiligen Land zu verdrängen, wird nicht erreicht. Die religiöse Begeisterung erlahmt.

1150 Anfänge des deutschen Minnesangs.

1152–1190 Kaiser Friedrich I., Barbarossa genannt. Er ist der glänzendste Vertreter ritterlichen Kaisertums und der Held zahlreicher Sagen und Legenden. Kaiserkrönung 1154.

Hildegards Leben und Werk

Hildegard wird auf Gut Bermersheim geboren, das bei Alzey in Rhein- **1098**
hessen liegt. Ihr Vater ist der Edelfreie Hildebert von Bermersheim, ihre Mutter heißt Mechthild. Hildegard ist das jüngste von zehn Geschwistern. Von diesen sind namentlich bekannt: Drutwin, Hugo (Domkantor von Mainz), Roricus (Kanoniker in Tholey), Irmengard, Odilia, Jutta, Clementia (Nonne im Kloster Rupertsberg).

Hildegard tritt in die Klause ein, die der Graf von Spanheim für seine **1106**
Tochter Jutta erbauen ließ. Sie ist dem Mönchskloster Disibodenberg angegliedert, das am Zusammenfluß von Glan und Nahe liegt. Jutta empfängt die Klausnerinnenweihe, Hildegard und ein weiteres Mädchen sind nur als Schülerinnen in die Klause aufgenommen.

Das Disibodenberger Mönchskloster wird ausgebaut und durch eine **1108–1143**
stattliche Basilika ergänzt. Hildegard lernt die romanische Architektur und die Probleme der Bautätigkeit im »Anschauungsunterricht« kennen.

Hildegard legt die Ordensgelübde ab und empfängt den Schleier aus **Zwischen**
der Hand von Bischof Otto von Bamberg. Sie ist Benediktinerin, aber **1112**
keine Klausnerin. Unter Juttas Leitung blüht das Leben der Gemein- **und 1115**
schaft: Immer mehr Klausen werden an die erste Zelle angebaut, so daß allmählich ein kleines Frauenkloster heranwächst.

Jutta von Spanheim stirbt. Hildegard wird einstimmig zur Nachfolgerin **1136**
Juttas gewählt. Nach anfänglichem Zögern nimmt sie die Wahl an. Damit beginnt für sie eine über vierzigjährige Laufbahn als Meisterin (Äbtissin).

Hildegard erhält von Gott den Auftrag, ihre Visionen niederzuschrei- **1141**
ben und bekannt zu machen. Sie beginnt mit dem *Liber Scivias (Wisse die Wege)*. Ihr zur Seite stehen Richardis von Stade und der Mönch Volmar, Hildegards einstiger Lehrer.

Briefwechsel Hildegards mit Abt Bernhard von Clairvaux. Die beiden **1146–1147**
Heiligen sind einander nie begegnet.

Papst Eugen III. hält in Trier eine Synode ab. Er läßt durch eine **1147–1148**
Kommission Hildegards Sehergabe prüfen und liest selbst öffentlich aus Scivias vor. Bernhard von Clairvaux macht sich zu Hildegards Fürsprecher. Der Papst bestätigt Hildegards Sehergabe und fordert sie in einem Brief auf, ihre Schriften weiterzuführen.

Hildegard faßt den Plan zu einer Kloster-Neugründung.

Hildegard übersiedelt auf den Rupertsberg. **1150**

Nach der Vollendung von *Scivias* schreibt Hildegard gleich ihre medizi- **1151–1158**
nischen Schriften: *Liber simplicis medicinae (Physica, Naturkunde)* und *Liber compositae medicinae (Causae et Curae, Heilkunde)*.

Hildegards Zeit im Überblick

1156 Barbarossa heiratet Prinzessin Beatrix von Burgund.

1157 Dänemark und Polen erkennen die Lehnshoheit des deutschen Kaisers an. Die Besiedlung Schlesiens mit Deutschen beginnt.

1158–1162 Zweiter Italienzug Friedrichs gegen die oberitalienischen Städte. Sie unterwerfen sich dem Kaiser.

1159 Barbarossa stellt gegen Papst Alexander III. den Gegenpapst Viktor IV. auf. Zunächst entscheidet das Konzil von Pavia zugunsten Viktors, dann kann sich jedoch der rechtmäßige Papst in ganz Europa durchsetzen.

1162 Mailand, der mächtigste politische Widersacher Friedrichs in Italien, wird zerstört. Die vorhandenen Reliquien gehen an deutsche Bischofssitze. Dazu gehört auch der Schrein mit den Gebeinen der heiligen drei Könige, der in Köln aufbewahrt wird – dort ist er noch heute.
Etwa um diese Zeit bilden in Wisby die deutsche Stadtgemeinde und in London die deutsche Gildenhalle erste Zusammenschlüsse von Kaufleuten (Beginn der späteren Hanse).

1163 Dritter Italienzug Barbarossas.

1164 Zweiter Gegenpapst Barbarossas, Paschalis III. Durch ihn wird 1165 Karl der Große in Aachen heiliggesprochen.

1166 Vierter Italienzug des deutschen Kaisers. Barbarossa erstürmt Rom, das von den Verbündeten Alexanders verteidigt wird. Der Staufer scheint auf der Höhe seiner Macht. Doch 1167 rafft eine furchtbare Seuche die meisten deutschen Ritter hinweg. Auch Rainald von Dassel, der einflußreiche Kanzler Barbarossas, fällt der Krankheit zum Opfer. Nur Reste des Heeres kommen nach Deutschland zurück.

1168 Nach dem Tod von Paschalis III. stellt Friedrich noch einmal einen Gegenpapst auf: Calixt III.

1170 Dominikus, der spätere Gründer des Dominikanerordens, wird in Kastilien geboren.

1174–1178 Fünfter Italienzug Barbarossas. 1176 erleidet der Kaiser in der Schlacht bei Legnano die entscheidende Niederlage gegen die mehrfach überlegenen Fußtruppen der lombardischen Städte. Heinrich der Löwe hatte dem Staufer seine Hilfe verweigert: Der staufisch-welfische Konflikt bricht noch einmal auf.

1177 Kaiser Friedrich I. und Papst Alexander III. versöhnen sich im Frieden von Venedig. Der Papst geht aus dem Machtkampf gestärkt hervor.

Hildegards Leben und Werk

Hildegard richtet an Barbarossa ein Huldigungsschreiben.	**1152**
Barbarossa und Hildegard treffen sich in Ingelheim.	**Nach 1154**
Hildegard reitet zum Disibodenberg und macht ihre Ansprüche erfolgreich geltend.	**1155**
Trotz ihrer langwierigen Erkrankung unternimmt Hildegard die erste ihrer Predigtreisen, die sie den Main entlang führt. Stationen u. a. Mainz, Wertheim, Würzburg, Bamberg.	**1158–1161**
Hildegard verfaßt das *Liber vitae meritorum (Buch der Lebensvergeltung)*.	**1158–1163**
Hildegards zweite Predigtreise: Fahrt über Trier nach Lothringen.	**1160**
Dritte Predigtreise rheinabwärts. Stationen: Boppard, Andernach, Siegburg, Köln.	**1161–1163**
Abfassung des *Liber divinorum operum (Buch der Gotteswerke)*.	**1163–1173**
Hildegard begibt sich auf den kaiserlichen Hoftag nach Mainz, wo ihr Barbarossa einen großen Schutzbrief ausstellt. Hildegard bedankt sich mit einem Schreiben.	
Schreiben gegen die Katharer. Hildegard richtet an Friedrich Barbarossa ein mahnendes Schreiben. Sie steht auf der Seite des rechtmäßigen Papstes Alexander III.	**1164**
Hildegard gründet Kloster Eibingen oberhalb von Rüdesheim, das sie zweimal in der Woche besucht.	**Um 1165**
Briefe an König Heinrich II. von England und seine Gemahlin Eleonore von Aquitanien.	
Erneute dreijährige Erkrankung.	**1167–1170**
Hildegard stellt in einem mutigen Drohbrief Kaiser Barbarossa das Gottesgericht vor Augen.	**1168**
Hildegards vierte Predigtreise, die sie nach Schwaben führt: Maulbronn, Hirsau, Zwiefalten.	**1170**
Hildegards treuer Mitarbeiter Mönch Volmar stirbt.	**1173**
Konflikt mit Abt Helenger vom Disibodenberg, der schließlich auf päpstliches Geheiß einen Nachfolger für Volmar stellt: den Mönch Gottfried, Verfasser der Hildegardvita.	**1174**
Nach Gottfrieds Tod wird Wibert Hildegards Sekretär.	**1177**
Hildegard begräbt einen exkommunizierten, jedoch vom Kirchenbann befreiten Edelmann. Darauf verhängt Mainz über sie das Interdikt. Hildegard kämpft zäh um ihr Recht.	**1178**
Erzbischof Christian von Mainz hebt das Interdikt auf.	**1179**
Hildegard stirbt in der Nacht vom Sonntag zum Montag.	**1179, 17. Sept.**

2. TEIL

Das Weltbild der Hl. Hildegard von Bingen – ein Spiegelbild der Weltanschauung des Mittelalters

Weltbild und Leben im 12. Jahrhundert

Das Weltbild im Werk der Hildegard von Bingen

Mensch und Welt

Die Bildung im Weltbild

Die Bedeutung der Krankheit im Weltbild

Hildegards Wirken

Zur Aktualität des Weltbilds der Hildegard von Bingen

Verantwortung und Gesundheit

Weltbild und Leben im 12. Jahrhundert

Wir sprechen heutzutage nicht vom Weltbild eines Menschen, sondern von seiner Weltanschauung und meinen damit seine Lebensanschauung, sein Verständnis vom Wesen und Sinn der Welt, seine Lebensphilosophie. Wir wundern uns nicht, wenn die Weltanschauung verschiedener Menschen weit auseinandergehen.

Bis vor etwa 300 Jahren, dem Beginn der Aufklärung, war das anders. Da gab es keinen Streit um Weltanschauungen, weil es nur eine gab. Philosophische und theologische Richtungen mögen sich mit heftigen Worten befehden, aber sie entfernen sich nicht von der Gesamtkultur, von dem Weltbild, in dem sich alle Menschen wiedererkennen. Alle glauben an die gleiche Schöpfungsgeschichte, an den Anfang der Menschheit mit der Erschaffung Adams und daran, daß das Ende der Menschheit mit der Geburt des Antichrist, dessen Höllensturz und mit dem Weltgericht nahe ist. Der Lehrgehalt von der Menschheitsgeschichte als einer Heilsgeschichte wird nicht bestritten.

In diesem Bild von der Welt, einem Weltbild, in dem sich die Menschen des abendländischen Kulturkreises aufgehoben wissen, hat alles seinen Platz: Mensch und Tier, Pflanzen und Steine, Belebtes und Unbelebtes, Sichtbares und Unsichtbares. Von diesem Weltbild unterscheidet sich das der Hildegard von Bingen vor allem durch seine religiöse Tiefe.

Das Besondere an dem Weltbild des Mittelalters war, daß es sich zeichnen ließ, es konnte bildhaft dargestellt werden. Von Gott über den Menschen bis zu den Tieren und der unbelebten Natur wurde alles in Bildern ausgedrückt. Ja, für den Menschen war die Welt nur insoweit wirklich, als er sie in Bilder umsetzen konnte. Und da Geister für den Menschen ebenso wichtig waren wie das Vieh, mit dem er unter einem Dach hauste, wurden auch sie bildhaft dargestellt. Es gab nichts, was aus der Seele des Menschen kam, das nicht zu einem Bild, zu einem Zeichen geworden wäre.

Das Weltbild des Mittelalters zeichnet sich durch besonderen Reichtum und durch die Vielseitigkeit seiner Bilder aus. Der Mensch des Mittelalters präzisiert alles, womit er sich befaßt, durch Zeichen und Symbole. Freud und Leid, Laster und Tugend, seine Beziehung zu

Gott, alles, was ihn berührt, nimmt auf diese Weise Gestalt an. Der Sinn eines Gegenstandes ist erklärt, wenn er an irgendeiner Stelle bildhaft geworden ist. Taucht er nicht in einem Zeichen oder Symbol auf, existiert er nicht.

Die bildhaften Vorstellungen von der Welt durchdringen nicht nur den Alltag, sondern gehen auch in Dichtung und Kunst ein. Spuren dieser Bilderwelt können wir mühelos auch in unserem Alltag finden. Wenn die Floristen mit dem Slogan werben: Laßt Blumen sprechen, dann ist jener Zeichencharakter gemeint, der ohne Worte erklärt und Sinn gibt. Konkret: Wer eine Rose schenkt und sich nichts dabei denkt, trägt selbst an dem unweigerlichen Mißverständnis Schuld. Wer den Spruch liest »Macht Schwerter zu Pflugscharen«, weiß ebenfalls genau, ohne daß die Sache beim Namen genannt wird, worum es geht.

Jeder kennt die Frau mit verbundenen Augen und einer Waage in der Hand. Im Mittelalter trägt die Allegorie der Gerechtigkeit keine Augenbinde. Sie hält, mit oder ohne Waage, in der anderen Hand das Schwert. Beide Darstellungen sind Sinnbilder für ein und dieselbe Sache, ein gerechtes Urteil und eine gerechte Strafe, wenngleich sie recht eindringlich den Unterschied in den Vorstellungen von Gerechtigkeit damals und heute veranschaulichen.

Ein Jahrhundert des Aufbruchs und der Veränderung

Wenn wir auch die anderen Bilder des Mittelalters verstehen wollen, müssen wir allerdings wissen, wie die Menschen damals lebten und vor allem, was sie geglaubt haben. Im 12. Jahrhundert, zur Zeit der Hildegard von Bingen, fand das Mittelalter zu seiner Blüte. Man spricht daher auch vom Hochmittelalter, und manche Historiker deuten jene Zeit sogar als Renaissance, als Beginn der Neuzeit.

Die Region zwischen der Loire im Westen Frankreichs und dem Rhein bildete das Zentrum des christlichen Abendlandes. Die Gesellschaft setzt sich zusammen aus Adel, Priester und Gemeine, in erster Linie Bauern. Sitzen im 11. Jahrhundert die Gemeinen mit der Herrschaft noch um ein gemeinsames Feuer, hat sie im 12. Jahrhundert der technische Fortschritt des Kamins, der Feuerstellen auch in separaten Räumen ermöglicht, getrennt. Das Leben des Adels besteht aus Jagd, Fehden und Feiern, letzteres nur, wenn der Ertrag der Ernte es erlaubt. Ansonsten ist der Alltag eintönig.

Noch weniger Möglichkeiten bietet das Leben den Bauern. Mit Ausnahme der religiösen Feste gibt es nur Arbeitstage, die jeweils zu Ende gehen, wenn es zu dunkel zum Arbeiten ist. Ihre Lebensbedingungen sind über die Jahrhunderte hinweg gleich geblieben. Ihre Existenz ist ein Balanceakt zwischen guter und schlechter Ernte. Meint die Natur es gut, kann der Bauer ohne zu darben leben, versagt sie ihm die Früchte seiner Ernte, stürzt sie ihn ins Elend.

Hieraus entsteht dem Menschen jedoch kein seelischer Konflikt. Die moderne Frage nach dem Sinn des Lebens stellt sich dem Menschen im Mittelalter auch nicht in Notsituationen. Denn da ist sein fester Glaube an Gott, da sind die Priester, die Stellvertreter des Allmächtigen. Der Glaube tröstet, und die Kirche vergibt Sünden.

Aus dem Glauben wächst auch das Weltbild. Die Kirche behütet es, korrigiert es, wo sie es für angebracht hält, fügt hinzu, gestaltet aus. Gott ist der Allmächtige, der belohnt und die Sünder schrecklich bestraft. Die Welt ist voller Versuchungen des Bösen. Die Diener der Kirche, die Priester, sind die Feldherren, die die Menschen in den Kampf gegen das Böse führen, wobei die Grenzziehungen zwischen Aberglaube, Magie und christlichem Ritual nicht immer auszumachen sind. Götter sind zu Heiligen geworden, die statt nach Beschwörungen nach Gebeten verlangen, bevor sie einem aus Not helfen.

Die Kirche ist nicht nur mit ihren Bauwerken Mittelpunkt des Lebens. Die Ordnung des Allmächtigen gilt auch außerhalb des Gotteshauses. Selbst der Krieg hat seinen Platz in dieser Ordnung. Der Ritter stellt sein Schwert in den Dienst der Kirche und schwingt es für die Witwen und Waisen, für alle Unterdrückten und nicht zuletzt für die Verbreitung des Glaubens.

In dieser Welt voller Angst und Schrecken, in der eine ungebändigte Natur den Lebenskampf zum ständigen Kampf ums Überleben macht, in der die Menschen im Durchschnitt nicht älter als 30 Jahre werden, gab es einen großen Halt: die Frömmigkeit. Hunger, Krankheiten und Übergriffe in einer rechtlich noch wenig geordneten Zeit vermögen die tiefe Frömmigkeit nicht zu erschüttern. Die Menschen finden sich mit der launischen Natur ab, die ihnen den Rhythmus von Hunger und Sättigkeit diktiert, indem sie um die Früchte beten und für die Ernte danken. Die geheimnisvollen Kräfte, die ihnen zusetzen, beschwören sie und flehen zu Gott um Verschonung.

Alles, ob Bekanntes oder Unerklärbares, bringen sie in einem Weltbild unter, das in erster Linie ein Gottesbild ist. Angst, Verzweiflung und Schrecken – das Böse hat in diesem Weltbild einen unbestrittenen Sinn. Ob Teufel oder Heilige, sie sind alle Gott zugeordnet. Und er, der Mensch, steht zwischen ihnen.

So gesehen unterscheidet sich das 12. Jahrhundert nicht von den vorausgegangenen. Doch dieses Jahrhundert ist auch eines des tiefgreifenden Wandels. Es ist ein Jahrhundert, in dem die Dinge in jeder Beziehung in Bewegung geraten. Handel und Handwerk entwickeln sich. Städte werden gegründet, in die ein Teil der Landbevölkerung abwandert. Es entstehen Schulen und Universitäten. Dort konzentriert sich Reichtum und Armut, entwickelt sich ein Zunftwesen und mit ihm die Grundlage eines selbstbewußten Stadtbürgertums. Dieses lebhafte

Jahrhundert bringt auch durch die Kreuzzüge die Begegnung mit der Philosophie und der Wissenschaft des Orients sowie den Schriften des Aristoteles, deren Geist die abendländische Philosophie von Grund auf verändern wird.

Hildegard von Bingen lebt in einem Zeitalter des Umbruchs. Sie lebt in einer Kirche, die noch keine Dogmen kennt und auch keine komplizierten theologischen Abhandlungen, die das einfache Volk nicht versteht. Die Priester sind verheiratet und wissen oft auch nicht mehr als das weltliche Volk. Es wird viel diskutiert über Gott und seine Welt, ohne daß man sein Leben riskiert – die Inquisition wird 100 Jahre später zugreifen. Aber alle Veränderung, das viele Fremde, das auf dieses Jahrhundert einstürmt, wird an einer Wirklichkeit gemessen: dem Weltbild der christlichen Religion.

In diesem Weltbild gehören Anfang und Ende, natürliche und übernatürliche Welt, Schöpfung und Erlösung einem einzigen Kreislauf an. Gott und Teufel, der durch die Sünde des Adam Gewalt über die Menschen ausüben kann, ringen um die Seele.

Gott wird den Menschen nähergebracht

In der Anschauung von Gott tritt im 12. Jahrhundert eine bedeutsame Veränderung ein, für die auch Hildegards Leben und Werk Zeugnis ablegen. Bis Anfang des 12. Jahrhunderts dominierte das byzantinische Verständnis von Gott. Gott ist anderswo. Der Mensch suchte die Begegnung mit ihm in der Kontemplation. In der Weltanschauung des 12. Jahrhunderts ist Gott nicht mehr der weit entfernte Pantokrator, sondern Gott rückt in der gewandelten Vorstellung dem Menschen näher, Gott ist in seinen Werken. Der Mensch nähert sich ihm, indem er seine Schöpfung preist. Hildegard erscheint nicht als weltabgewandte Mystikerin, sondern als Visionärin, die »nach außen« blickt, wie sie selbst es nennt.

Einige Jahrzehnte früher, führte der Weg zu Gott über die Flucht aus der Welt in die Entäußerung und in die mystische Begegnung. Die Askese bleibt zwar ein angesehenes christliches Ideal, aber zur Zeit Hildegards findet die Begegnung mit Gott im allgemeinen in der Welt statt. Seine Gegenwart wird in allem Sichtbaren und Unsichtbaren, in den greifbaren Dingen und in dem Unerklärbaren wahrgenommen. Sichtbaren Ausdruck findet dieses geänderte Verständnis von Gott im gotischen Stil.

Aber nicht nur beim Bau der Kirchen und Klöster, sondern auch in einer blühenden und überschäumenden lateinischen Literatur schlägt sich diese neue Sinnenfreudigkeit nieder. Hildegard von Bingens visionäre Schriften bieten hierfür eines der schönsten Beispiele. Neue Sinnbilder kommen hinzu und bringen die Welt in einem höheren geistigen Sinn gleichnishafter als je zuvor zur Anschauung.

Zugunsten der »Vermenschlichung des Heiligen« gibt Hildegard dem Geschauten eine vertiefende Sprache. Sie hat versucht, das Unsagbare zu beschreiben und findet dabei zu einer Vielzahl von Sinnbildern, die Bedeutung und Beziehung der Dinge in anschaulicher Weise erklären. Die Wahrheit, die im frühen Mittelalter geheimnisvoll bleiben mußte, weil eine sündige Welt sie verbarg, nimmt in dieser »Belebung der Zeichen« durch die Symbolisierung Gestalt an. Hildegard wird die bedeutende Vermittlerin dieser Welt der Symbole, in der sich Gott zu erkennen gibt.

Wie die Künstler des Mittelalters beim Malen oder Gestalten eines Königs die Hl. Drei Könige zur Vorlage nehmen, so findet Hildegard bei ihrer Darstellung des Kosmos eine gewachsene christliche Anschauung vor. Doch Hildegard geht über diese Vorgabe hinaus, bei der die Suche nach Gott auf dem tiefen Grund der Seele beginnt und endet. Hildegard wagt den Schritt in die Welt. Gott in der Schöpfung erkennen, lautet ihre Devise. Aus keinem anderen Grund werden die gotischen Kathedralen gebaut. Hildegard errichtet eine geistige Kathedrale, jenen begeisternden Kosmos, in dem sie in farbigen und vielfältigen Zeichen und Symbolen die »geheiligte« Schöpfung entstehen läßt.

Und sie fügt in diese neue Ordnung einen Menschen ein, der zum unverzichtbaren, unersetzlichen Mitwirkenden beim Werk der Erlösung wird. In Hildegards Weltbild verschmelzen so zwei grundlegende Anschauungen des Mittelalters zu einer Synthese: Sie verleiht der Welt durch symbolische Darstellung Wirklichkeit, macht sie durchschaubar, und sie holt Gott in Gestalt seines Erlösersohnes näher an die Menschen heran. Sie sucht die Begegnung mit dem das Heil versprechenden Christus.

Das Weltbild im Werk Hildegards von Bingen

In der ersten von drei theologischen Visionsschriften, der »Scivias« (Wisse die Wege), verknüpft Hildegard von Bingen die Lehre vom rechten Glauben mit der Lehre von der Welt und dem Menschen. Sie beschreibt das Bild der Gottesstadt des Alten und Neuen Bundes und stellt die Heilsgeschichte des Menschen sowie das Entstehen und Wachstum der Kirche dar. Als Frucht ihrer beständigen Beschäftigung mit der Welt und deren Versuchungen entsteht danach das Buch »Liber vitae meritorum« mit den Wechselgesprächen zwischen Tugenden und Lastern.

Doch erst im dritten und letzten ihrer theologischen Bücher sind jene Kosmosvisionen zu finden, in denen sich Weltbeschreibung und Weltdeutung in unnachahmlicher Weise die Hand reichen, und die die Grundlagen auch für ihre philosophisch-medizinischen Schriften bilden.

Im Vergleich zu dem Weltbild in »Liber divinorum operum«, dem Buch der göttlichen Werke, kann das Kosmosbild in »Wisse die Wege« als das im Mittelalter übliche bezeichnet werden. Ein Feuerball symbolisiert hier Christus und seine brennende Liebe. Das Dreigestirn darüber stellt die göttliche Dreifaltigkeit dar. Die Trinität als Symbolwert wird in den Darstellungen immer wieder auftauchen. Unterhalb der äußeren Zone des Kosmosbildes kennzeichnet finsteres Feuer das Wirken des Teufels. Darunter folgt der lichte Äther mit vielen kleinen Sternen, den Werken des Glaubens. In der vierten Zone breitet sich das Wasser aus, das Sakrament der Taufe versinnbildlichend. Im Zentrum des Kosmosbildes, in der Mitte des Feuerballs, liegt die Erde, die der Mensch sich untertan machen kann, wenn er gottgefällig lebt.

Die Geschichte zwischen Gott und Mensch

Die Zone des Himmels grenzt an die des Teufels. Das Gute und Böse finden im Kosmos somit nebeneinander Platz. Licht und Finsternis sind gekennzeichnet durch leuchtendes und dunkles Feuer. Damit

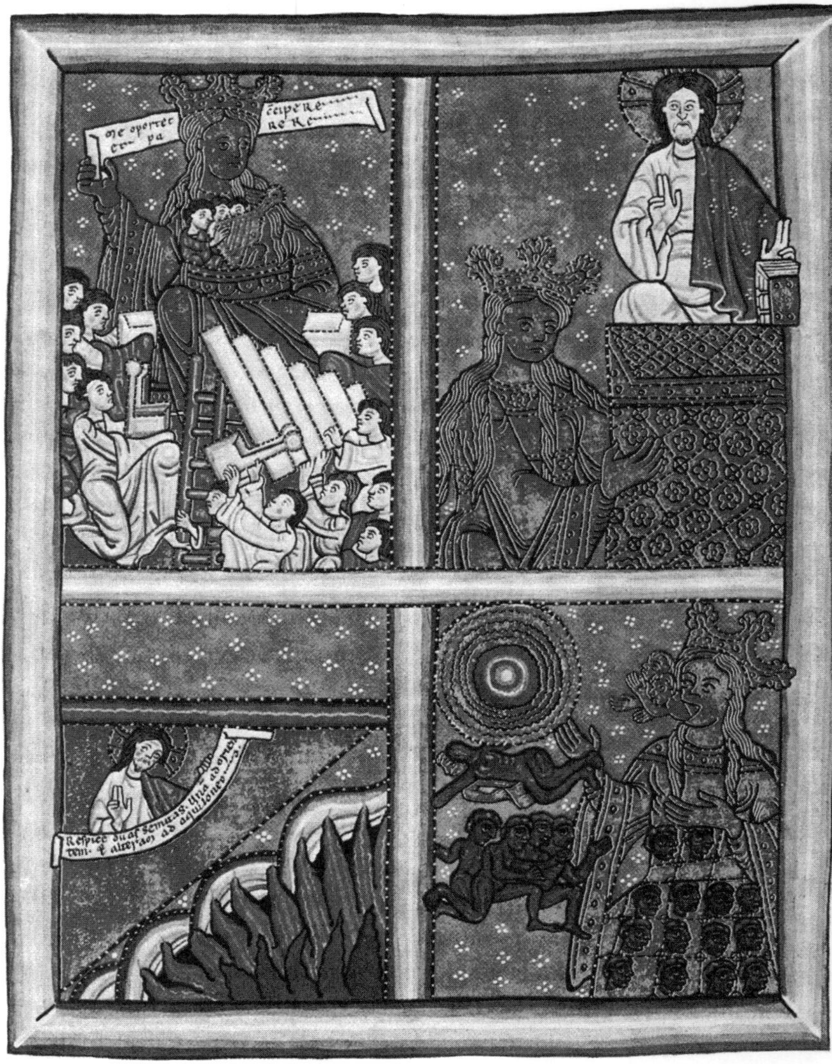

Mutterschaft aus dem Geiste und aus dem Wasser

ist die Auseinandersetzung zwischen Gut und Böse im Bild selbst angezeigt. Es geht um die Rettung des Menschen im Zentrum und damit um die Geschichte zwischen Gott und Mensch, letztlich um das ganze Schöpfungswerk. Die Geschichte des Menschen wird als eine Geschichte seiner Erlösung dargestellt.

Die Gegenüberstellung von Licht und Finsternis am Rande des Kosmos wiederholt sich in dessen Zentrum. Der Berg auf der Erde ist zur Hälfte beleuchtet und zur anderen Hälfte in Finsternis gehüllt – Sinnbild für die Grundbedingung des Menschen, zwischen Gut und Böse, zwischen Erlösung und Verdammnis wählen zu müssen. Vom Rand bis ins Zentrum ist jenes Ringen um den Menschen zu beobachten.

Der zweite Teil der Scivias-Schrift veranschaulicht die vier Sakramentsvisionen. Hier wird die Kirche unter anderem als Frau dargestellt, die vor einem Altar steht. Ihr Leib ist ein Netz, in dem sich die schmutzigen Kinder verfangen, um aus ihrem Mund herauszukommen. Die Lichtgestalt der Dreifaltigkeit unmittelbar neben ihr zieht den Kindern der Kirche die schmutzige Haut ab und hüllt sie in ein Lichtgewand. In ähnlicher Weise stellen alle Sakramentsvisionen die Wendung des Schicksals dar, vom verlorenen Menschen hin zum erlösten.

Der dritte Teil der Scivias ist den Visionen vom Gottesreich gewidmet. Die Erscheinungen, in denen auf Erden das Gottesreich zu erkennen ist, werden in zwölf Visionen gezeigt. Religiöse und moralische Tugenden und Werte werden personifiziert oder nehmen in Teilen der Achitektur des Gottesstaates symbolische Gestalt an. Die von Christus erlöste Welt wird als prächtiger Palast dargestellt, die Kirche als Turm und das Wort Gottes als Säule.

Jede Einzelheit, ob Farbe oder Längenmaß, hat ihre tiefere Bedeutung. Die graue, dreikantige Säule symbolisiert die Zusammensetzung der Offenbarung aus Gesetz, Evangelium und Kirchenlehre, ein dreifaches Gemäuer den Aufbau des israelischen Volkes. Auf der Hauptmauer der Gottesstadt stehen die personifizierten Tugenden, von der Enthaltsamkeit bis zur »discretio«, der Lebenshaltung der Ausgeglichenheit, des Maßhaltens und der Aufmerksamkeit. Dies sind nur einige von zahlreichen Sinnbildern im letzten Teil »Wisse die Wege«. Vom Sündenfall angefangen bis zum Jüngsten Tag werden die Kräfte des Heils und der Verdammnis veranschaulicht.

Die Welt als Brücke zum Glauben

Im Buch der göttlichen Werke nimmt Hildegard das Bild vom Kosmosmenschen wieder auf. Sie beschreibt jedoch zunächst in vier von insgesamt 10 Visionen die Schöpfung von Mikrokosmos und Makrokosmos, der kleinen Welt des Menschen und der großen der übernatürlichen Kräfte. Sie zeigt, wie die Sphären, Elemente, Winde und Gestirne über die Körpersäfte Zustand und Stimmung der Menschen beeinflussen. Hieraus ergeben sich dann die Sinnbilder vom Zusammenspiel von Kosmos, Mensch und Gott und der Wirkung der göttlichen Gnade auf die Schöpfung.

Hildegard geht es vor allem um die Vermittlung des Glaubens. Die sichtbare Welt interessiert sie als Brücke zum Glauben. Anders aber als viele Mystiker vor und nach ihr, die in den greifbaren Dingen nur Teufelsspuk sahen, sie als heilsgefährdend beiseite schoben und den Blick von der Welt abwendeten, hat für Hildegard die Welt des Menschen, jedes Ereignis, jeder Gegenstand Anteil am Heilsgeschehen. Im Prisma ihrer religiösen Betrachtungsweise rückt die sichtbare Welt in den Mittelpunkt.

Im Weltbild der Hildegard wird dem natürlichen Kosmos ein übernatürlicher, der Jenseits-Kosmos gegenübergestellt. In der Mitte liegt der von hohen Bergen umgebene Ort der Menschen. Nach Osten liegt die Behausung der Seligen, im Westen haben die leichten Sünder ihren Platz; im Norden und im Süden büßen die schweren Sünder, die sich gegen das Leben, Eigentum und die Mäßigkeit versündigt haben. Sie werden durch Hitze und Kälte, Schmutz und Rauch gezüchtigt. Der Ort der Verlorenen, die Hölle, wird durch eine dunkle Wolke symbolisiert, die den Höllenschlund in sich birgt. Was in der Hölle vorgeht, bleibt verborgen.

Das Jenseits als wichtigste Realität

All diese Bilder entsprechen den seit Alters her üblichen Jenseits-Visionen. Auch der Jenseits-Kosmos ist auf den Menschen bezogen. Die Lichterscheinungen stellen die Urteilskraft Gottes dar, die das Böse vom Guten scheidet. Die übrigen Visionen sind nur noch Sinnbilder zum Zwecke der Verkündigung religiöser Gedanken, z. B. von dem Gericht Gottes über die Erde, von der Bosheit der alten Schlange, von Schuld und Strafe und vom Werk des Menschen in der Welt. In der sechsten Vision erscheint das Stadtquadrat mit den Symbolen der göttlichen Vorherbestimmung: Taube, Spiegel, Berg. In der siebten Vision wird dieses Quadrat mit Wesen bevölkert, die als Symbole für den Verlauf der Heilsgeschichte gelten können. Die achte Vision stellt die Tugenden der Demut, der Barmherzigkeit und der Gerechtigkeit dar, die neunte, die Allmacht und Weisheit Gottes und die zehnte und letzte das Weltende, die Zeit des Antichrist und das Weltgericht.

Diese notgedrungen verkürzte Zusammenfassung der Visionsbilder im »Buch der göttlichen Werke« zeigt, daß hier eine Heilsgeschichte behandelt wird, die mit den kosmischen Vorgängen zusammenhängt.

Mensch und Welt

Als handelndes, als schöpferisches Wesen ist der Mensch schon darin das Abbild seines Schöpfers. Auf dem Schaubild des Lucca-Kodex steht er mit ausgebreiteten Armen in der Mitte des Weltalls, des kosmischen Rades. Umgeben von den Kosmoszonen empfängt er die Strahlen, die, von den Elementen ausgestrahlt, den Kosmos durchqueren. Der Mensch steht in diesem Netzwerk von Kraftlinien, aber nicht wie ein Gefesselter, sondern wie einer, der die Lebensfäden zwar nicht in der Hand hält, sie aber für sich zu nutzen weiß.

Zahlreich sind die Bilder zum kosmischen Rad, das, in ständiger Bewegung, Veränderlichkeit und Zeitlichkeit anzeigt, zugleich aber auch als Sinnbild für Ordnung und Gleichgewicht erscheint. Die Haltung des abgebildeten Menschen strahlt Ruhe aus, während die Elemente um ihn, versinnbildlicht durch Tierköpfe, das Rad mit ihrem »Auswurf« in Bewegung zu halten scheinen. Der Kosmosmensch steht wie schützend vor dem kleinen Kreis der Erde.

»Die gesamte Schöpfung, die Gott in der Höhe wie in den Tiefen gestaltet hat, lenkte Er zum Nutzen des Menschen hin. Mißbraucht der Mensch seine Stellung zu bösen Handlungen, so veranlaßt Gottes Gericht die Geschöpfe, ihn zu bestrafen.« (LOD) Zusammenspiel und Harmonie in der Vielfalt des Kosmos sind gewährleistet, solange der Mensch gegenüber seinem Schöpfer gehorsam ist. Er kann aus der Ordnung aussteigen, er kann sie verletzen, doch das Böse zieht die Strafe nach sich. Aber wie das Böse durch das Gute besiegt wird, so bezwingt die Gnade die Strafe, wenn sich der Mensch besinnt. Die Gnade ist der Garant, daß der Kosmos nicht vernichtet wird.

Kleine und große Welt

Wie in den fast 30 Jahre älteren Kosmosvisionen in »Wisse die Wege« symbolisieren die beiden äußersten Kreise jeweils Himmel und Hölle. Die Naturkatastrophen, Überschwemmungen und Hagel, kommen aus der Höllen-Sphäre. Darunter folgen die Ätherzone mit den die Glaubenswerke darstellenden Sternen und drei Kreise, die den Flüssigkeitshaushalt und der Welt kontrollieren. Alle diese Sphären, die Erde und der Mensch sind durch die schon erwähnten Linien verbunden und aufeinander bezogen, die das Wirken und den Austausch der Kräfte anzeigen. Die Visionsbilder berichten von einem komplizierten Aufbau der Beziehungen zwischen Mikro- und Makrokosmos. Tiere und Tierköpfe symbolisieren Winde und Gestirne. Die Winde mit ihren heilsamen und verderblichen Wirkungen tauschen ihre Kräfte untereinander und mit den Gestirnen aus.

Die Kräfte der Winde und Sterne durchdringen den Makrokosmos, halten ihn gleichzeitig in Bewegung und im Gleichgewicht. Durch die Vermittlung des unmittelbaren Luftgürtels über der Erde und durch Sonne und Mond beeinflussen sie den Mikrokosmos. Die verschiedenen sphärischen Ausdünstungen fördern das Wachstum oder behindern das Leben, sind damit menschenfeindlich oder menschenfreundlich.

Der Kampf gegen das Böse

Hildegards Visionen erwecken den Eindruck, daß die Ordnung und Schönheit der Schöpfung von dem ständigen räumlichen und zeitlichen Wandel herrührt. Die Mannigfaltigkeit ist gleichzeitig Strafe und die Chance, zu Gott zurückzufinden. Im Menschen nimmt das Himmlische den Kampf mit dem Bösen auf. Das Laster ist in der Welt, um den Menschen auf die Probe zu stellen. Diese Versuchung kann der Mensch gegen das Böse und zu seinem Heil entscheiden. Das kosmische Rad ist in seiner kreisenden Bewegung ein Sinnbild für den ständigen Kampf des Menschen gegen das Böse.

Das Bild vom Makro- und Mikrokosmos entspricht der gebräuchlichen mittelalterlichen Deutung der Welt als eines von Gott geschaffenen Kunstwerkes. Das Kosmosrad und das damit verbundene Weltbild gehen auch in die Dichtung des 12. Jahrhunderts ein. Zum Beispiel in den »hortus deliciarum« der Äbtissin Herrad von Landsberg und in die Dichtungen Wolframs von Eschenbach.

Wesentliche Teile – des griechischen von den Kirchenvätern überlieferten Naturbildes bestimmen das Bild vom kosmischen Rad. Ebenso gehört die Dreier-Stufenordnung, die Trinität von Vater, Sohn und Geist versinnbildlichend, zum genuinen mittelalterlichen Weltbild.

Das Mittelalter denkt in Rangordnungen. Der Kosmos stuft sich himmelwärts, von der Erde über die aus drei Luftzonen gebildete planetarische Region bis zu den drei eigentlich metaphysischen Zonen, dem reinen Äther, dem höhlenartigen Bereich und der Himmelsphäre.

Diese Rangordnung erkennt das Mittelalter auch in der menschlichen Gesellschaft: Kirche, Adel, Gemeine. Und da Amerika noch nicht entdeckt war, konnte auch die Erde problemlos in Europa, Asien und Afrika aufgeteilt werden.

Vergänglichkeit – Bürde und Chance zugleich

Der Ordnung der Schöpfung tun die Veränderungen, der Wechsel keinen Abbruch. In Hildegards Visionen vom Kosmos trägt die Veränderungen als Ausdruck und Ergebnis der Sünde vielmehr erst zur kosmischen Harmonie bei. Das kosmische Rad ist in seiner kreisenden Bewegung ein Sinnbild für den ständigen Kampf des Menschen gegen das Böse. Die der großen und kleinen Welt gemeinsame Ordnung ist ein Faktor der Stabilität und begünstigt jenen Kampf. Hierin unterscheidet sich Hildegard von vielen anderen mittelalterlichen Denkern und Glaubenslehrern, die im irdischen Wechsel als Folge des Sündenfalls nur die Erbärmlichkeit der Welt zu sehen vermögen.

Die Ordnung des Kosmos ist nicht nur in den Wechselbeziehungen zwischen den sphärischen Kräften und den Handlungen des Menschen, ihren Verfehlungen oder guten Taten, zu sehen, sondern auch im Aufbau des menschlichen Körpers. Die Aufgaben, die die Winde und Gestirne für die Harmonie im Makrokosmos erfüllen, übernehmen im Mikrokosmos des menschlichen Leibes die Organe und Körperteile. Gesundheit oder Krankheit des Menschen hängen davon ab, Hildegard entwirft auch das Bild des Kosmosmenschen als ein Gleichnis für die Ordnung der Schöpfung auch auf Erden.

Im Augenblick des ersten Sündenfalls beginnt die Heilsgeschichte. Die Kirchenlehrer des Mittelalters gehen davon aus, daß das Böse mit der Schöpfung seinen Anfang nimmt und damit auch die Heilsgeschichte beginnt. Das Übel ist seither in der Welt und bekämpft das Gute, das letztlich das Böse schlagen wird. Daß das Böse zeitweilig Erfolg hat zeigt der erste Sündenfall. Für den Menschen ist das Böse sozusagen die Nagelprobe. Die Hinwendung zum Licht oder zur Finsternis liegt in seiner freien Entscheidung. Hildegards Darstellung des Kosmosmenschen zielt auf diese Grundentscheidung.

Der Körper des Menschen, der Mikrokosmos, ist in der gleichen Weise wie die Welt, der Makrokosmos, nach Funktionen aufgebaut. Für den Vergleich von Welt und Menschenleib liefert die Zuordnung von Körperteilen und Sphärenschichten eine Art Gliederung, die den schier endlosen Strom von Sinnbildern und Deutungen bändigt. Was die Hirnschale für den Körper, ist das helle Feuer der obersten Sphäre für die Welt. Das Gehirn, das in der Schale liegt, entspricht wiederum dem dunklen Feuer des Sphärengebildes. Das Gesicht von den Augen bis zur Nase findet sein kosmisches Gegenstück im Äther mit Sonne und Mond. Diese Parallelität geht weiter über den Bauch, das Gegenbild der steinigen Erde, bis zu den Füßen, die den Flüssen entsprechen.

Diese Kosmologie wird sich für die Lehre von der Natur und vom Menschen in den medizinischen Schriften als überaus bedeutsam erweisen. Denn jene Gleichsetzung etwa von Kehle und Nabel mit dem Luftraum, Bauch mit Erde, Füße mit dem Fluß der Unterwelt, wird sich in den Schriften über die Krankheiten wiederholen.

Im Unterschied zum orientalischen Mythos vom Kosmosmenschen liefern die Visionen der Hildegard von Bingen ein geschlossenes System der Menschenkunde. Eine Ähnlichkeit des Kosmosmenschen mit Teilen der Körperlehre des griechischen Arztes Galen (129–199 n. Chr.), des Leibarztes Kaiser Marc Aurels, ist nicht zu übersehen. Die Einordnung von Gehirn, Leber, Herz und Lunge stammt hieraus sowie die Verbindung dieser Organe mit Wärme, Trockenheit und Feuchtigkeit, die die antike Medizin aufgestellt hatte.

Die Lehre von der lebensspendenden Luft, die den Körper zusammenhält und belebt, sowie die Lehre von den Säften und der Störung ihres Gleichgewichts läßt sich auf Galen und darüber hinaus bis zur Stoa zurückverfolgen. Auch die Medizin des Hippokrates und dessen Schule von Kos sahen einen Zusammenhang zwischen dem Körperbau und dem Charakter des Menschen sowie Klima, Luft und Wasser. Diese antike Schule der Medizin wollte möglichst viele solcher makro-mikrokosmischer Beziehungen erfassen, um Krankheiten besser beurteilen zu können.

Das Zusammenspiel der Seele mit den Elementen

Diese Erklärung von den Lebensvorgängen bzw. dem Wirken der Seele mit den Elementen war selbstverständliches Bildungsgut des Mittelalters. Schon im frühen Mittelalter kannte man »Weltformeln«, die das Menschliche dem Kosmos zuordneten. Die christliche religiöse Denkungsart hatte jedoch eine grundsätzliche Wendung vom Diesseits ins Jenseits vollzogen, wo bis ins 12. Jahrhundert das Zentrum allen Seins gesehen wurde.

Das Gebilde des frühen mittelalterlichen Kosmos ordnet Jahreszeiten, Säfte und Elemente einander zu. Kreise und Bögen verbinden, was zusammen gehört. Im Zentrum finden sich Mensch und Welt. Erst im 12. Jahrhundert wird diese Konstellation in der Mitte vom Kosmosmenschen abgelöst.

Bei Hildegard von Bingen ist die Zusammengehörigkeit von Weltall und Mensch zum Dreh- und Angelpunkt einer Bildersprache des Glaubens geworden. Im »liber divinorum operum«, dem Buch der göttlichen Werke, wird die Welteinheit in zahllosen Bildern beschworen, jedoch ohne daß sie auf die griechischen Vierheiten (Tetradenreihen) von Elementen und Säften zurückgegriffen hätte.

Anders in den medizinischen Schriften. Bei der Darstellung und Deutung der Welt überwiegen die griechischen, orientalischen und astrologischen Mythen. Allerdings gibt es auch hier nicht den geringsten Zweifel an der religiösen Sinngebung des Kosmosmenschen.

Vom bevorstehenden Weltende

Die Visionsbilder zeigen einen Gott, der im Makrokosmos und Mikrokosmos des Menschen gleichermaßen zu Hause ist. Die religiöse Sinngebung der geschichtlichen Entwicklung wird in der 10. Vision der »Werke Gottes« durch eine Schau der Zukunft ergänzt und abgeschlossen. Die Prophetie beginnt mit einer visionären Schilderung der verschiedenen Zeitalter bis in das 12. Jahrhundert. Dabei macht Hildegard ihre eigene Zeit zur kritischen Epoche. Ihre Erfahrungen und Beurteilung der Gegenwart bestimmen ihr Geschichtsverständnis, das in ihren Visionen zum Ausdruck kommt. Die Gegenwart ist dabei ebenso selbstverständlich vom religiösen Sinn durchdrungen wie die Teile der Vision, die sich auf die Vergangenheit beziehen. Entsprechend ordnet sie auch ihre Gegenwart in den Ablauf des Heilsgeschehens ein.

Angesichts der Wirren im Bereich der Kirche sowie den politischen und sozialen Veränderungen glaubt Hildegard, daß die Erscheinung des Antichrist als letztes Ereignis vor dem Weltende unmittelbar bevorsteht. Der Teufel, der während des gesamten Erlösungswerks Gottes immer wieder störend eingreift, wodurch das Auf und Ab in der Geschichte zustande kommt, nimmt nun in der Vision der Prophezeihung von der Endphase der Geschichte Gestalt an, in dem er sich einen menschlichen Vertreter, den Antichrist erwählt.

Eine Menge geistige Energien haben Interpreten darauf verwandt, herauszufinden, welche historische Persönlichkeit sich hinter Hildegards Antichrist verbirgt. Für Hildegard haben nicht wenige ihrer bekannten Zeitgenossen eine verderbliche Rolle gespielt. Bei der Schärfe, mit der Hildegard ihre Zeit aufs Korn nimmt, könnte die Vermutung naheliegen, daß sie den Antichrist schon unter den Menschen wähnt, wenngleich Anfang und Ende der Zeit des Antichrist in keinem ihrer Bücher genannt werden.

Doch Hildegard hatte mit ihren Prophezeiungen zum Antichrist alles andere im Sinn, als den zahlreichen bizarren Vorstellungen und Mutmaßungen, die zu ihrer Zeit darüber kursierten, noch eine weitere hinzuzufügen. Ihre drastischen Bilder zum »Feind«, dem Gegenspieler des wahren Christus, sollen bei ihren Zeitgenossen heilsame Erkenntnis und eine Haltung der Reue und Buße bewirken. Sie wollte warnen und aufrütteln. Ohne Zweifel wollte sie damit auch die innerkirchlichen Auseinandersetzungen beeinflussen, die im 12. Jahrhundert besonders heftig waren. Bei theologischen Streitereien ging es im Allgemeinen nicht zimperlich zu, und die Versuchung war groß, wirkliche oder vermeintliche geistige Gegner zum Sprachrohr des Teufels abzustempeln. Gerade im letzten Teil der Prophezeihung mit der Verkündigung der Endzeit stellt Hildegard das grundlegende Prinzip vom Wandel der Elemente durch die Sünde heraus. Im Zeitalter der Gerechtigkeit, dem Zeitalter des Hundes, dem ersten von insgesamt fünf Endzeitepochen unter dem jeweiligen Tierbilder Hund, Löwe, Pferd, Schwein und Wolf, findet der Mensch zum sittlichen Handeln zurück.

Doch noch einmal und sehr schnell wird die Gerechtigkeit und der Friede bedrängt, und Krieg und Ungerechtigkeit rücken an ihre Stelle. Dem Antichrist ist nun Tür und Tor geöffnet. Die staatliche Macht zerfällt und mit ihr die päpstliche Kirche. Diese Entwicklung bringt jedoch nicht den Niedergang der sittlichen Ordnung, sondern vielmehr deren Aufschwung.

Danach erst kündigt sich der Antichrist durch eine Flut von Ketzereien an. Nach einer langen Verfolgungszeit für Himmelszeugen, die alle den Märtyrertod sterben, und nachdem der Antichrist versucht den Himmel zu stürmen, schleudert Christus ihm den Geist entgegen, der den Antichrist in die Hölle stürzt.

Die Bildung im Weltbild –

Am Endzeitkapitel läßt sich ein wesentlicher Teil der mittelalterlichen Bildungswelt ausmachen, die in die Welt von Hildegards Bildern eingegangen ist. Im Zusammenhang mit den Visionen vom Kosmosmenschen sind schon orientalische und antike Quellen genannt worden, aus denen Hildegard viele Anregungen übernommen hat. Die Prophezeihungen über die Endzeit tragen eben nicht allein die »Handschrift« der Offenbarung des Johannes, sondern weisen unter anderem Ähnlichkeiten mit sibyllischen Weissagungen aus dem 2. Jahrhundert über den kommenden Messias und das Weltende aus. Und nicht zuletzt kommen die Endzeiterwartungen des frühen Mittelalters, die Milleniumserwartungen, sogenannt nach dem Tausendjährigen Reich in der Johannis-Offenbarung, in Hildegards Prophetie zum Ausdruck.

Daß die heilige Hildegard auch die zeitgenössische Literatur recht gut kannte, darf aufgrund vieler Anklänge an diese in ihren Schriften ebenfalls angenommen werden. Hans Liebeschütz, der mit seinem Buch »Das allegorische Weltbild der Hildegard von Bingen« die wohl profundeste Untersuchung zu ihrem Weltbild geliefert hat, macht unter Verweis auf die personifizierten Tugenden in ihrem Werk auf Ähnlichkeiten mit der lateinischen Poesie des 12. Jahrhunderts sowie mit altchristlichen Mönchsbiographien aufmerksam. Er glaubt eine Gemeinsamkeit in allen oben genannten Fällen entdeckt zu haben: die »Idee von der Verwandtschaft von großer und kleiner Welt«, die die zentrale Idee im Werk der Hildegard von Bingen ist.

Alles ist Heilsgeschichte

Aus all dem kann auf eine große Kenntnis Hildegards von der Bildungswelt ihrer Zeit geschlossen werden. Es zeigt sich, daß sie alles andere als eine ungebildete Visionärin war. Es ist kaum anzunehmen, daß die Übereinstimmung mit den oben aufgezählten Motiven und Bildern zufällig oder göttliche Eingebung gewesen wären. Einzigartig ist sie in der strikten theologischen Deutung jener überlieferten Bilder. Sie vermag in der Geschichte allein den Sinn einer Rückkehr des Menschen zum Geistigen zu sehen.

Hildegard hat sicherlich die Gedanken und Ideen, die unter den Gebildeten ihrer Zeit verbreitet waren, gekannt. Schließlich diskutierte sie mit vielen gelehrten Kirchenmännern und Laien. Doch das alles ist nicht von vorrangiger Bedeutung. Wesentlich ist, daß sie in allem ihren Tun und Denken, in ihrem klösterlichen Leben, in ihrer Hilfe für andere einen Plan Gottes zu sehen glaubt. Deshalb bedeutet ihr Bildung nichts. Nichts ist ihr Werk, vor allem aber ihre Visionen sind ein Geschenk Gottes. Hieraus zieht sie das Bewußtsein, daß ihr Leben einen übernatürlichen Sinn hat. Sie hat einen Auftrag Gottes und dieser Auftrag besteht darin, Gottes Erlösungswerk darzustellen. Sie sieht sich als das Mittel zum Zweck. Das Weltbild, daß sie in ihren Visionsschriften entwickelt, ist ihre persönliche Erfüllung jener göttlichen Berufung.

Bilder als religiöse Unterweisung

Das Weltbild der Hildegard von Bingen umfaßt nahezu die Summe der in der Bildungswelt ihrer Zeit bekannten Sinnbilder. Allein die Art der Darstellung, wie sie ihre religiösen Erkenntnisse einbringt, vielmehr zugrunde legt, läßt auf den göttlichen Ursprung ihrer Bilder schließen. Zu den Sinnbildern die von dieser Welt sind, empfängt die Prophetin Visionen, göttliche »Erläuterungen«. Sie sind für Hildegard der Leitstrahl für die endgültige Deutung der Welt.

Die einzelnen Bilder werden durch die visionären Stimmen in ihrer Gesamtheit zu Zeichen einer höheren Ordnung, der göttlichen Schöpfung. Hildegard zeigt das umfassende Wirken Gottes in die Welt. Der Kosmos ihres Weltbildes reicht bis an die Ränder des Jenseits und ist von der Kraft, die von Gott kommt, durchdrungen. Aber Hildegard ist nicht nur Mystikerin. Über die Vision jener göttlichen Kraft und der damit verbundenen Geheimnisse hinaus ruft sie in ihren Schriften klar und unmißverständlich dazu auf, Gott in der Institution ihrer Kirche nachzufolgen und fordert, deren Einrichtung zu gebrauchen.

»Sie erleide niemals die Bewußtlosigkeit einer Ekstase«, berichtet sie ihrem Biographen Wibert von Gembloux. Sie möchte die sichtbare Welt mit der unsichtbaren verknüpfen, die sie in ihren Visionen erlebt. Sie prophezeit weniger, als daß sie verkündet, und sie stellt nicht anheim, sondern sie fordert die Menschen auf, eine Entscheidung zu treffen. Sie weist den Menschen den Weg für das richtige Handeln.

Hildegards Sinnbilder der Welterfahrung zeigen, daß sie sich nicht mit der Geschichte als solcher, sondern mit der biblischen Geschichte befassen will. Geschichte ist für sie ausschließlich Heilsgeschichte. Was ihr heilsgeschichtliches Denken von dem der anderen großen Zeitgenossen unterscheidet, ist allerdings nicht ihre Suche nach dem in der Welt verborgenen und sich offenbarenden Gott, sondern das »intensive Erlebnis dieser Wahrheit«. Vergangenheit und Zukunft schmelzen in dieser einen Wahrheit zu einer bleibenden Gegenwärtigkeit zusammen. »Vergegenwärtigung ins Ewige« liegt im Glauben, ereignet sich im Glauben an die Verbindung von Himmel und Erde, von Gott und Mensch in Christus.

Der Weg der Wahrheit

Die Bildersprache der Hildegard von Bingen ist das Ergebnis jenes intensiven Schauens. Die Schöpfung beschreibt sie als einen Vorgang »in ictu oculi«, was soviel heißt, daß sie mit einem Augenaufschlag vollbracht war. Damit meint sie nicht die Geschwindigkeit der Schöpfung sondern das Öffnen des Auges ist gleichbedeutend mit dem Licht, das seither erstrahlt und und in dem die Heilige Dreifaltigkeit sichtbar wird. Aber das Lid senkt sich wieder. Von daher auch die Gleichzeitigkeit von Vergangenheit und Zukunft.

Gott steht nicht der einen Epoche näher als der anderen, würden wir heute sagen. Jakob Burckhardt liefert für jene Gleichzeitigkeit eine unserem Jahrhundert zeitgemäße Erklärung: »Weder Seele noch Gehirn der Menschen haben in historischen Zeiten zugenommen, die Fähigkeiten jedenfalls waren längst komplett! Daher ist unsere (Annahme), im Zeitalter des sittlichen Fortschritts zu leben, höchst lächerlich im Vergleich mit riskierten Zeiten, deren freie Kraft des idealen Willens in hundert hochtürmigen Kathedralen gen Himmel steigt.«

Hildegard spricht vom Menschen als dem »Gewand« Gottes. Da der Mensch, der kleine Kosmos, bei Hildegard immer auch stellvertretend für die Kreatur steht, ist ihre Bildersprache schon vorgegeben. Die Bilder kommen nicht aus der Ekstase, der Suche nach Benennung außerhalb der Welt des Menschen! Der Weg der Wahrheit, zur Erkenntnis Gottes führt vielmehr über den Menschen und seine Welt, weil sie in ihm die Gestalt Gottes verbirgt.

Nicht daß ihre Bilder (immer) neu wären. Sie tauchen, wie schon gesagt, im frühen Christentum auf, das sie wiederum teilweise aus der heidnischen Antike übernommen hat. Es ist die visionäre Vertiefung dieser Bilder, die das Weltbild der Hildegard von Bingen so mächtig und reich erscheinen lassen. Das Bild vom Augenaufschlag etwa enthält bei Hildegard die ganze Schöpfungsgeschichte: Das Licht der Augen als Schöpfung, sodann die Flamme der Menschwerdung des

Gottessohnes und die Funken, die von der Flamme ausgehen, als das Sinnbild für den Heiligen Geist.

Gott als Wirklichkeit der Seele

Gott, Welt und Mensch – in dieser Dreiheit kristallisiert sich die Weltanschaunng des Mittelalters, das die religiöse Sinngebung folgendermaßen begründet: Am Weltanfang war das »Wort«, in dem sich Gottes Weisheit offenbarte. Das Wort ist Fleisch geworden im Gottessohn, der in die Welt kam. Die Welt ist allein geschaffen worden, damit sich Gott den Menschen offenbaren kann. Die Erhöhung, die der Mensch aufgrund dieser Sendung erfährt, stellt ihn in die Mitte zwischen sichtbarer Welt und Gottessohn. In seinem Kosmos kann der Mensch die göttliche Weisheit an Leib und Seele erfahren. Die ewige Wahrheit, die göttliche Weltvernunft, ist ihm zugänglich, weil Mikrokosmos und Makrokosmos, kleine und große Welt, gleichartig sind.

Niemand hat jene Zusammenhänge sinnfälliger dargestellt als die Heilige Hildegard. In ihren mannigfaltigen visionären Bildern veranschaulicht sie die Verknüpfung von Schöpfung und Heilsgeschehen. Für ihre Darstellung benutzt Hildegard, wie wir gesehen haben, zwar alte mythische Bilder wie die Wirkung kosmischer Ströme auf den Körper des Menschen oder die Gleichsetzung der Organe mit dem Wirken der Kräfte in der großen Welt. Doch Hildegard macht auch deutlich, daß es keinen ursächlichen Zusammenhang zwischen jenen Abhängigkeiten und menschlichem Handeln gibt, der den Menschen zum Heil oder in die ewige Verdammnis führt. Die Verantwortung des Menschen bleibt bestehen. Die Kräfte des Heils und der Zerstörung mögen sich in ihrem Weltbild unversöhnlich gegenüber stehen, die Entscheidungen der menschlichen Seele können sie nicht diktieren. Der freie Wille des Menschen bleibt davon unangetastet.

Die vierte Vision im Buch der göttlichen Werke gliedert die religiöse Sinngebung der drei vorausgegangenen Visionen vom Wirken Gottes in der Welt und im Menschen. Neben der schon weiter oben festgestellten Zuordnung von Teilen des Menschenkörpers zu den Kräften im Makrokosmos stellt die Hildegard in eine dritte Reihe die Tugendkräfte, die den Weg zu Gott eröffnen. Damit wird deutlich, daß das Kosmosbild von Anfang an aus einem theologischen Bestreben heraus geformt worden ist. Ihre Sinnbilder von Gott und seiner Schöpfung sollen letztlich die moralischen und religiösen Wege veranschaulichen, die zum Heil führen.

Die Stellung der Krankheit im Weltbild

Hildegard trennt nicht zwischen sichtbarer und metaphysischer Welt. Die diesseitige Welt wird vielmehr erst durch die jenseitige greifbar. Sie erhält von dort ihren Sinn. Das Geistige ist das Verbindungsstück zwischen Erde und Himmel. Durch ihre Bedeutung als Sinnbilder des Geistigen, durch ihre Symbolik, verkörpern die Dinge, die die Menschen umgeben, eine höhere Weltordnung. Die Beziehungen zwischen Mensch, Welt und höherer Ordnung haben keinen imaginären Charakter, sondern sind buchstäblich in den Symbolen und Zeichen greifbar.

Auch bei der Darstellung der Naturgewalten ist keine künstlerische Fiktion am Werk. Göttliches und menschliches Wirken greifen ineinander. Alles ist Abbild der Ewigkeit, auch die Zeit, die sich über die Erde und die vier Himmelsgegenden erstreckt.

In ihren Erklärungen der Ursachen und Therapien von Krankheiten bezieht sie sich auf die durch den Sündenfall geringer gewordenen Kräfte des Menschen. Der Sündenfall des Urmenschen und den damit verbundenen Verfall seiner himmlischen Kräfte, beschreibt Hildegard ausführlich in der philosophisch-medizinischen Schrift »causae et curae«, dem Buch über die Heilkunde. Die Krankheitsfälle erfahren auf diese Weise eine übergeordnete religiöse Deutung, noch bevor Hildegard im Einzelnen auf sie eingeht.

Adams Fall und die Folgen werden in aller Ausführlichkeit geschildert. Seit dem Sündenfall ist der Mensch aus dem Tritt geraten und »kann sich in keiner Lage lange halten«. Ihm fehlt es seither an Ruhe, Zuversicht und Geduld. Er kann nicht mehr das Ferne sehen, sondern nur noch das Nahe. Mit dem Sündenfall wurde das göttliche Geheimnis zur Verschlußsache, wodurch sich das Wesen des Menschen grundlegend änderte. Von nun an braucht er Schlaf, Speise und Trank, um den gestörten Kräftehaushalt des Körpers zu regeln.

Diese für die frühchristliche Zeit charakteristische Adamlegende ergänzt Hildegard durch eine eingehende Betrachtung des nunmehr vergänglichen Leibes. Hierbei sind Ähnlichkeiten mit der antiken griechischen Anschauung, »daß die Vermögen der Seele eine Folge der Mischung im Körper sind« (Galen) offenkundig.

Ohne die religiöse Sinngebung könnte man in Hildegards Heilkunde eine Kopie der Humoralpathologie, der Lehre von den krankheitsverursachenden Veränderungen der Körpersäfte, sehen, die auf den *Pneumabegriff* der stoischen Schule zurückgehen. Galen stellt die These auf, daß die verschiedenen Zustände des Menschen auf die vier Grundqualitäten der Körpersäfte, nämlich Lymphe, Galle, Schleim und Gewebswasser zurückzuführen sind. Sie könnten daher durch Medikamente und vor allem durch eine vernünftige Ernährung, die auf Diät aufgebaut ist, beeinflußt werden. Unter dem Einfluß des Pneumaprinzips, das die Atemluft als Träger des Lebens und die Unzulänglichkeiten der Atemluft als Wesen der Krankheit ansieht, kommt er außerdem zu dem Schluß, daß die »Seele« das Körperliche stark beeinflußt und umgekehrt.

Erst vor diesem Hintergund wird Hildegards Weiterentwicklung der Adamlegende zu einem philosophisch-medizinischen Lehrgebäude verständlich. Das Versagen des Urmenschen Adam und die Wandlung seines bis dahin unversehrten Leibes in einen natürlichen Körper nach dem Sündenfall treten zwar in den Hintergrund, wenn sie die einzelnen Krankheiten erörtert. Gleichwohl begnügt sie sich in ihren Schriften zur Heil- und Naturkunde nicht mit einer reinen Lehre vom Menschen, sondern hat immer den ganzen Kosmos im Auge, das Weltgebäude der Schöpfung.

Die Verknüpfung von Sünden und elementarischen Störungen wird nicht aufgehoben. Zwar rücken die Luft und die Gestirne als Vermittler bei dem Austausch zwischen Mensch und Natur in den Vordergrund. Naturkatastrophen werden jedoch via Gestirne von den Menschen selber ausgelöst. Die Sündenstrafe wird so über eine Art atmosphärischer Treibriemen vermittelt, wodurch die Taten der Menschen in kosmische Kräfte umgeformt und an die strafenden Elemente weitergegeben werden.

»Krankheit ist Mangel an Trockenheit«

Das Buch über die Heilkunde beginnt mit dem Bekenntnis zum Schöpfergott. Hildegard stellt Bilder von Gottes Weltplan, Gottes Wort und Gottes Sohn als Fixpunkte ihrer Weltanschauung an den Anfang. Die Bilder von der Erschaffung der Welt, der Veränderung durch den Sündenfall und der Erlösung liefern das metaphysische Fundament für die Lehre von Krankheit und Heilung. Von hier aus führen die »Spuren« Gottes in die Welt. Von jenem Standort aus beantwortet Hildegard alle Fragen nach dem Sinn des Lebens, die Krankheit und Leid notgedrungen aufwerfen. Krankheit erscheint bei Hildegard unter dem Bild des Mangels und der Trockenheit. Es ist die Abwesenheit der »viriditas«, des »Grün«, des Gesunden und des Heils.

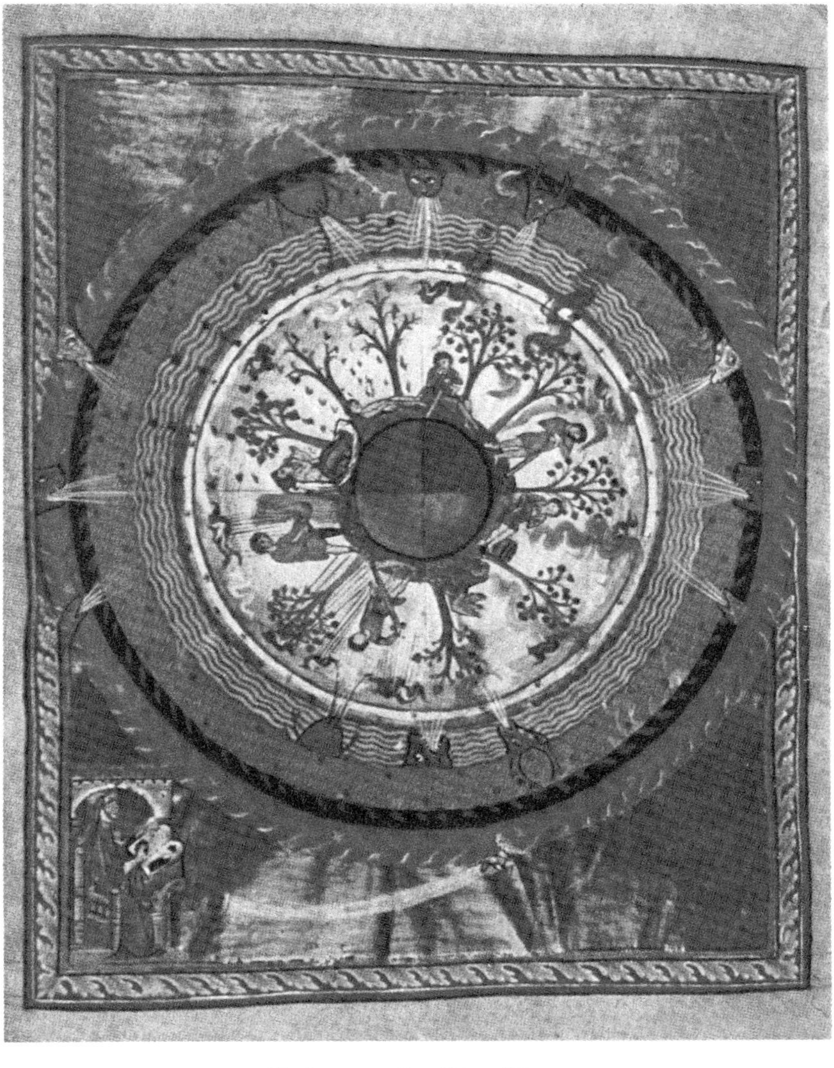

Sphärische Einflüsse

Die Bedeutung der »viriditis« faßt Hildegard immer wieder in neuen Bildern. Sie hat keine Bilder für die Krankheit, sie beschreibt nicht einen Krankheitsprozeß, sondern sie entwirft Bilder von der Gesundheit und veranschaulicht auf diese Weise, was Krankheit nicht ist. »Grün« ist ihr Symbol für ein gesundes Wesen, für körperliche, aber auch geistige Gesundheit. »Grün« ist Naturkraft, und Krankheit bedeutet den Verlust der Naturkraft.

Mit dem Sündenfall litt jene Naturkraft Schaden. Seither bedarf es ständiger Anstrengung, um den Prozeß der Wiedergenesung in Gang zu halten. Wohlverstanden, Hildegard schiebt nicht dem Kranken die Schuld an seiner Krankheit zu. Auch der Kranke kann durch Gelassenheit und Zuversicht seine Krankheit in den Griff bekommen und die »viriditas« zurückholen. Der scheinbar grausame Satz von Hildegard: »Gott läßt sterben, was ihn nicht berührt«, richtet sich gegen das Aufbegehren und den Hochmut, gegen den verkehrten Willen, der den endgültigen Tod, nämlich den Verlust des Heils nach sich zieht.

In der Heilkunde weitet Hildegard teilweise ihre Bilder vom Kosmos aus, um noch eindringlicher den Zusammenhang der Kräfte der Elemente mit den Kräften des Menschen aufzuzeigen. Die vier als Löwe, Leopard, Wolf und Bär personifizierten Winde sind die Sinnbilder für die parallelen Fähigkeiten des Denkens, Redens, Strebens und Empfindens beim Menschen. Die vier Nebenwinde Schlange, Hirsch, Lamm und Krebs sorgen für das Zusammenklingen der zuerst genannten. Die Gesamtheit der Winde vergleicht Hildegard sogar mit der »Seele«, die dem Geheimnis Gottes entstammt. Die Bedeutung der Elemente wird auch durch die Feststellung untermauert: »Auch würde die ganze Erde zerbersten, gäbe es diese Winde nicht.«

Für die Winde aber ist der unmittelbare Partner im Menschen die Seele. Sie ist Aufnahmestation und Verteiler für die Organe, die auf die Windkräfte ansprechen. Die dort sich bildenden bzw. strömenden Säfte werden entweder gekräftigt oder geschwächt und beeinflussen ihrerseits wieder die Stimmungen des Menschen. Das Symbol für das ständige Wachsen und Abnehmen der Kräfte, für den Wechsel überhaupt ist der Mond. Das gegenteilige Symbol, das der Unveränderlichkeit ist die Sonne.

Für den modernen Menschen mögen diese Personifizierungen nach Aberglaube und Geheimlehre klingen. Aber Hildegard geht es hier wie in ihren anderen Schriften nicht um Dichtung und Legende, nicht um eine Mythologisierung der Naturkräfte, sondern um eine eindringliche Klarstellung: Der große Zusammenhang in der Schöpfung lebt von den Beziehungen des Menschen zu seiner Welt. Glieder, Organe, die Sinne – sie sind wie die Elemente des Kosmos und mit ihnen den Veränderungen unterworfen.

In der Antike wird den vier Elementen Feuer, Luft, Wasser und Erde eine überragende Bedeutung für Gesundheit beigemessen. Für

Hildegard sind jene Elemente von kaum geringerer Bedeutung. »Das Feuer ist das Mark des Menschen, die Luft seine Stimme, das Wasser sein Gefäßsystem, die Erde sein Knochengerüst.«

Über diese Symbolik gelangt Hildegard ins Zentrum ihrer Heilkunde. Der Mensch findet die Elemente, aus denen sich sein Körper zusammensetzt, auch in der Natur. Also ist der Mensch mit der Natur aufs engste verbunden, fast wesensgleich. Das Bündnis des Menschen mit der Natur liegt daher nahe. In ihr findet er die Kräfte, die ihm helfen können. Ist er krank, leidet er an einem Mangel an Kräften, vermag sie für einen Ausgleich zu sorgen.

Gesunder und kranker Körper

Ob der Mensch gesund oder krank ist, hängt demnach von den zu Lebensenergien vermischten Kräften der Elemente ab. Hildegard zeigt in ihrer Bildersprache, wie Charakter und Stimmungen des Menschen sich in Abhängigkeit von den krankhaften Veränderungen an den Zellen und Geweben – oder, um in ihrer Sprache und der ihres Zeitalters zu bleiben – der Säfte, befinden. Solange die Säfte, deren Gedeihen von den Elementen der Wärme, der Feuchtigkeit, dem Blut und dem Gesamtgewebe abhängen, ausgeglichen werden, ist auch der Mensch gelassen, hat er seine Ruhe. Wenn sie aber in Wallung geraten, bringen sie seinen Körper zu Fall. Wie die Heftigkeit der Winde zur Zerstörung führt, so verändert der aufgebrachte, gestörte Organismus die Stimmungen in ihr Gegenteil. »Aus der Wärme des Feuers wird nunmehr ein trockenes, von der luftartigen Feuchtigkeit ein feuchtes, von dem wässrigen Blut ein schaumiges und aus dem erdhaften Gewebe ein lauwarmes Phlegma (Trägheit) herausgezogen und ausgeschieden.« Wächst ein Phlegma übermäßig an und fehlt der Widerpart, die Gegenkraft eines anderen, dann wird der Mensch krank.

Zahlreich sind die Säftemischungen, die Hildegard anführt. Entsprechend zahlreich sind auch die Gefährdungen, Störungen aber auch Hilfen. Charakter, Stimmungen und Gemütsbewegungen erscheinen in jeder der kurzen Beschreibungen, in der ein Säfte-Gemisch auf seine Folge für den Körper abgeklopft wird als bestimmend für die Lebensdauer. Es sind »Diagnosen«, denen in erster Linie vorbeugende auf maßvolles, zweckmäßiges Essen gerichtete Empfehlungen folgen, seltener medikamentöse Vorschläge. Zur Veranschaulichung der überragenden Bedeutung des Säftehaushalts in der praktischen Heilkunde der heiligen Hildegard sei eine von vielen Krankengeschichten zitiert: »Bei wem das Trockene das Schaumige und das Schaumige das Feuchte und Lauwarme überschreiten, der ist in seiner Tollheit bald zornig und bald aus lauter Blödsinn vergnügt. Dabei ist er nicht hinfällig, kann ziemlich robust sein und lange leben, wenn es Gottes Wille ist.«

Vielfältig sind die Resultate für den Menschen, die sich aus der Verbindung, dem Zusammenwirken bzw. Gegeneinanderwirken von Elementen und Säften ergeben können. In der Bilderwelt der theologischen Schriften steht der Kosmosmensch ausschließlich in einer geistigen Beziehung zu seiner und der großen Welt. In der Heilkunde materialisiert sich der Austausch und Ausgleich mit dem Universum in den vielzähligen Gliedern und Organen des Körpers. Das Bild von den Elementen aus den theologischen Schriften wird dabei wieder aufgenommen und zum Erklärungsprinzip für die körperliche Verfassung, für Gesundheit und Krankheit gemacht.

Krankheit als Lebensbedingung

Hildegards Heilkunst ist immer auch eine Suche nach dem Sinn von Leiden und Sterben. Das Terrain für diese Suche ist das mittelalterliche Verständnis vom Menschen und das Verhältnis zu Gott. Da die Frage nach dem Woher und Wohin des Menschen ein für allemal beantwortet ist, wird die Medizin vor allem als eine Therapie verstanden, die zum richtigen, gottgefälligen Leben verhilft. Das Bild vom Kosmosmenschen zeigt in eindringlicher Weise, wie der Mensch seine Erlösung durch eine maßvolle Lebensführung mit zu bestimmen vermag.

Das Ungewöhnliche an Hildegards Heilkunde ist, daß sie diese nicht als ein Anhängsel ihres Welt- und Menschenbildes versteht. Ihre medizinische Lehre ist vielmehr ein Teil ihres Weltbildes. Das Bild vom gesunden Menschen, der krank wird, um dann wieder zu genesen, ist deckungsgleich mit dem geistigen Bild vom gesunden Urmenschen, verfallenden Adam und wieder herzustellenden Christenmenschen. Entsprechend verstanden sind die Heilmittel immer auch als Lebensregeln und umgekehrt.

Der hinfällige Mensch lebt in Furcht, Sorge und Schmerz. Gegen Krankheit und Not gibt es zwei sich ergänzende Heilmittel. Als der Mensch sich über die Schöpfung emporschwingen wollte, fiel er tief. Krankheit und Tod bedrängen ihn seither. Sichtbarster Ausdruck dieser »Deformierung«, dieser selbstverschuldeten Verstümmelung ist die »Krankheit zum Tode«. Aber die Schöpfung ist auf das Heil ausgerichtet. Von dieser Heilsgewißheit her beurteilt Hildegard die Wiedergenesung des Kranken.

Mit der Frage nach der Ursache der Krankheit haben die Heilkundigen des Mittelalters stets auch die Frage nach der Verantwortlichkeit für die Krankheit verknüpft. Für Hildegard gehört die Krankheit zum

Leben, da sie den Bruch in der ursprünglichen Bestimmung des Menschen signalisiert, der durch den Sündenfall herbeigeführt wurde. Krankheit und Tod waren die Folgen. Aber der Mensch hat es auch in der Hand, das Leiden zu vermindern, in dem er mit seinem Körper verantwortungsvoll umgeht.

Auch Gedanken machen krank

Angesichts der Zunahme von Krankheiten wie Leberzirrhose, Herzinfarkt, Lungenkrebs und Diabetes in unserer Zeit ist Hildegards Aufforderung zu verantwortlicher Lebensführung ein frappierend aktueller Therapievorschlag. Jene Eigenverantwortung will Hildegard aber auch auf das geistige Leben bezogen wissen. Wie alles, was der Körper aufnimmt, in Säfte umgewandelt wird, die dem Organismus Krankheit bringen oder die Gesundheit sichern, so bewirken auch die Gedanken, die Sehnsucht nach dem Bösen oder Guten, Veränderungen in der Seele hin zu Glück und Zufriedenheit oder zu Verwirrung und Beschwerden.

Deshalb gibt es auch für Hildegard keine Krankengeschichte nach heutigem Verständis. Heinrich Schipperges, der seit Jahrzehnten Leben und Werk Hildegards studiert hat, schreibt über ihr Verständnis von Krankheit: »Es gibt daher auch keinen Krankheits-Prozeß, sondern nur ein Unterbleiben, ein Unterlassen, ein Fehlgreifen und Ermangeln. Krankheit ist eine essenzielle Schwäche, während Gesundheit ein Prozeß ist, eine permanente Zeugung, eine Ordnungs-Struktur, eine Welt an Ordnung.« Krankheit ist für Hildegard kein Schicksal, sondern, im weiten Bogen eines Rückblicks auf den ersten Sündenfall, eine von Mensch und Gesellschaft zu verantwortende Lebensbedingung.

Bei allen Vorbehalten gegenüber dieser rigorosen Verantwortungsethik – die Aktualität von Hildegards Diagnose und Therapievorschlag ist frappierend. Wenn heute von einer explosionsartigen Ausbreitung psychosomatischer Krankheiten die Rede ist, dann geht es bei deren Vorbeugung und Behandlung unausgesprochen um jene Ethik.

Der Mensch ist haftbar

Die geistigen Neurosen unserer Zeit führen mit Vorliebe zu Magengeschwüren. Wir sprechen von »technischen Schäden«, »falschen Sitten«, »seelischer Bedrängnis« als Ursache für Krankheiten, die den ganzen Menschen betreffen und meist körperlich, nach außen spürbar

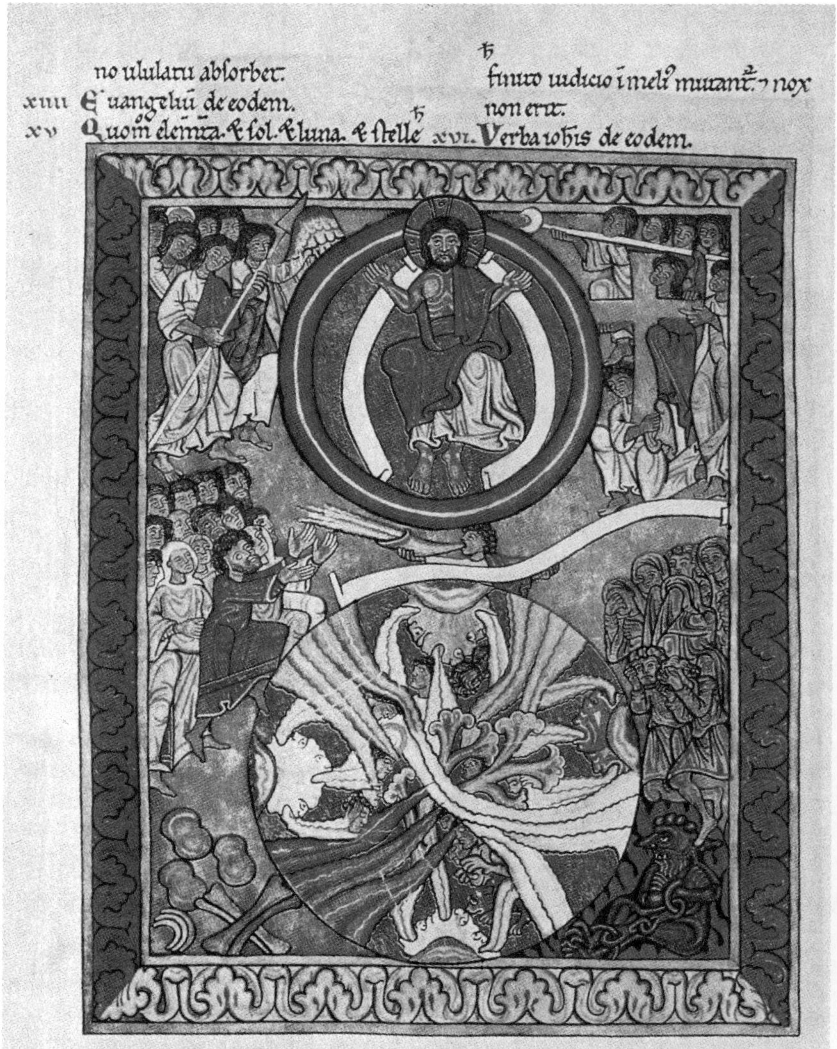
no ululatu absorbet.
xiiii Euangeliū de eodem.
xv Quom̄ elemēta & sol & luna & stelle
finito iudicio in melius mutantur & nox
non erit.
xvi. Verba iohis de eodem.

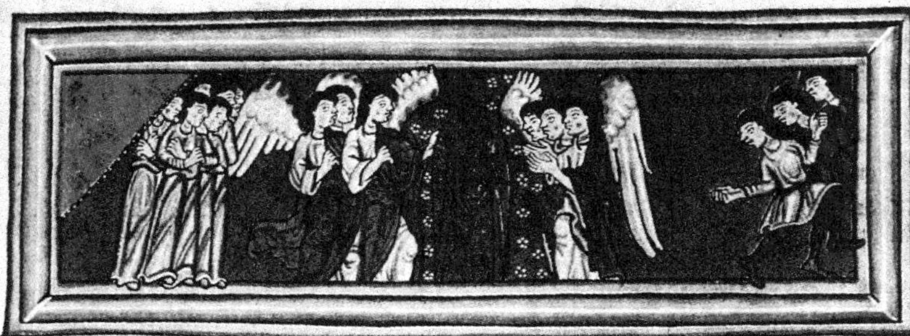

Et deinde ultra prędicta turri percursa uoluntatis dei s; cubito uno infra angulum qui respicit ad septentrionem. uidi quasi columpnam calibei coloris prefatę lucidę parti muri eiusdem edificii exterius appositam. ualde terribilem aspectu. tantęque magnitudinis ac altitudinis. ut mensuram eius nullo modo discernere possem. Et eadem columpna tres angulos habebat ab imo usque ad summum quasi gladium acutos. quorum primus respiciebat ad orientem. secundus autem ad septentrionem. & tercius ad meridiem. exterius ipsi edificio aliquantulum coniunctus. Ex angulo autem qui respiciebat ad orientem procedebant rami a radice usque ad cacumen eius. iuxta cuius radicem uidi in primo ramo abraham sedentem. in secundo uero moysen. & in tercio iosue. ac deinde reliquos patriarchas & prophetas. ita sursum singulos in singulis ramis ordinate sedentes. secundum tempus quo in hoc seculo sibimet successerant. qui se omnes conuerterant ad angulum eiusdem columpnę qui respiciebat ad septentrionem. admirantes ea quę in spiritu futura uiderunt in ipsa. Sed inter hos duos angulos. unum scilicet uergentem ad orientem & alterum ad septentrionem. erat ante facies ipsorum patriarcharum & prophetarum eadem columpna ab imo usque ad summum quasi tornatilis & rotunda. plenaque rugarum. ut de arboris cortice solet germen pullulare. A secundo uero angulo respiciente ad septentrionem exiuit splendor mirę claritatis. se extendentis & reflectentis ad angulum qui respiciebat ad meridiem. Et in eodem splendore in tam magnam latitudinem se diffundente conspexi

in der Erkrankung eines Organs zum Ausbruch kommen. Ärzte rufen dazu auf, den »selbstschädigenden Lebensstil« aufzugeben sowie gesund zu leben, und beschreiben eine humane Medizin als eine Therapie, die Leib und Seele umfaßt. So gesehen ist Hildegards Betrachtungsweise geradezu modern.

Der Arzt war im 12. Jahrhundert eher Heilpraktiker als Arzt im heute gültigen Sinn des Wortes. Die Heilmittel bestanden in erster Linie aus pflanzlichen, mineralischen oder tierischen Stoffen. Heilmittel waren von dem, der sie verabreichte, oft nicht zu trennen. Der Glaube an ihre Wirkung beruhte auf dem Glauben an den »Heilsmittler«.

Hildegard von Bingen beanspruchte gerade nicht das »Charisma eines Medizinmannes«. Geheimnisvolle Beweihräucherungen und Beschwörungsformeln zählten nicht zu ihrem Heilmittel-Repertoire. Für die Zusammensetzung der Heilmittel und dem Umgang mit ihnen hat sie präzise Anleitungen herausgegeben. Ob Umschläge, Inhalationen, Pulver und Pillen – sie beschreibt Zubereitung und Anwendung bis in alle Einzelheiten.

Umsichtig und sorgfältig bei der Rezeptur liefert Hildegard wie zum Ausgleich eine »poetische« Beschreibung der Wirkungen. In Bildern, die ähnlich farbig sind wie jene in ihren visionären Schriften, schreibt sie beispielsweise, wie die »Kühle der blauen Lilie die Libido im Zaum hält« und »die Blätter vom Apfelbaum beim Ausschlagen im Frühling so mild und heilsam wie junge Mädchen sind«.

Die Aura des Magischen, jene Ahnung vom Zusammenwirken von Mensch und Natur, wird lebendig, wenn Hildegard in der »Physika«, dem Buch über die Naturkunde, von der Heilskraft der Edelsteine spricht. Hier entfernt sie sich am weitesten von nüchternen pharmazeutischen Kriterien, auf die sie sonst großen Wert legt. In diesem Zusammenhang muß erwähnt werden, daß schwerwiegende Argumente dafür angeführt werden, daß zumindest Teile jenes Naturkundebuches nicht von ihr stammen.

Allerdings, auch in die Lehre von der Heilkraft der Steine scheint Hildegards Kosmos-Weltbild eingegangen zu sein. Geschildert wird die Welt der Krankheiten und deren Widersacher, der Edelsteine. In fast jeder denkbaren Weise wirken jene Mineralien gegen die negativen und zugunsten der positiven Eigenschaften des Menschen. Die Bilder zeigen eine Natur, die mit der Welt des Menschen harmoniert.

Hildegards Wirken

Wenn es die Mönche nicht gäbe, sähe es für die Kirche schlimm aus. Während Prälaten und Dorfpriester ihren Kirchengängern im lockeren Lebenswandel oft nicht nachstehen, entsagt der Mönch der sündigen Welt und begibt sich ins Kloster, wo er für die sündigen Menschen betet und Messen liest. Auf Dauer sind jedoch selbst die Mönche hinter den Klostermauern nicht vor den Versuchungen des Bösen sicher. Die Sünden des Adels müssen groß sein, denn sie schenken den Klöstern eifrig Ländereien, damit dort für sie gebetet werde. Der Reichtum, der dadurch den Klöstern entsteht, führt deren Insassen wiederum auf weltliche Abwege.

Hildegard registriert mit Abscheu die Verweltlichung des Klerus. In ihren Visionen erregt sie sich über den »Baalsdienst«, das zeitgenössische Schlagwort für den lockeren Lebenswandel der Mönche und der Geistlichkeit. Schärfer jedoch geht sie noch mit den Häretikern ins Gericht, die im Gegensatz zu dem verweltlichten Klerus asketisch leben, ja absolute Enthaltsamkeit als unverzichtbar für das Heil erachten und die Ehe als grundsätzliches Heilshindernis verwerfen.

Wenn Hildegard vom »Baalsdiener« spricht, ohne einen Namen zu nennen, dann ist darin eine Personifizierung des Bösen zu erblicken, wie sie im Mittelalter üblich war. Die Legende will es, daß Hildegard 1139 angefangen hat, über den Sittenverfall zu schreiben, kurz nachdem »der Teufel das Volk zu narren begonnen hatte«. Mit dem »Teufel ist wohl weniger der Teil der Geistlichkeit mit den lockeren Sitten gemeint als die Vertreter der neuen philosophischen Richtung der Intellektualität, der Methode der differenzierenden Begrifflichkeit, die zur Denkmethode der Scholastik wird.

Streiterin für den wahren Glauben

Jene kritische Methode des Ja und Nein zur Erforschung der Wahrheit, Grundlage jeder Rationalität, ist von Peter Abaelard, einem Zeitgenossen Hildegards und einem der größten Philosophen des Mittelalters, entwickelt worden. Hildegard erwähnt ihn, wie übrigens andere geistige Gegner auch, niemals namentlich in ihren Schriften. Doch dürfte er unter anderen gemeint sein, wenn sie von den »Feinden« des Glaubens spricht. Aber sie sieht noch eine weitere Gefahr, wenn sie vor den Umtrieben eines »geistlichen« Sittenverderbers warnt. Damit sind jene radikalen Prediger gemeint, die gegen den besitzenden und ungebildeten Klerus vom Leder ziehen wie Arnold von Brescia und viele andere, die teilweise ein radikales Armutsideal vorleben und damit bei Adligen und niedrigem Volk, Gebildeten und Ungebildeten gleichermaßen Gehör finden.

Es gibt in der Tat genug Stoff für theologische Kritik: Ein ungebildeter, materialistisch gesinnter Klerus und ein tiefer Aberglaube beim niederen Volk, das allzuoft über den Symbolen und Zeichen das Geistige vergißt, das mit jenen veranschaulicht werden soll und sie zu Amuletten degradiert. Hierin ist Hildegard mit den Reformern einer Meinung. Entschieden lehnt sie aber deren Schlußfolgerungen ab, die das Kind gleich mit dem Bad ausschütten und die Abschaffung der Institution der Kirche fordern.

Daher kämpft sie mit großer Heftigkeit gegen die Katharer, jener den Manichäern verwandte Sekte, die seit dem 11. Jahrhundert im Süden und Westen Europas rasch an Boden gewinnt. Die Katharer fordern nicht nur die Abschaffung der Sakramente und der Kirche, sondern auch von Ehe und Eid. Ihre Lehre gipfelt in dem strengen Dualismus von Gott und Teufel, nach dem einem guten Gott ein böser gegenübersteht.

Hildegard ist eine »Konservative«, die den religiösen Höhepunkt im Wirken der Kirchenväter erreicht sieht. Als die ersten Bettelmönche auftauchen, blaß und bescheiden, aber dennoch in der Hierarchie sich fügend und im Auftrag der Kirche predigend, sieht sie zunächst nur die äußerliche Ähnlichkeit mit den geschmähten Ketzerbewegungen. Sie unterschätzt zunächst die Bedeutung der radikalen Alternative für die religiöse Erneuerung des Volkes, die das reformierte Mönchtum der Bettelorden darstellt. Obwohl die Bettelmönche sich von der allgemeinen Lebensform weit absetzen, finden sie einen großen Zuspruch. Innerhalb eines Jahrhunderts werden die großen Bettelorden der Augustiner, Dominikaner und der Franziskaner Hunderte von Klöstern gegründet haben.

Bei der Beantwortung anderer theologischer Fragen, über die sich ihre Zeitgenossen die Köpfe heißdiskutiert haben, wie die nach dem Wert eines »gerechten Krieges« und der Kreuzzüge oder warum die Klöster und die Geistlichkeit soviel besitzen sollten, ist sie eher zurückhaltend. Sie hält sich auch weitgehend aus den Auseinandersetzungen zwischen Adel und Geistlichkeit um Macht und Besitz heraus. Ihr Zorn gilt der gegen die Kirche gerichteten Anmaßung und der Unbotmäßigkeit des Volkes. Es war ein »heiliger Zorn«, der seinen Ursprung in ihrem zeitgemäßen Weltbild hat, wonach die hierarchische Ordnung des Makrokosmos auch für die Alltagswelt des Mikrokosmos eine gottgewollte Gültigkeit habe.

Direkt in die Politik eingegriffen hat Hildegard nicht, sieht man einmal von den Ermahnungen zur Mäßigkeit ab, die sie in Richtung Mainz schickt, bevor die Auseinandersetzung zwischen Bürgern, Bischöfen und Adel in die Katastrophe eines wilden Aufruhrs mündet. Ihre Predigten sind durch und durch unpolitisch. Sie tadelt die Sündhaftigkeit der Menschen und gibt religiöse Anweisungen. Es wäre ihr niemals eingefallen, im Streit zwischen Kaiser und Papst Stellung zu beziehen.

Eine Welt in Fluß

Die Verwirrung, die sie wie ihre Zeitgenossen angesichts der gleichzeitigen Wahl von zwei Päpsten heimgesucht haben wird, läßt sie sich nicht anmerken. Sie bleibt mit ihrem Wirken in die Welt in dem von ihr gesteckten Rahmen: moralisches und religiöses Gewissen zu sein, weniger hinsichtlich bestimmter historischer Ereignisse als vielmehr im Blick auf eine Welt, die sich zu jeder Zeit mit der Suche nach der ewigen Wahrheit schwer tut und nach über den Augenblick hinausweisenden Wegmarkierungen verlangt.

Sie sind dringender denn je. Das Hochmittelalter ist eine Epoche, die nach allen Seiten hin offen ist. Ein geistiges Klimakterium tritt ein. Ein frischer Wind weht in die seit Jahrhunderten unveränderten Gedankengebäude, seitdem die Kreuzzüge als friedliche Nebenwirkung die Tür zur Wissenschaft des Orients öffneten. Bildungseifrige Mönche stürzen sich in die Lektüre der Schriften von Aristoteles und Platon, die jetzt endlich im Original vorliegen, nachdem sie über die Kirchenväter nur bruchstückhaft ins Abendland gelangt waren.

Das Eintauchen in das fortgeschrittenere naturwissenschaftliche und philosophische Denken bringt Bewegung in die Geisteslandschaft. Das Einbringen der gehobenen Schätze antiken und arabischen Bildungsgutes muß sich auf das Weltbild auswirken. Es wird vielfältiger, schillernder, auch wenn alle philosophischen Anreicherungen weiterhin an der einzigen denkbaren Wirklichkeit festgemacht werden: der christlichen Glaubenserfahrung. Nicht das Weltbild steht zur Diskussion – Gallilei und Keppler werden erst 400 Jahre später mit ihren astronomischen und naturwissenschaftlichen Entdeckungen das festgefügte Weltbild verändern –, sondern weltanschauliche Richtungen. Dabei geht es wie gesagt nicht um die Gesamtauffassung vom Wesen und Sinn der Welt. Das religiöse Weltbild bleibt unbestritten. Nur um seine Auslegung wird gestritten.

Man kann sich vorstellen, daß bei der Gelehrtenschwemme, die im 12. Jahrhundert einsetzt, der Kampflärm um die richtige Lehre groß war. Im Kielwasser des neuen Gedankengutes entstehen Übersetzungsschulen. Neben den arrivierten Intellektuellen an Schulen und Universitäten gibt es da noch die Gelehrten ohne Amt und Würden, die lehrend, predigend und diskutierend durch die Lande ziehen.

Das alte und das neue Gottesbild

Gott, Mensch und Welt stehen zur Diskussion, niemals jedoch der Sinn der Schöpfung. Auch in Hildegards Briefen und Predigten schlägt sich dieses offene Gespräch über die verschiedenen Weltanschauungen nieder. In »miles Christi« streitet sie feurig für ihre Gotteserfahrung: Christus, der Sohn Gottes wird Mensch und büßt die Sünden seiner Mitmenschen. Und: Um des Menschen willen ist Gott zum Schöpfer geworden. Er hat den Menschen in die Mitte zwischen sich und seiner Schöpfung gestellt. Der Mensch hat die Freiheit, Gott zu wählen oder abzulehnen. Dies ist Hildegards Bekenntnis, das sie in die Welt hinausträgt.

Hinter dieser religiösen Weltanschauung steht der Mönch Bernhard von Clairvaux. Philosoph und zugleich Politiker wird er zur dominierenden Persönlichkeit dieses an großen Gestalten zo reichen Jahrhunderts. Sein Bild vom Menschen, der als »große Seele« aufrecht vor Gott stehen sollte, aber durch die Sünde der Auflehnung gegen Gott »verkrümmt« ist, durch den Glauben jedoch wieder zur Liebe zu Gott und damit zur Vereinigung mit ihm zurückfinden kann, ist auch das Menschenbild der Äbtissin vom Rupertsberg.

Sein und damit auch ihr Kontrahent ist Abaelard, der alles hinterfragen und selbst die göttlichen Geheimnisse auf ihre Logik abklopfen will. Da er die Vernunft über alles schätzt, hält er gegen die Lehre seiner Zeit fest, daß Gott nicht nur in der Liebe, sondern auch in der Vernunft zu finden ist. Der Glaube soll die Vernunft nicht aussperren. Er predigt nicht nur die Synthese von Liebe und Gott, sondern auch die von Weisheit und Gott.

Bernhard und mit ihm Hildegard vermögen in dem Mönch aus Paris nur den Feind zu sehen. Sie befürchten, daß der bohrende Geist des Menschen diesen von der Liebe zu Gott entfernt, daß das Hinterfragen und das An-alles-Rühren den Menschen in die Irre führt. Hildegard hält dieser scheinbaren Trennung von Theologie und Frömmigkeit ihr »Credo ut intelligam« – ich glaube, damit ich erkenne – entgegen. Dieses Bekenntnis, das jahrhundertelang eine allumfassende Gültigkeit besaß, erreicht nun nicht mehr alle Menschen. Die neuen philosophischen Probleme, die sich aus der platonisch-aristotelischen Wissenschwemme ergeben, drängen jenes Bekenntnis in die Defensive.

Die Aktualität des Weltbildes der Hildegard von Bingen

Die Suche nach Gott

Im Makrokosmos spielt sich die Geschichte ab. Träger der Geschichte und ihr Mittelpunkt ist der Mensch. In ihm trifft alles Sein zusammen. Er bildet die Mitte der Welt. Sein Zentrum ist die Seele. Wie das Wort Gottes den Kosmos durchdringt, so erschließt die Seele den menschlichen Körper. In der systematischen Darstellung der Heilsgeschichte, der Ereignisse zwischen Schöpfung und Weltende, ist nichts von mystischer Schwärmerei zu spüren. Hildegards Weltbild ist rational, wenn sie die Verbundenheit zwischen der großen und der kleinen Welt, zwischen der übernatürlichen und der Welt des Menschen darstellt. Die Kräfte, die im Makrokosmos und im Mikrokosmos wirken und sich gegenseitig beeinflussen, beweisen Hildegard, daß sie den gleichen Gesetzen gehorchen.

Um das Werk Hildegard von Bingens verstehen und schätzen zu lernen, braucht es keine mystische Veranlagung. Ihre Sinnbilder verkünden keine verborgene Botschaft, die sich nur dem Eingeweihten enthüllt. Es ist nicht die »harmonische Innerlichkeit«, die den modernen Menschen bestechen könnte und vermutlich auch nicht der, aller christlichen Mystik eigene, Zusammenhang von Sünde und Schuld in ihren Schriften. Was in Hildegards Werk anrührt, ist die religiöse Unmittelbarkeit. Ob Ausrufe der Freude oder Ermahnungen – die selbstverständliche Verbundenheit mit Gott in allen ihren Äußerungen bleibt gegenwärtig.

Ihre Schriften überliefern uns eine Summe philosophischer und medizinischer Kenntnisse des Mittelalters. Auch in ihren visionären Schriften ist die ordnende Kraft ihres Verstandes zu spüren. Nicht blinde Träumerei entwirft hier ein Weltbild von der Schöpfung der Welt über den Sündenfall, den Verheißungen des alten Testamentes bis zur Erlösung des Menschen durch das Neue Testament und die nahe Endzeit. Ihre Lehre von den Verbindungen zwischen Makrokosmos und Mikrokosmos liest sich eher wie eine Enzyklopädie von Sinnbildern aus antiker und mittelalterlicher Weltbetrachtung. Hildegard ist sich der kosmologischen Traditionen bewußt. Sie benutzt sie zu dem Zweck, auf die religiösen und kirchlichen Fragen ihrer Zeit eine Antwort zu finden.

Die Frage kann nicht beantwortet werden, was da Gottes Gnade und was die Arbeit des eigenen Verstandes bewirkt hat. Für Hildegard gibt es nur eine einzige Antwort: »Viele Weise sind schon durch erhaltene Wundergaben verwirrt worden. Sie taten manches Geheimnis kund, schreiben das aber in eitler Ruhmsucht sich selbst zu und sind so zu Fall gekommen. Die aber im Aufstieg ihrer Seele Weisheit aus Gott schöpften und sich selbst für nichts erachten, die sind Säulen des Himmels geworden.«

Hildegard wartet nicht mit gängigen Meditationsübungen auf. Ebensowenig denkt man beim Lesen ihrer Schriften in Visionen, die wie Blitze plötzlichen Erleuchtens gleich, die Wahrheit eröffnen. Ihre Visionen sind »beharrlich«. Sie bekennt, daß sie seit ihrer frühen Kindheit ein Lichtschimmer begleitet. Hildegard verliert sich nicht ins »Unpersönlich-Allgemeine«. Sie entwindet sich nicht der Wirklichkeit, um sich ins Nirwana des Selbstverlustes zu begeben. Ihre Zwiesprache mit Gott verweist immer auf die Welt.

Hildegard erlebt ihre Visionen nicht in mystisch-ekstatischer Auflösung. Ihre Bilder empfängt sie in der Wahrnehmung ihrer Berufung, Werkzeug Gottes zu sein, den Menschen die Kriche als Einheit des Geistes und des Glaubens näherzubringen und sie den Gebrauch der Einrichtung der Kirche zu lehren. Die Visionsbilder erreichen sie in einem Zwischenreich des Lichtes: »Jenes Licht aber, das der ›Schatten des lebendigen Lichts‹ genannt wird, entbehrt meine Seele zu keiner Stunde. Ich sehe es als schaute ich in einer lichten Wolke das Firmament ohne Sterne. Darin sehe ich das, was ich gewöhnlich rede und was ich antworte, wenn man mich nach dem Glanze jenes ›lebendigen Lichtes‹ fragt.« Diese Beschreibung ihrer Vision gibt Hildegard in einem Brief an ihren Biographen Gilbert von Gembloux. Das »Licht« symbolisiert die göttliche Ordnungsidee der Welt.

Im Unterschied zu den Visionsbildern der alten Propheten empfängt sie keine Gesichter zu geschichtlichen Ereignissen. Auch stehen nicht die Geheimnisse der Welt im Mittelpunkt ihrer Visionen. Mit ihrer Schau vom Aufbau und Wesen der übernatürlichen und natürlichen Welt wird sie zur Lehrerin und Predigerin, die den Sinn des Glaubens anschaulich machen und nicht dem Glauben eine mystische Komponente hinzufügen will.

Ihre prophetische Begabung nutzt sie zur Mahnung und Belehrung. Die göttliche Stimme zeigt sich als ein Lichtschimmer, der die Helligkeit einer Wolke unter der Sonne übertrifft. Die Erscheinungen geraten zu Bildern, die sie nicht in Trance, sondern bewußt und mit offenen Augen wahrnimmt. Ihre Visionen sind weit entfernt von jenen Erscheinungsformen der »Brautmystik«, in denen Gott geliebt und die Welt verachtet wird. Ihre Mystik besteht nicht in geheimnisvoller Innerlichkeit, in der Abkehr von der Welt, sondern sie ist weltzugewandt, kommt ohne den Bruch von Innen und Außen aus und hat nichts zu tun

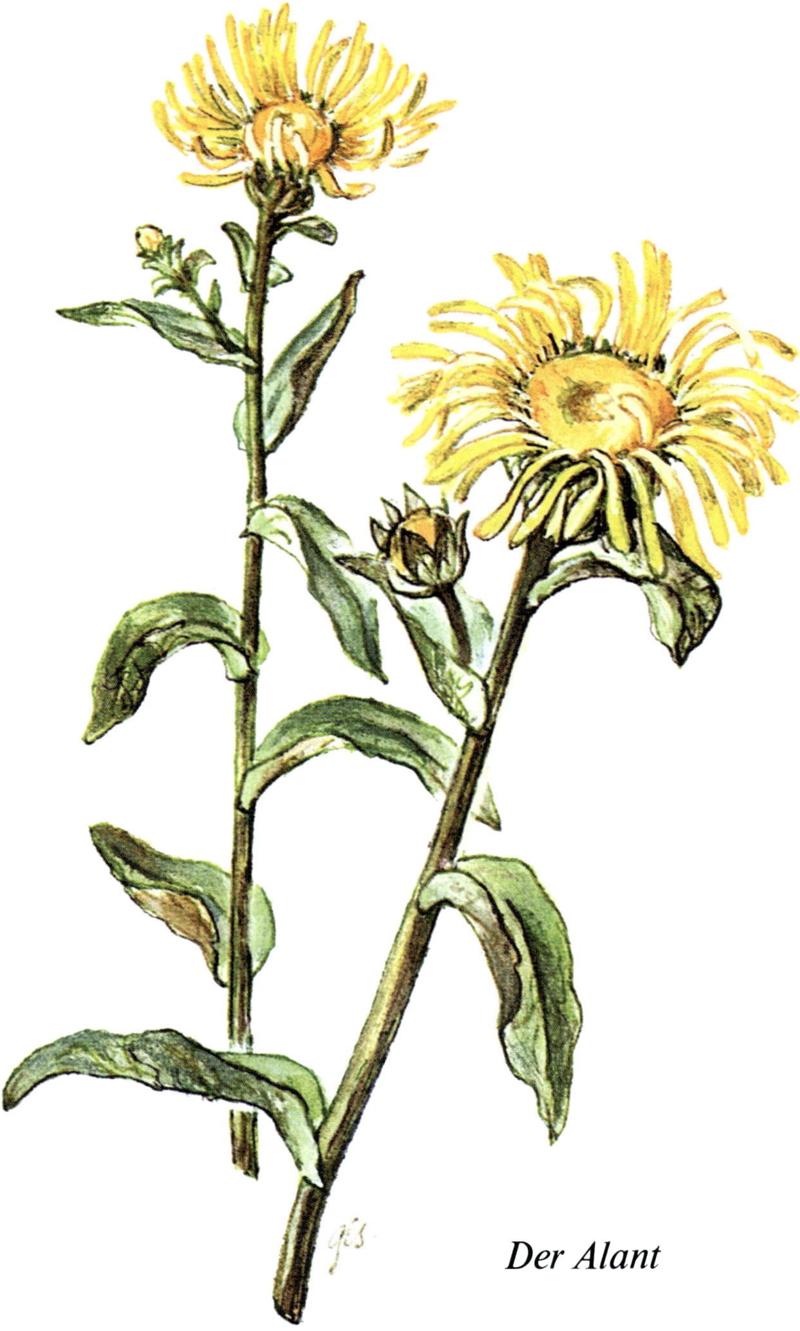

Der Alant

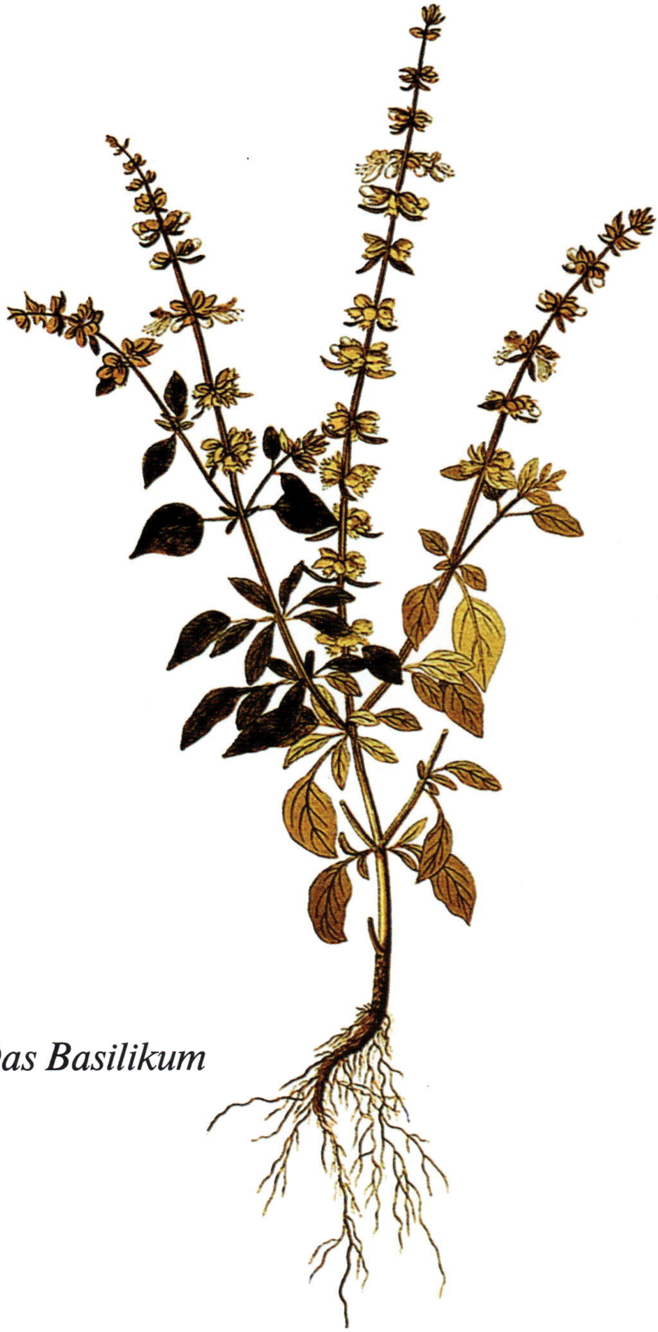

Das Basilikum

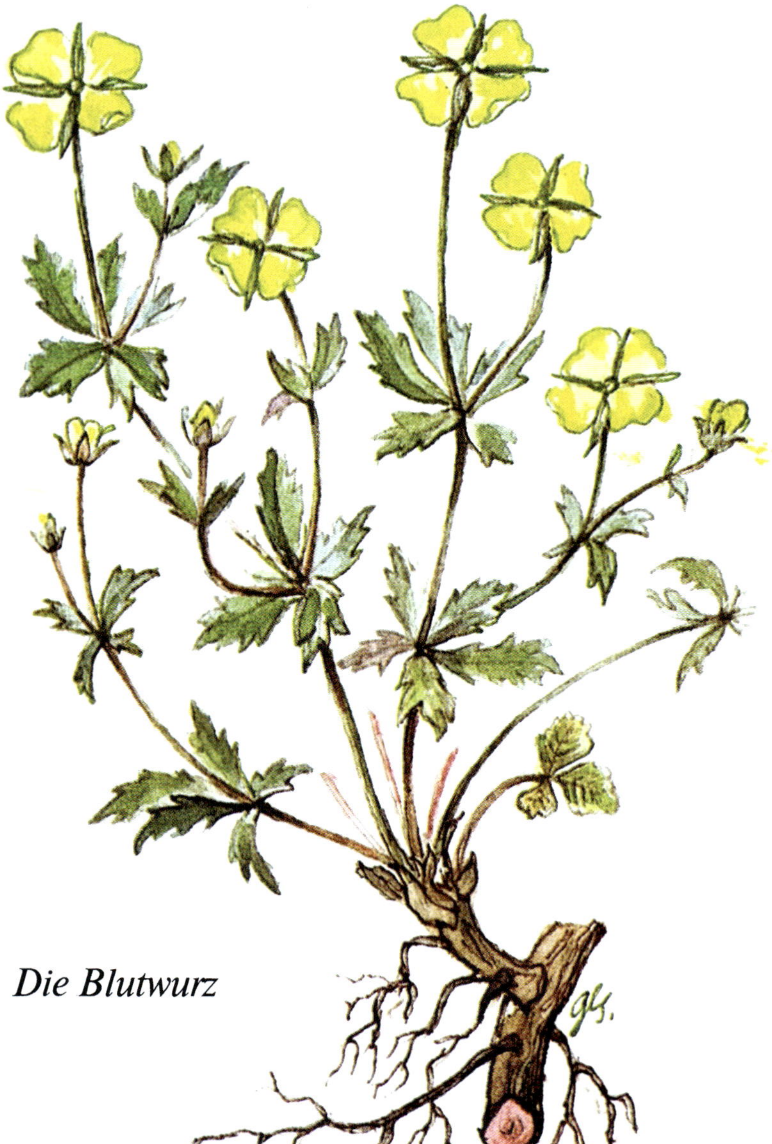

Die Blutwurz

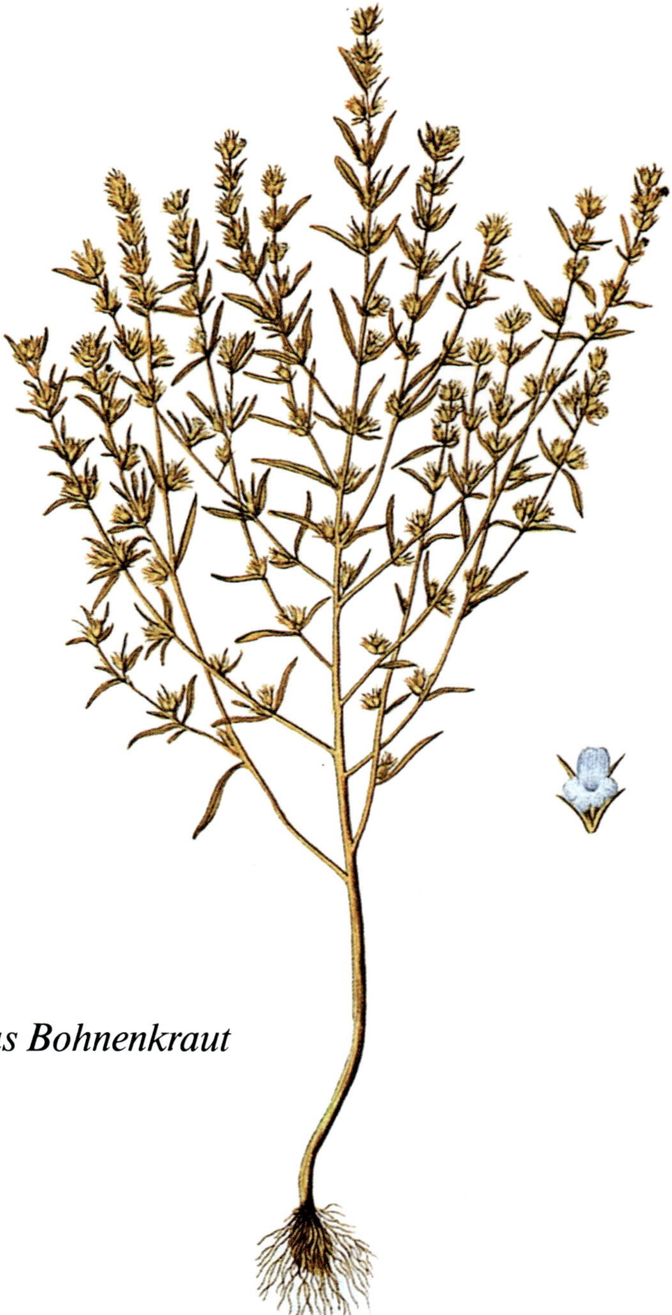

Das Bohnenkraut

Die Brunnenkresse

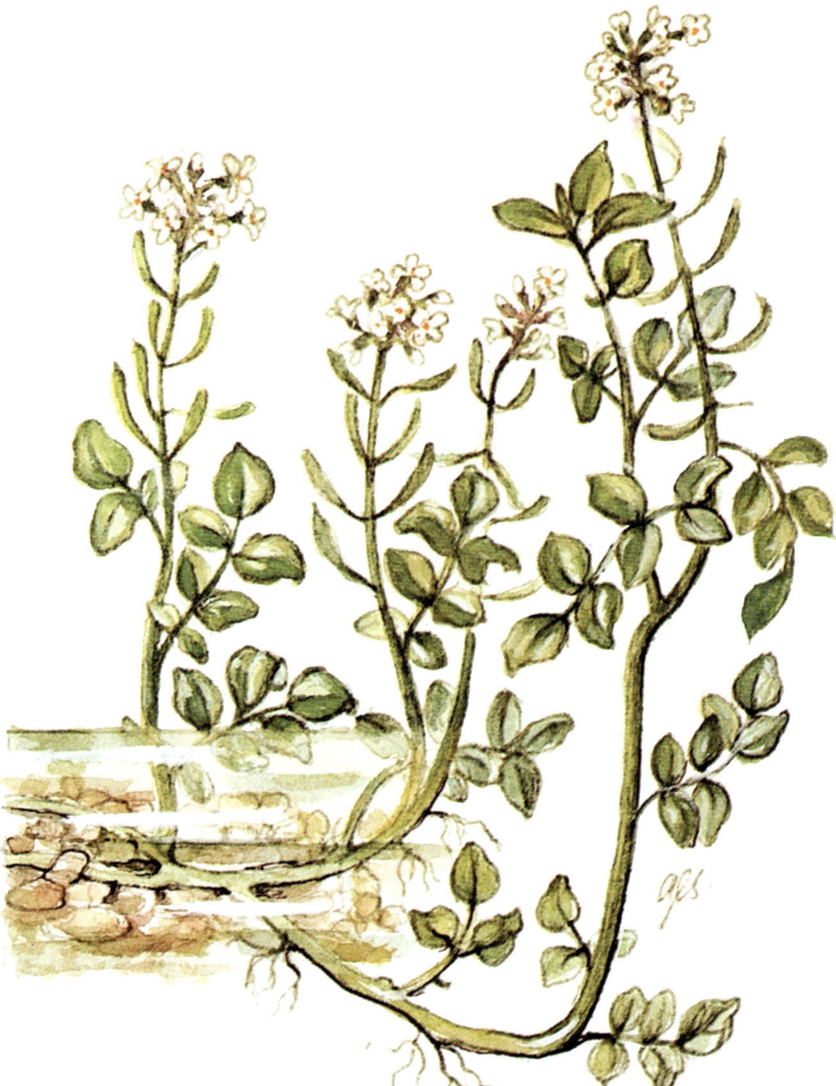

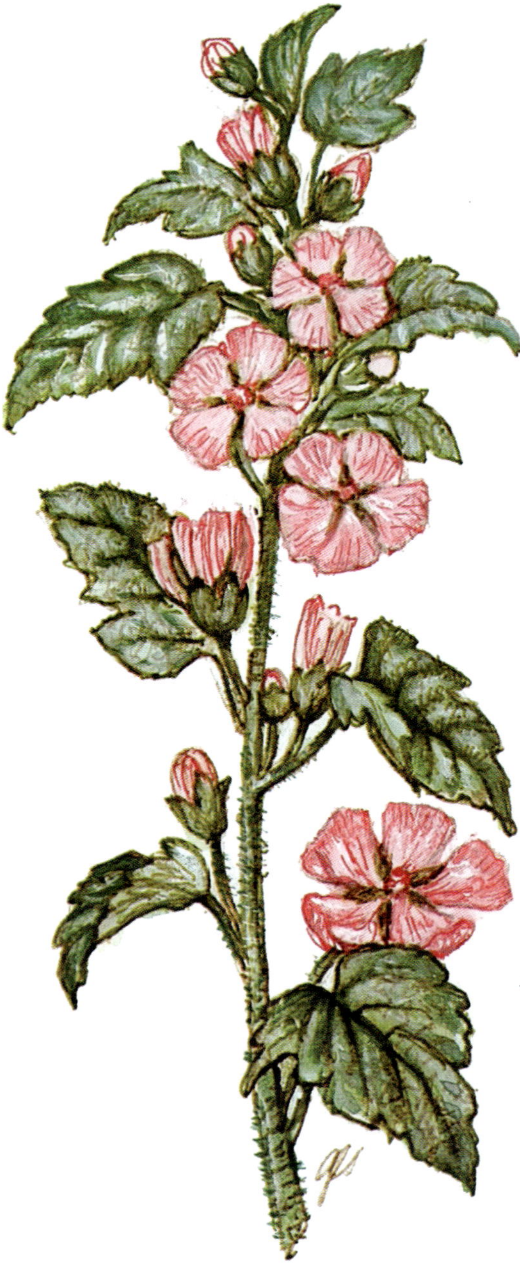

Der Eibisch

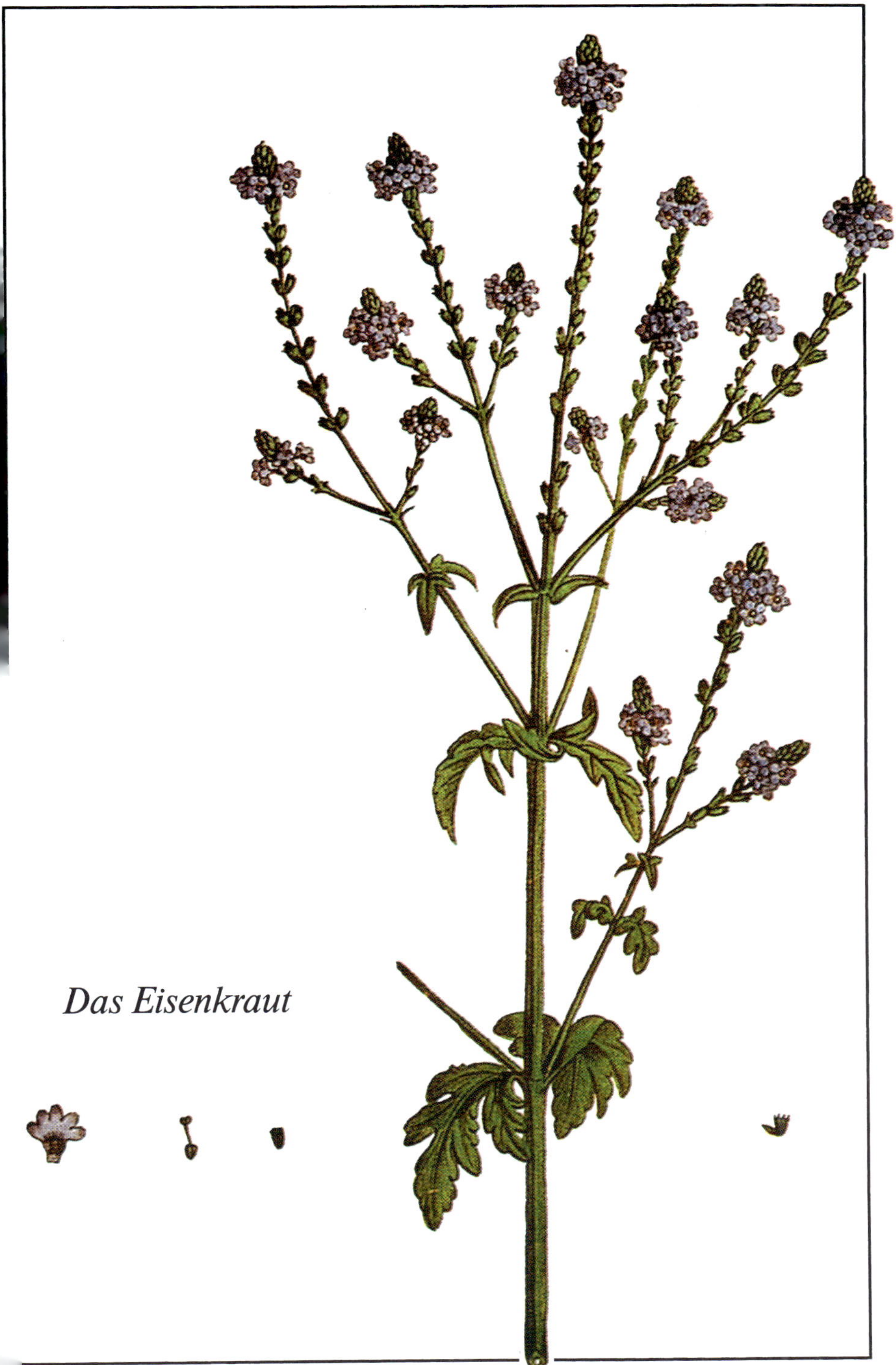

Das Eisenkraut

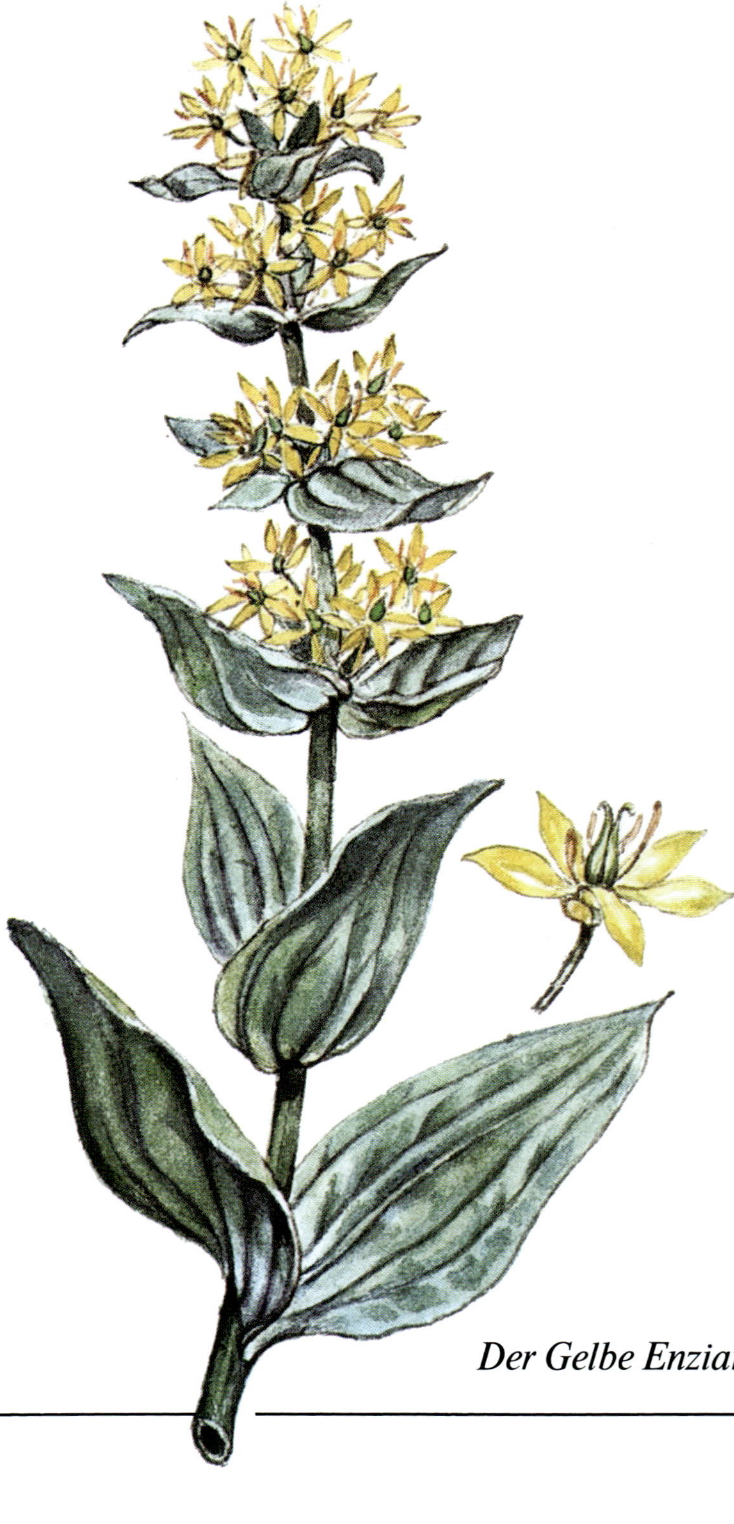

Der Gelbe Enzian

mit den Geheimlehren der Tat- und Lebensverweigerung, die die modernen Aussteiger bevorzugen.

Wenn sie die Klage des Menschen und seine Forderung nach einem tröstenden Zeichen Gottes vorträgt, erhält sie die »Antwort der himmlichen Freude: Nun sieh hin auf die Sonne, den Mond, die Sterne, auf alle grüne Zier der Erde und betrachte, was mit alledem Gott den Menschen für eine Gunst erweist . . . Eilt der Tag zu dir, so nennst du's Nacht; ist das Heil dir nahe, so nennst du's Fluch, und steht es mit allen Dingen deines Lebens gut, so sagst du, es gehe schlecht. Darum – ein Höllenwesen bist du! Ich aber habe den Himmel, weil ich alles, was Gott schuf, in der rechten Weise sehe . . . die Rosen und Lilien und alles Grüne."

Gottesbegeisterte und Realistin

Was uns an Hildegard so beeindruckt, ist ihr geistiger Reichtum, der sich in ihrem Weltbild entfaltet. Sie wählt nicht den Königsweg der Selbstvergessenheit, sie ist keine Glaubensschwärmerin, sondern Gottesbegeisterte. Aus dieser Gottesbegeisterung heraus begeistert sie sich für die Welt. Sie begegnet Gott in der Fülle seiner Schöpfung. Sie wirkt in die Welt, weil sie den Schöpfer hier ebenso findet wie im Gewissen.

Das mystische Erlebnis bedeutet für Hildegard eine zusätzliche Hilfe für die Erschließung des Glaubens. Die Stimmen, die sie hört, erklären die Welt und den Glauben. Innehalten und schauen, damit »der Augenblick wirklich die Entscheidung der Ewigkeit ist« (Kierkegaard), das ist ihre Botschaft, nicht mehr und nicht weniger. Wer den Reiz der Exotik sucht, kommt bei Hildegard von Bingen nicht auf seine Kosten.

Verantwortung und Gesundheit

Hildegard von Bingen hat uns nicht nur in ihrer Suche nach Gott etwas zu sagen, sondern auch mit ihrer Lehre vom gesunden und kranken Menschen. Wenn nach jüngsten Schätzungen von Fachleuten bis zu 50 Prozent aller Sterbefälle in den Industrieländern auf ein unvernünftiges Verhalten, sprich: einen ungesunden Lebensstil zurückzuführen sind, 20 Prozent auf Umwelteinflüsse, 10 Prozent auf ererbte Anlagen und nur 20 Prozent auf eine schlechte medizinische Versorgung, dann liegt es nahe, Hildegards Verantwortungsethik als hochaktuell einzustufen. Der Glaube, daß ein aufwendiges Gesundheitswesen dem Menschen die Verantwortung für seine Gesundheit abnehmen könnte, ist im Schwinden begriffen. Die Mitwirkung des Einzelnen und der Gesellschaft rückt als unabdingbare Voraussetzung für die »heile« Welt in den Blickpunkt. Die medizinische Machbarkeit von Gesundheit ist zum überholten Schlagwort geworden, an das selbst die Mediziner nicht mehr glauben.

Wenn in den letzten Jahren die durchschnittliche Lebenserwartung in Europa trotz einer Vervielfachung der Ausgaben für Medikamente stagniert, in der Sowjetunion bei den Männern gar von 66 auf 62 Jahre gefallen ist, so steht hinter dieser Entwicklung keine Verschlechterung des Gesundheitswesens, sondern der Raubbau des Menschen an seinem Körper und seiner Umwelt. Die oben genannten Größenordnungen legen die Rangfolge der Heilmittel fest. Demnach wäre die vorrangige Therapie, die Bereitschaft jedes einzelnen, sich der Verletzbarkeit seines Körpers, des Mikrokosmos, und seiner Umwelt, des Makrokosmos bewußt zu werden. Eben das meint Hildegard, wenn sie sagt, daß der Mensch die ganze Welt ist, die Welt aber Gegenkräfte entwickelt, wenn der Mensch seine Grenzen überschreitet, wenn er gegen die kardinale Tugend der »discretio«, des Maßhaltens, verstößt.

Die jetzt um sich greifende Erkenntnis, daß individuelles und gesellschaftliches Verhalten in ihrer Bedeutung für die Gesundheit die medizinische Korrektur eines schon eingetretenen Krankheitszustandes bei weitem übertreffen, kommt der Lehre Hildegards von der Verbundenheit von Mikrokosmos und Makrokosmos recht nahe. In Hildegards Menschenbild verhilft die glückliche Verbindung von Seele und Leib dem Menschen zur »Wirksamkeit«, zu erfolgreichem Handeln, und führt andererseits die Vernachlässigungen einer der beiden Wesenheiten zum Verlust von Energien. Es rächt sich, wenn der Mensch sein Eingebundensein in seinen Körper in die Gesellschaft und in die Natur nicht wahrhaben will, wenn er seine vielzähligen und mannigfaltigen Abhängigkeiten, seine ökologische Situation verdrängt.

Der ganze Mensch zählt

Die Krankheiten haben heute viele Ursachen. Daher mehren sich die Stimmen, die ein Ganzheitskonzept zu ihrer Behandlung fordern: eine Politik der Gesundheit. Da liegt es nahe, an das »gesundheitspolitische« Brevier der Hildegard von Bingen zu erinnern. Ausgehend von der Einheit von Mensch und Welt erklärt sie in ihrem Kommentar zu den Benediktinerregeln, daß der Mensch vordringlich den Umgang mit seiner Umgebung erlernen muß. Die Eßgewohnheiten sollen maßvoll sein, Arbeit und Freizeit gilt es abzustimmen und der kosmische Rhythmus von Schlafen und Wachen soll nicht willkürlich unterbrochen werden.

Für Hildegard bietet die medizinische Behandlung nur einen von mehreren Wegen an, die zur Wiedergenesung führen. Angesichts ihres Kosmosmenschen müssen wir zu dem Schluß kommen, daß es ebensoviele Heilmittel, sprich: Lebensregeln wie Krankheitsursachen gibt. Wir sprechen heute von der psychischen, sozialen und physischen Umgebung, die über Gesundheit oder Krankheit entscheidet und meinen damit den Kosmos der Beziehungen von Familie, Nachbarschaft und Arbeitskollegen, davon bestimmte Werte und Normen, die Einstellung zum eigenen Körper, Eß- und Trinkgewohnheiten sowie Belastungen durch Verkehr, laute Musik und Betonwüsten.

Mit dieser Ganzheitssicht kommt die Politik der Gesundheit dem auf den ganzen Menschen abgestellten Hildegardischen Regeln recht nahe. Die Annäherung des Gesundheitskonzepts am Ausgang des 20. Jahrhunderts an das Menschenbild früherer Jahrhunderte entspricht einer Revolution auf dem Gebiet der Medizin.

Linderung durch Anteilnahme

Wenn dazu gefordert wird, daß nicht nur das Konzept der Krankheitspflege geändert werden muß, sondern auch die Welt, die den Menschen in die Krankheit treibt, – gemeint sind die Spielregeln des Lebenskampfes –, dann haben wir hier eine weitere, erstaunliche Parallele zu Hildegards Heil-Vorschlägen. Hildegard wird nicht müde zu betonen, daß der Kranke vor allem barmherzige Zuwendung braucht. Damit weist sie nicht nur ihrer Epoche, sondern auch unserem Zeitalter die Richtung. Hildegards Heilkunst räumt einer sittlichen Haltung die besten Heilungschancen ein: Linderung durch Anteilnahme und Mitgefühl, wo Spritzen und Fusionen nicht helfen.

Hildegard stellt nicht die Grundbedingungen der Existenz in Frage. Sie hat nicht die Illusion eines Paradieses auf Erden. Sie ist weit davon entfernt, zu glauben, die Krankheit könnte aus der Welt geschafft werden. Deshalb empfiehlt sie Mitleid und Barmherzigkeit als »Spielregeln«.

Die Gesundheitspolitik der Zukunft kann selbstverständlich nicht mit jenen Tugend-Begriffen für ihre Durchsetzung fechten. Aber wenn sie diese ausschließlich individuellen Regeln außer acht läßt, wird sie scheitern. Es gibt gesellschaftliches Mitgefühl genausowenig wie soziale Freundlichkeit und Nachsicht. Für die Spielregeln hat jeder einzelne die Verantwortung zu übernehmen. Nicht der Wettbewerb macht die Menschen krank, sondern ihre Einstellung dazu. Streß hängt weniger von der Menge der Arbeit als von der Einstellung zur Arbeit ab.

Gesundheit ist keine staatliche Angelegenheit, sondern die Sache eines jeden einzelnen. Nicht eine »neue« soziale Beschäftigungspolitik, Wirtschaftspolitik und Familien- und Sozialpolitik – nicht die staatlichen Spielregeln werden der Gesundheit wieder auf die Beine helfen, sondern allein die geänderte Einstellung des einzelnen, die Änderung seines Lebensstils.

Hildegard fordert uns dazu auf, die lebendige Fülle der Welt zu sehen und zu begreifen, daß das Fernste mit dem Nächsten in Beziehung steht. Wir werden tagaus-tagein mit Beispielen konfrontiert, wie aktuell doch jene Weltanschauung von der Einheitlichkeit des Kosmos ist. Saurer Regen, absterbende Wälder, verschmutzte Gewässer, Smog und Lärm, kurz: die Krankheit der »planetarischen Biosphäre«, des Makrokosmos ist der Beweis. Nicht weniger zerrüttet der Mikrokosmos: eine Häufung seelischer Krankeiten, die wiederum zu körperlichen Schäden führen. Diesen psychosomatischen Krankheiten steht die Schulmedizin fast hilflos gegenüber. Sinnverlust und Leergefühle sind nicht mit Tabletten zu kurieren.

Der sinnsuchende Mensch mag andere Wege gehen als die Äbtissin im 12. Jahrhundert. Nur, am Ende, wenn er sein Ziel erreicht, wird er, wie sie, vor der gleichen umgreifenden Ganzheit stehen, die die Wirklichkeit der Seele ist. Ob er dann auch die gott-menschliche Zusammengehörigkeit empfindet, oder zu einer anderen Art der »In-eins-Schau« findet, sei dahingestellt. Die Einsicht, ja das Staunen, daß alles und jedes aufeinander angewiesen ist, wird der erste Schritt zur Umkehr, zur Wiedergenesung des Menschen und seiner Welt sein.

3. TEIL

Die Pflanzen der Hl. Hildegard – gestern und heute

Von der Akelei zum Zwergholunder

Einheit von Leib und Seele

Die Praxis und Problematik in der Pflanzenheilkunde Hildegards

Hildegards Naturheilkunde ist aktueller denn je. – Kein Wunder in einer Zeit, in der sich immer mehr Menschen von der dogmatischen Schulmedizin alleingelassen fühlen, als Mensch und als Patient, und sich so auf die Natur zurückbesinnen. –

Zum einen ist dies eine Reaktion auf die übermäßige, weil so einfache, Verwendung und Verschreibung chemisch-synthetischer Arzneimittel und die dadurch auch immer wieder auftauchenden Nebenwirkungen und Folgeschäden – zum anderen ist es eine Absage an den schier unumstößlichen Glauben an die Allmacht der Technik, Wissenschaft und des Fortschritts. – So interessieren sich immer mehr Menschen wieder für die therapeutisch nutzbaren Kräfte der Natur und kommen so zwangsläufig früher oder später auch auf die Heilkunde der Hl. Hildegard.

Doch Vorsicht – dieses »Zurück zur Natur« ist nicht immer so einfach und problemlos, wie einem das so mancher »Wunderdoktor« weis machen will, der sich an diesen Trend angehängt hat. – Das gilt auch für die »Apotheke« der Hl. Hildegard. Denn was natürlich ist, ist nicht immer auch unschädlich, gut und heilsam. Auf die richtige Anwendung im rechten Augenblick und in der richtigen Dosierung kommt es an! Und gerade in diesem Punkt unterscheidet sich Hildegard in ihrer Schrift »causae et curae«, Ursachen und Behandlung, grundlegend von der Medizin heute.

Während man heute häufig dazu neigt, Beschwerden isoliert zu sehen und zu behandeln, betrachtet Hildegard immer den ganzen Menschen. Das heißt, Kopfschmerz wird nicht einfach mit einer Tablette abgehandelt, sondern Hildegard fragt nach dem »warum« und »woher«. – Kommt der Schmerz letztendlich vom Herzen oder vielleicht gar von der Seele? – Sieht die moderne Medizin den Patienten heute in erster Linie als Summe seiner Organe, die separat und isoliert behandelt werden, versteht Hildegard den »Patienten« als Einheit von Leib und Seele, verknüpft die Gesundung der Seele mit der des Körpers und umgekehrt. So gesehen ist die Pflanze niemals allein Heilmittel auf natürlicher Basis, sondern immer auch Träger göttlicher Kräfte.

Eine zweite Problematik ergibt sich aus der Sprache, in der sie geschrieben hat, dem Lateinischen. Hildegard selbst weist auf die Vieldeutigkeit dieser Sprache hin. – Nur mit viel Sachkenntnis und Mühe ist es möglich, sich in die Gedanken Hildegards einzulesen . . ., ihre Stichworte und Leitmotive auch richtig zu interpretieren und ihre jeweilige Bedeutung zu verstehen. – Dieses einführende Buch möchte dem Interessierten diese Arbeit erleichtern und stellt zu einer Auswahl von 70 Pflanzen das jeweilige Originalzitat der Hl. Hildegard. Zugrundegelegt wurde die erste und wortgetreue Übersetzung von Dr. Marie-Louise Portmann aus Basel, bei der alle Handschriften berücksichtigt wurden. – Da es sich dabei jedoch um eine exakt wissenschaftliche Übersetzung handelt, tauchen natürlich auch Begriffe auf, die sich nicht so ohne weiteres in die medizinische Jetztzeit übertragen lassen. Spricht Hildegard zum Beispiel von der »roten Lepra«, so hat diese mit der uns bekannten Lepra wenig zu tun. Gemeint ist vielmehr Hautausschlag, wohl im Umfeld der Psoriasis anzusiedeln. – Und da diese Übersetzung in die heutige Zeit natürlich von einem Laien nicht ohne Probleme nachvollzogen werden kann, haben wir zum Hildegard-Zitat immer die heutigen Anwendungsformen hinzugefügt, wie sie engagierte Apotheker und Mediziner, die sich seit Jahren mit den Heilmitteln der Hildegard auseinandersetzen, sehen.

Doch um einem Mißverständnis von vorneherein vorzubeugen: das vorliegende Buch soll keineswegs einer Selbstmedikation, also einer Anwendung allein durch Laien dienen oder als medizinisches Hausbuch für den privaten Gebrauch bei Krankheiten gesehen werden. Vielmehr ist es in den meisten Fällen unerläßlich, den Arzt zu konsultieren, der in Zusammenarbeit mit einer Apotheke, die sich mit der Hildegardmedizin beschäftigt, das entsprechende Präparat verschreibt und eine genaue Anwendung vorgibt. – Die im Anwendungsbereich aufgezeigten Beispiele sollen dazu dienen, sich vorab zu informieren, um die entsprechenden Fachleute gezielt auf mögliche Therapien anzusprechen. Denn nur der Arzt kann im Krankheitsfall eine Diagnose stellen und darf entscheiden, welches Heilmittel in welcher Zusammensetzung jeweils angewandt werden darf.

In den Fällen jedoch, wo es sich um einfache Husten- oder Grippemittel handelt, ist die Aufbereitung eines Tees oder eines Trankes unbedenklich. Denn dabei handelt es sich um Empfehlungen, die die Volksmedizin seit dem Mittelalter, teilweise schon aus der Antike her kannte. Die Hildegard'sche Interpretation führt sie lediglich ergänzt und durch Details angereichert in ihre Gesamtschau der pflanzlichen Heilmittel ein.

Eingehende und gründliche Untersuchungen über die Wirksamkeit der Hildegard-Pflanzen fehlen bislang seitens der Wissenschaft. – Auf was jedoch immer mehr Menschen setzen, sind die empirischen Werte, also die Erfahrungen, die Apotheker, Ärzte und Naturheilpraktiker seit vielen Jahren mit der »Medizin« der Hl. Hildegard machen. – Denn eines ist gesichert, wenn auch oft von der Schulmedizin geleugnet oder belächelt: Erfolge. – Nachweisbar, und oft genug gerade in den Fällen, in denen die »moderne« Medizin »mit ihrem Latein« am Ende war.

Es wäre aber ein Trugschluß, würde man die Heilwirkung der Hildegardpflanzen lediglich als Alibi für einen unsoliden Lebenswandel benützen. Denn wer über Jahre hinweg an seinem Körper Raubbau betrieben, sich ganz bewußt falsch und ungesund ernährt hat, für den hält auch die Hl. Hildegard kein »Wundermittel« bereit. Grundvoraussetzung ist die Bereitschaft, maßvoll zu leben. Zum Beispiel seine Ernährung langsam umzustellen, – vielleicht auf Dinkel, das bei Hildegard so hochgepriesene Urkorn, – sich und seinen Körper wieder besser kennenzulernen, und damit auch seine Seele wieder neu zu entdecken. –

Umso mehr man sich auf eine natürliche Ernährung rückbesinnt, und das hat nichts mit »Bio-Fanatismus« oder Alkohol- und Fleisch-Verzicht zu tun, umsoweniger wird der heute so »schnelle Griff zu den Pillen« notwendig werden. Ist eine schnell verabreichte Spritzenkur zur Ausnahme geworden, so ist das Ziel des Umgangs mit den Heilpflanzen der Hl. Hildegard eigentlich schon erreicht.

Dieses Buch erhebt nicht den Anspruch auf Vollständigkeit, es soll lediglich einführen in die Schau der Hl. Hildegard, ihre Sicht der Möglichkeiten, die sich für uns aus der Rückbesinnung auf die natürlichen Werte ergeben. – Und vielleicht erkennt so mancher Leser »zwischen den Zeilen« des Hildegard-Textes, welch ein Schatz an Wissen um die Heilung des kranken Menschen hier vorhanden ist – heute noch wertvoller und aktueller als vor 800 Jahren.

Dieses Buch soll ein kleiner Dank an meinen Mann sein, der in über 30 Jahren Arbeit sein ganzes Wissen und seine ganze Erfahrung aus der Apotheke eingesetzt hat, um eine Sammlung der Rezepturen der Hl. Hildegard zu erstellen.

Ellen Breindl, Konstanz

Die 70 wichtigsten Pflanzen bei Hildegard v. Bingen

Akelei

Vorbeugung und Anwendung

Halsschmerzen, Lymphknotenschwellungen an Hals und Nacken, schleimiger Auswurf, Fieber

Hildegard

»Die Akelei ist kalt. Und ein Mensch, in dem Anfälle, was ›selega‹ genannt wird, zu entstehen beginnen, der esse rohe Akelei, und die Anfälle verschwinden. Und der, in dem Skrofeln zu wachsen beginnen, der esse oft rohe Akelei, und die Skrofeln nehmen ab. Aber auch wer viel Schleim auswirft, der beize Akelei in Honig und esse sie oft, und der Schleim nimmt ab, und sie reinigt ihn so. Wer aber Fieber hat, der zerstoße Akelei, und er seihe ihren Saft durch ein Tuch, und diesem Saft gebe er Wein bei, und so trinke er oft, und es wird ihm besser gehen.«

Bedeutung

Skrofeln sind eine seltene Haut- und Lymphknotenerkrankung im Kindesalter. Die Akelei wird zuerst bei Hildegard namentlich erwähnt und in den Arzneischatz eingeführt. Als Heilpflanze wurde sie im Mittelalter wenig genutzt, war aber eine wichtige Symbolpflanze in der Kunst.

Anwendungsformen

Die Akelei-Tinktur (Apotheke) empfiehlt sich besonders zum Gurgeln bei Schluckbeschwerden und Halsweh. Bei Schwellungen der Lymphknoten wird die frische Pflanze zu einem Brei zerkleinert, der dann jeweils 1–2 Stunden mit einem Leinentuch auf die Lymphknoten aufgebunden wird. Bei Auswurf und starker Verschleimung ißt man Akelei-Honig, Frischpflanzenbrei mit Honig aufbereitet, 2–3mal täglich 3 Messerspitzen. 1–2 rohe Pflanzenblättchen zerkaut man mehrmals täglich bei fieberhaften Erkrankungen. Bei stärkerem Fieber nehme man 3–5mal täglich 10 Tropfen der Urtinktur (Apotheke), den rohen Saft, in ein wenig Weißwein.

Die Akelei, insbesondere ihr Samen, ist giftverdächtig, wenn auch nur schwach. Akelei wird in der Homöopathie bei Beschwerden während der Menstruation und funktionellen, psychisch bedingten Störungen beim Sprechen angewendet.

Aquilegia vulgaris

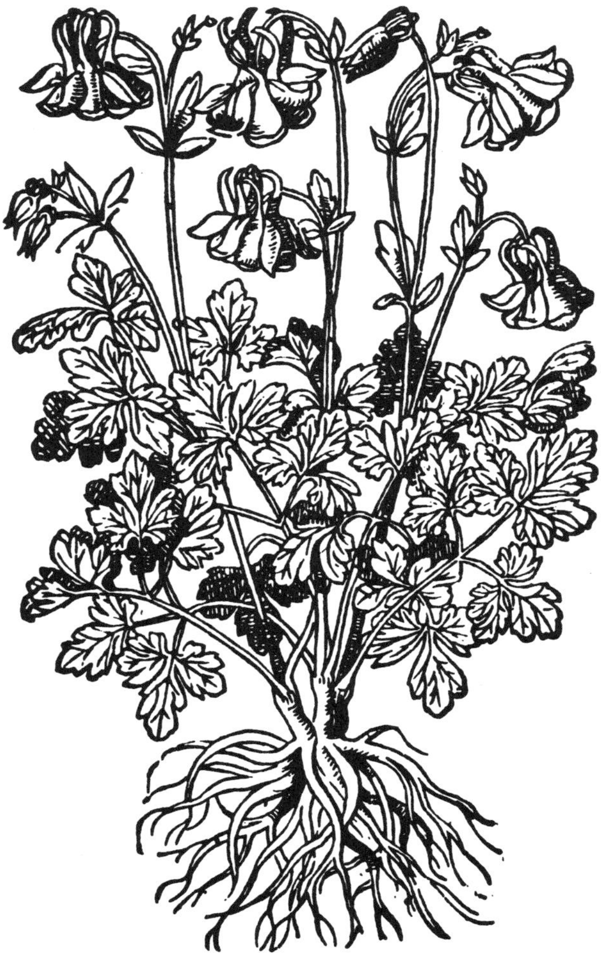

Die Akelei gehört wie der giftige Eisenhut, der Rittersporn, die Trollblume und die volkstümlichen Anemonen zur Familie der Hahnenfußgewächse (Ranunculaceae). Ihre meist dunkelblauen Blüten bestehen aus Blütenhüllblättern und den Honigblättern mit ihrem langen, nach innen gekrümmten Sporn.

Alant

Vorbeugung und Anwendung

Asthma, Lungenschmerzen, Vorstufe zur Migräne, Augentrübung

Hildegard

»Der Alant ist von warmer und trockener Natur und hat nützliche Kräfte in sich. Und das ganze Jahr über soll er sowohl dürr als auch grün in reinen Wein gelegt werden. Aber nachdem er sich in Wein zusammengezogen hat, schwinden die Kräfte in ihm, und dann soll er weggeworfen werden und ein neuer eingelegt werden. Und wer in der Lunge Schmerzen hat, der trinke ihn täglich mäßig vor und nach dem Essen, und das Gift – das ist der Eiter – nimmt er aus seiner Lunge weg, und er unterdrückt die Migräne und reinigt die Augen. Aber wenn jemand ihn häufig so trinken würde, den würde er wegen seiner Stärke schädigen. Wenn du aber keinen Wein hast, um ihn einzulegen, dann mache mit Honig und Wasser eine reine Honigwürze und lege den Alant ein und trinke, wie oben gesagt wurde. Nimm auch Feige und zweimal soviel Alant und füge Galgant hinzu. Und mach aus diesem einen Klartrank und trinke, wenn du in der Lunge Schmerzen hast ...«

Anwendungsformen

In Wein extrahiert, nimmt man die Alantwurzel 3mal täglich vor und nach dem Essen, jeweils einen Eßlöffel voll. (Anwendung nur nach Vorschrift der Apotheke, da Alant, übermäßig genossen, giftig ist.)

Die Alantwurzel enthält ätherisches Öl mit dem »Alant-Campher«, den man als Helenin bezeichnet (= Gemisch von Alanto-Laktonen). Neben Polyacetylenen ist der Hauptinhaltsstoff das Kohlehydrat Inulin. Alantwurzel ist Bestandteil vieler auswurffördernder Teegemische mit antiseptischer Wirkung. Die Droge wirkt auch blähungstreibend, gallesekretionsfördernd und harntreibend. Größere Mengen führen zu Brechreiz. Es werden der Wurzelstock und die Wurzeln auch in der Homöopathie genutzt.

Inula helenium

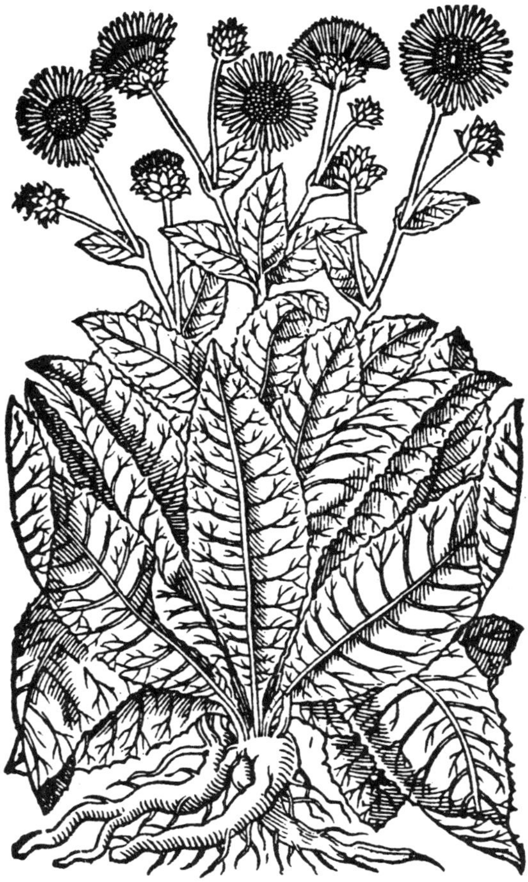

Die von 60 bis 260 Zentimeter (!) hohe Alantpflanze gehört zur Familie der Korbblütler (Asteraceae). Sie hat breit lanzettliche Blätter, die über einen halben Meter lang werden können. Die Blätter sind unregelmäßig gezähnt. Die unteren haben einen langen Stiel, die oberen sind sitzend. Mehrere der großen, bis 7 Zentimeter breiten Blütenköpfe mit sehr schmalen goldgelben Zungenblüten stehen in doldenförmigen Rispen.

Andorn

Vorbeugung und Anwendung

Dumpfes Gehör, einfacher Husten, Eingeweidebrüche, Halsschmerzen

Hildegard

»Der Andorn ist warm und hat genug Saft, und er hilft gegen verschiedene Krankheiten. Denn wer taube Ohren hat, der koche Andorn in Wasser und nehme ihn aus dem Wasser und lasse seinen warmen Dunst in seine Ohren dringen, und er lege ihn so warm um die Ohren und den ganzen Kopf, und er wird ein besseres Gehör erlangen. Und wer in der Kehle krank ist, der koche Andorn in Wasser, und er seihe jenes gekochte Wasser durch ein Tuch, und er füge zweimal soviel Wein bei, und er lasse es nochmals in einer Schüssel aufkochen unter Beigabe von genügend Fett, und so trinke er es oft, und er wird in der Kehle geheilt werden ... Und wer kranke und gebrochene Eingeweide hat, der koche Andorn in Wein unter Beigabe von genügend Honig. Und dieses Gekochte schütte er in einen Topf und trinke es oft abgekühlt, und die Eingeweide werden geheilt.«

Anwendungsformen

Bei dumpfem Gehör wird das Frischkraut, in Wasser gekocht und etwas ausgepreßt, mit einem Leinentuch 2mal täglich als Ohrenumschlag aufgelegt. Besonders bei chronischen Katarrhen, Bronchitis und einfachem Husten verwendet die Naturmedizin schon seit jeher den Andorn. Dabei empfiehlt sich ein Elixier aus Frischkraut, das in Wein gekocht – 3mal täglich jeweils ein Likörglas voll – kühl getrunken wird. Das getrocknete Kraut mit Wein und Honig aufgekocht, wird 3mal täglich bei Eingeweideleiden (Bindegewebsschwäche) kühl getrunken.

In der Volksmedizin bei Katarrhen der Atemwege (Halsweh), Rachenkatarrh, asthmatischen Beschwerden, nervösen Herzrhythmusstörungen, Störungen der Magensaftsekretion, bei Leber- und Galle-Funktionsstörungen.

Marrubium vulgare

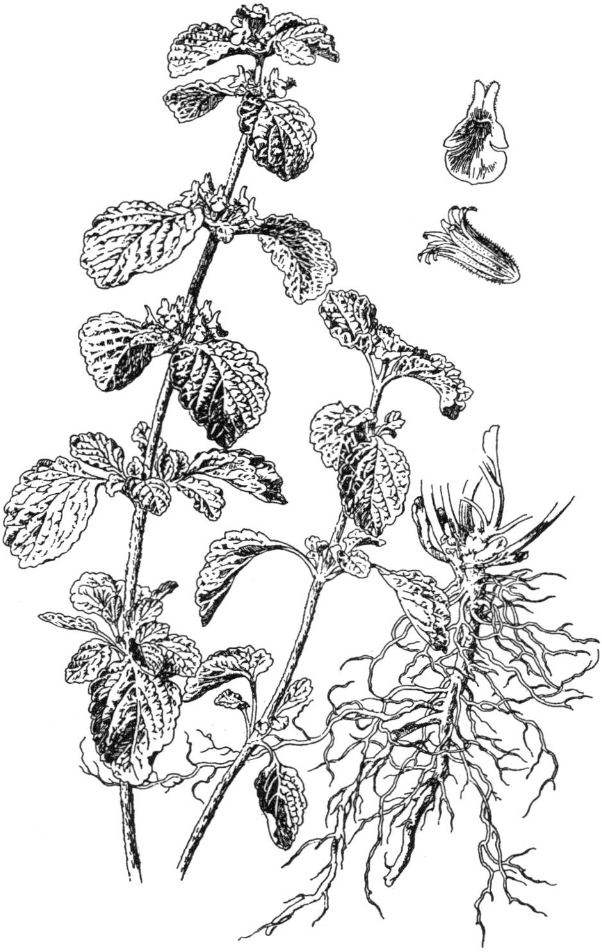

Der Andorn ist ein Lippenblütler (Lamiaceae). Die dicht filzig behaarte Pflanze wird 30 bis 60 Zentimeter hoch. Die runzeligen, rundlichen Blätter sind gestielt. Die Blüten stehen in fast kugelig angeordneten Scheinquirlen. Die Kelche haben 10 zurückgebogene, stechende Zipfel, die wie Widerhaken wirken.

Aronstab

Vorbeugung und Anwendung

Melancholie, depressive Verstimmungen (Klimakterium), Gicht

Hildegard

»Der Aronstab ist weder lauwarm noch zu stark, sondern er hat gleichmäßige und maßvolle Wärme ... Und wenn ein Mensch so unter Gicht leidet, daß alle Glieder versagend fallen, und daß seine Zunge beim Sprechen versagt, dann sollen ihm sogleich Blätter des Aronstab mit etwas Salz zu essen gegeben werden, und die Gicht wird weichen. Oder wenn sie noch nicht weicht, dann soll seine Wurzel in gekochten Honig getaucht werden, und dies soll sofort zu essen gegeben werden, und es wird ihm besser gehen. Aber auch ein Mensch, der ein schleimiges Fieber im Magen hat, aus dem verschiedenartiger Schüttelfrost erwächst, der koche die Wurzel des Aronstabes in reinem Wein, und dann tauche er einen erhitzten Stahl in Wein und erwärme ihn so wieder, und so warm trinke er dies ... Und ein Mensch, in dem die Melancholie wächst, ... der trinke oft den Wein mit der gekochten Aronwurzel, und sie mildert die Melancholie in ihm, das heißt, sie verschwindet wie auch das Fieber.«

Anwendungsformen

Bei Gicht und Melancholie, speziell im Zusammenhang mit dem Klimakterium, wird oft ein Elixier gebraucht, bei dem die Wurzeln der Pflanze in Wein gekocht und mit Honig angereichert werden. In der Regel 3–5mal täglich 1 Eßlöffel. (Anwendung nur nach Vorschrift der Apotheke und des Arztes, da Aronstab, falsch aufbereitet, giftig ist.)

Sämtliche Pflanzenteile sind frisch stark giftig. Die Vergiftungssymptome ähneln einer Oxalat-Vergiftung, wie allgemeine Schwäche, Lähmungen, Krämpfe, Kollaps unter Umständen mit tödlichem Ausgang. Die tödlichen Scharfstoffe sind unbekannt. Nachgewiesen sind wenig Nikotin, verschiedene Amine, aber keine Schierlings- und andere nichtflüchtige Alkaloide. In der Homöopathie wird eine verwandte Art, »Arum triphyllum«, gegen Kehlkopf-, Rachen- und Mandelentzündung sowie Nasenpolypen angewandt. Die Schulmedizin verwendet den Aronstab nicht.

Arum maculatum

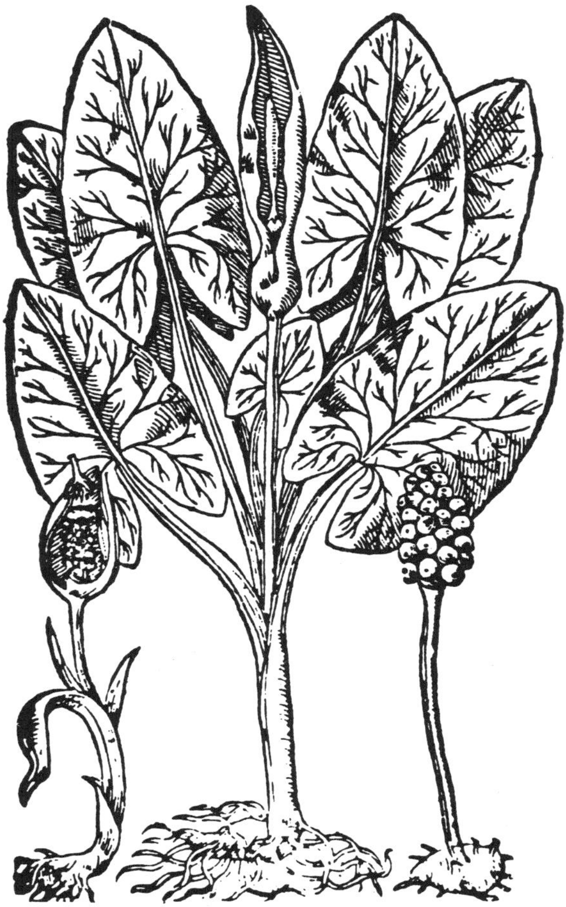

Der Aronstab gehört zu den Aronstabgewächsen (Araceae). Er ist eine Staude mit knollig verdicktem Wurzelstock und erreicht eine Höhe von 20 bis 40 Zentimetern. Die pfeilförmigen Blätter sind meist dunkel gefleckt und langgestielt. Typisches Merkmal ist das kallaähnliche Hochblatt (Spatha), das einen kolbenförmigen Blütenstand von braunvioletter Farbe enthält.

Bachbunge

Vorbeugung und Anwendung

Hämorrhoiden, Gicht, Stuhlträgheit

Hildegard

»Die Bachbunge ist von warmer Natur, und wer daraus ein Mus kocht unter Beigabe von Fett oder Öl und sie so ißt, der erleichtert seinen Bauch durch Abführen wie mit einem Trank. Und auch gegessen unterdrückt sie die Gicht.«

Bedeutung

Sichere Kennzeichen gegen Verwechslungen mit ähnlichen Pflanzen oder solchen mit gleichem Verwendungszweck (Brunnenkresse, Bitteres Schaumkraut) sind die lockeren, blattachselständigen, in Trauben stehenden, blauen (!) Ehrenpreisblüten (meist zehn), die vier Blütenzipfel aufweisen. Der verwandte Wasser-Ehrenpreis hat anstatt himmelblauer Blüten hellviolette bis rötliche Ehrenpreisblüten.

Anwendungsformen

Das Frischkraut der Bachbunge bereitet man am besten wie Spinat, leicht in Butter gedünstet und individuell gewürzt. Eine Tasse pro Tag heiß gegessen, ist in der Regel völlig ausreichend. Auch als Beilage zu anderen Speisen.

3mal täglich 20 Tropfen der Tinktur können auch im Essen mitgekocht werden.

In der Volksmedizin wird die Bachbunge wie die Brunnenkresse verwendet, ausschließlich frisch. Sie ist harntreibend und regt die Sekretion der Verdauungssäfte an. Auch zu Frühjahrskuren, bei Zahnfleischentzündungen und als Vitamin-C-Spender wird die Bachbunge eingesetzt.

Veronica beccabunga

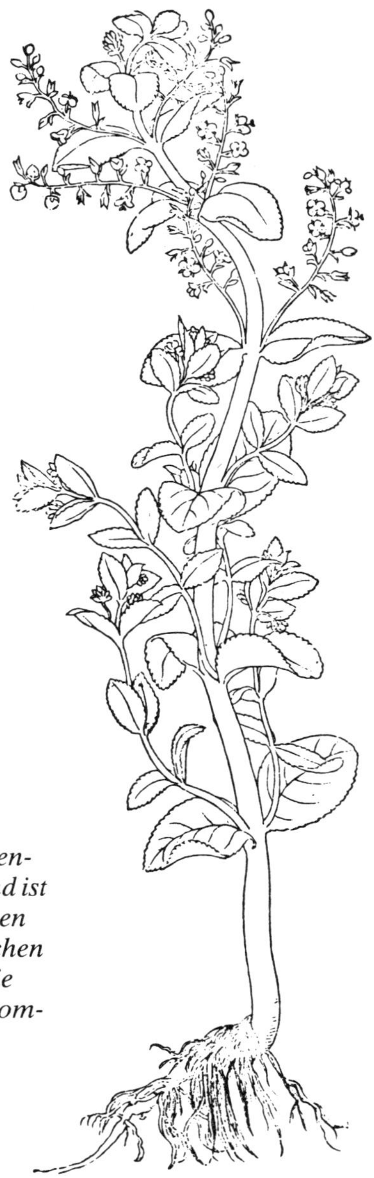

Die Bachbunge ist ein Rachenblütler (Scophulariaceae) und ist nahe verwandt mit dem echten Ehrenpreis und den zahlreichen anderen Ehrenpreisarten, die überall an Wegrändern vorkommen.

Basilikum

Vorbeugung und Anwendung

Drei- und Viertagefieber, Zungenlähmung

Hildegard

»Das Basilikum ist kalt. Aber ein Mensch, der an seiner Zunge die Lähmung hat, so daß er nicht sprechen kann, der lege Basilikum unter seine Zunge, und er wird die Sprache wiedererlangen. Aber auch wer starke Fieber hat, entweder drei Tage oder vier Tage Fieber, der koche Basilikum in Wein und gebe Honig bei, und er seihe das, und er trinke das oft nüchtern und nach dem Essen des Abends, und die Fieber in ihm werden weichen.«

Bedeutung

Mit Basiliska wurden früher auch andere Pflanzen benannt, die im Volksglauben antidämonischen Charakter hatten, z. B. der Aronstab, die Drachenwurz und die Schlangenwurz. Sicher hat Hildegard von diesen abergläubischen Vorstellungen Kenntnis gehabt. Der lateinische Artname »basilicum« ist aus dem Griechischen abgeleitet (basilikon = königlich) und verweist somit auf den hohen Wert, den man früher dieser Pflanze beimaß.

Anwendungsformen

Fiebersenkend wirkt das Basilikum vor allem als Honigwein. Dabei wird das Frischkraut in Weißwein aufgekocht, mit Honig angereichert, abgeschäumt und heiß in Flaschen abgefüllt. Dreimal täglich vor dem Essen ein Likörglas voll und einmal vor dem Schlafengehen.

Das Basilikum dient auch als Gewürz zu Fleisch- und Wurstwaren, als Grünkraut zu Salaten, als Tinktur für Umschläge und Pinselungen.

Zweckmäßig wird nur die Frischpflanze verwendet. Basilikum läßt sich auch als Topfpflanze kultivieren. Den höchsten Wirkstoffgehalt besitzt Basilikum kurz vor der Blüte. Bei Zerreiben bildet sich ein starker, aber angenehmer Geruch. Getrocknet schmeckt es pfefferartig scharf. So ist es Bestandteil der berühmten französischen »Herbes de Provence«, zusammen mit Salbei, Rosmarin u. a. In der Volksmedizin wird Basilikum als harntreibendes Mittel, bei Magen- und Darmstörungen und bei Schleimhautkatarrhen eingesetzt.

Ocimum basilicum

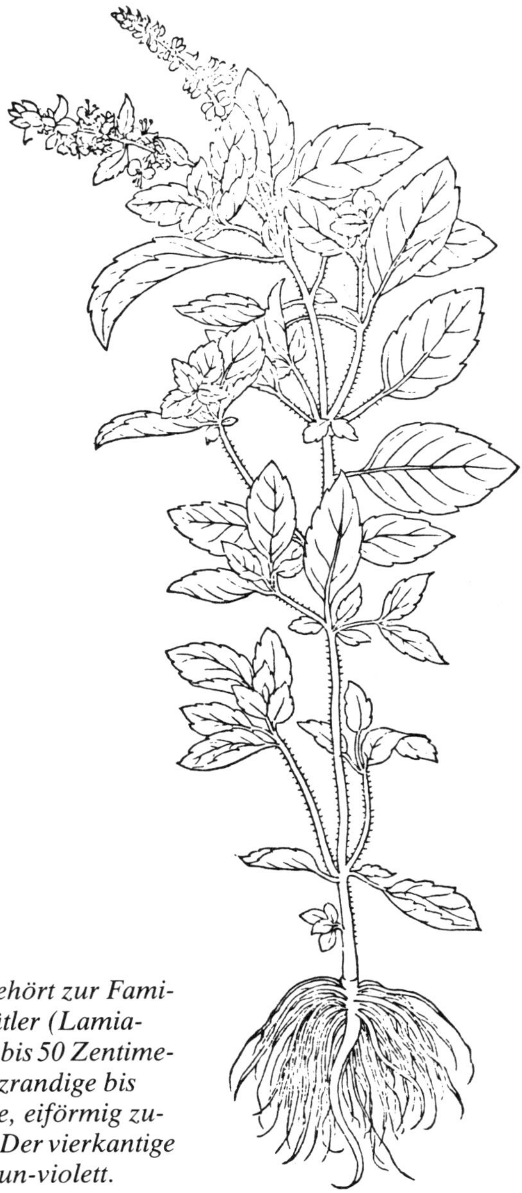

Das Basilikum gehört zur Familie der Lippenblütler (Lamiaceae). Es wird 20 bis 50 Zentimeter hoch, hat ganzrandige bis schwach gezähnte, eiförmig zugespitzte Blätter. Der vierkantige Stengel ist rotbraun-violett.

Betonicakraut

Vorbeugung und Anwendung

Schlaflosigkeit, Alpträume, zu starker Monatsfluß

Hildegard

»Und wer von falschen Träumen geplagt zu werden pflegt, der habe Betonicakraut bei sich, wenn er abends schlafen geht und wenn er schläft, und er wird weniger falsche Träume sehen und spüren. Eine Frau, die zur Unzeit an zu starkem Monatsfluß leidet, unregelmäßig, die lege Betonicakraut in Wein, damit er davon den Geschmack annimmt, und sie trinke oft, und sie wird geheilt werden ...«

Bedeutung

Es ist nicht eindeutig festzustellen, ob die Betonie die zu früherer Zeit hochgeschätzte und vielseitig verwendete Betonica ist.

Anwendungsformen

Das Betonicakraut war im Mittelalter eines der bekanntesten und beliebtesten Allheilmittel. Heute findet es seine Anwendung in erster Linie als Schlafkissen bei Schlaflosigkeit und Alpträumen. Dabei wird das Kraut getrocknet, geschnitten und in ein kleines Leinensäckchen eingenäht. (Nachts auf die Brust legen!)

Die Betonie wird heute in der Schulmedizin zu Unrecht fast gar nicht mehr eingesetzt. Die Pyrrolidinalkaloide Stachydrin, Betonicin und Turicin dürften für die blutstillende und beruhigende Wirkung verantwortlich sein. In der Volksmedizin und der Homöopathie wird Betonienkraut gegen Durchfall, Katarrhe der oberen Luftwege und bei Asthma verwendet.

Auf die magischen Eigenschaften, die man der Betonie zuschrieb, dürfte auch Hildegard sich beziehen.

Stachys officinalis

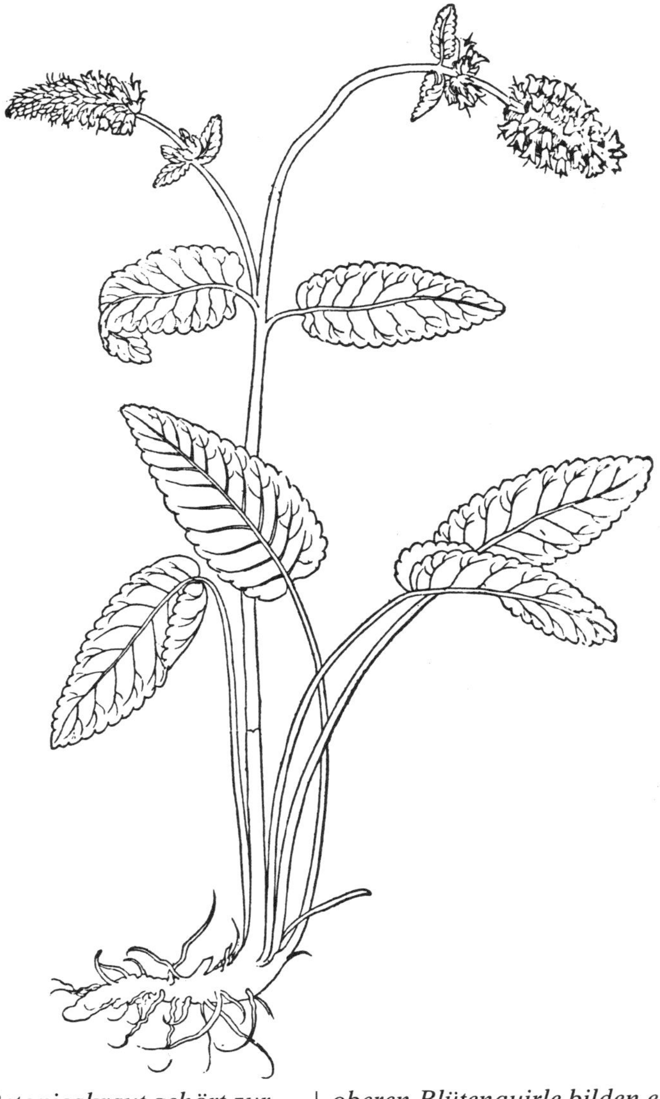

Das Betonicakraut gehört zur Familie der Lippenblütler (Lamiaceae). Sie hat eine Rosette aus langgestielten Blättern. Die oberen Blütenquirle bilden eine Scheinähre von rosa bis purpurroter Farbe.

Beifuß

Vorbeugung und Anwendung

Offene Beine (Unterschenkelgeschwür), Völlegefühl, Hauterkrankungen (Ekzeme)

Hildegard

»Der Beifuß ist sehr warm, und sein Saft ist sehr nützlich, und wenn er gekocht und in Mus gegessen wird, heilt er kranke Eingeweide, und er wärmt den kranken Magen. Aber wenn jemand ißt und trinkt und davon Schmerzen leidet, dann koche er mit Fleisch oder mit Fett oder in Mus oder in einer anderen Würze und Gemisch den Beifuß und esse ihn, und diese Fäulnis, die der Kranke sich durch frühere Speisen und Getränke zugezogen hat, nimmt er weg und vertreibt sie. Aber wenn ein Tropfen und üble Säfte bei geritzter Haut, ohne giftiges Geschwür, an einer Stelle des menschlichen Körpers herausfließen, dann nehme jeder Mensch Beifuß und drücke ihn aus, und er gebe diesem Saft Honig bei, so daß der Saft des Beifuß mehr ist als der Honig, und so salbe er die Stelle, wo es schmerzt. Sogleich streiche er auch das Klare von Eiweiß darüber und binde ein Tuch darauf, und das tue er so lange, bis er geheilt wird.«

Anwendungsformen

Bei Ekzemen und Beingeschwüren wird dem Beifuß auch heute noch eine heilende Wirkung zugesprochen. Dabei wird das Frischkraut zu Saft gepreßt, mit Honig und Eiweiß gemischt und mit einem Leinentuch auf die entsprechenden Stellen aufgelegt. Galt er in der Antike noch als ein universelles Heilmittel, so ist er heute oft nur noch als Würze zu besonders fetten Speisen bekannt. Das getrocknete Kraut wirkt darüber hinaus verdauungsfördernd und baut Völlegefühl ab.

Der Gattungsname läßt sich ableiten vom Namen der griechischen Göttin der Jagd Artemis. Beifuß, ein naher Verwandter des Wermuts, leitet sich vom Althochdeutschen »bozzen« ab. Das bedeutet soviel wie »schlagen, boxen, stoßen«, da die Pflanze nicht nur kleingeschnitten oder »gerebelt«, sondern durch Stoßen zerkleinert wurde. Magische Vorstellungen über die Wirkung der Pflanze nimmt Hildegard nicht auf. Heute ist der Beifuß fast ausschließlich als Würzmittel in Gebrauch.

Artemisia vulgaris

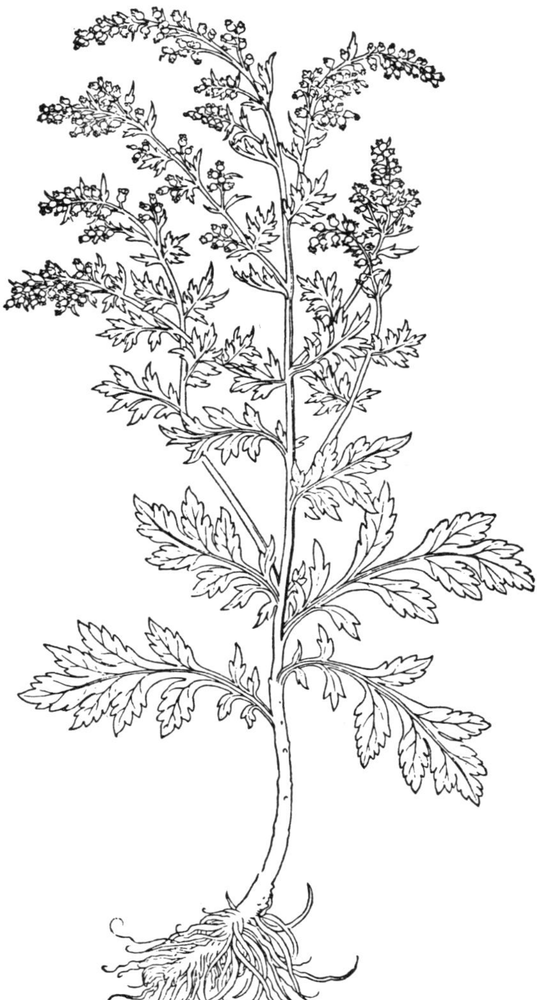

Der Beifuß, ein 50 bis 150 Zentimeter hoher Korbblütler (Asteraceae), ist eine dem Wermut nahe verwandte Pflanze, deren Blätter jedoch oberseits grün und nur unterseits weißfilzig behaart sind. Sie sind 1- bis 2fach gefiedert.

Bertram

Vorbeugung und Anwendung

Brustfellentzündung, Erschöpfungszustände, mangelhafte Sekretion der Verdauungssäfte

Hildegard

»Der Bertram ist von gemäßigter und etwas trockener Wärme, und diese rechte Mischung ist rein und erhält gute Frische. Denn für einen gesunden Menschen ist er gut zu essen, weil er die Fäulnis in ihm mildert und das gute Blut in ihm vermehrt und einen klaren Verstand im Menschen bereitet. Aber auch den Kranken bringt er wieder zu Kräften, und im Menschen schickt er nichts unverdaut heraus, sondern bereitet ihm eine gute Verdauung ...

Aber auch häufig genossen vertreibt er die Brustfellentzündung im Menschen, und er bereitet reine Säfte im Menschen und macht seine Augen klar. Und auf welche Weise er immer gegessen wird, trocken oder in einer Speise, ist er nützlich und gut sowohl für den kranken als auch für den gesunden Menschen.«

Anwendungsformen

Als Stärkungsmittel dienen vor allem die Bertramwurzeln, die, in Weißwein und Honig gekocht, morgens und abends als Elixier kalt getrunken werden. Bei einer Brustfellentzündung soll Bertram nur nach Konsultation des Arztes eingenommen werden.

Als Bertram werden verschiedene Pflanzen im Volksmund bezeichnet. Der einjährige Deutsche Bertram ist ausgestorben. Er war ein Abkömmling des Römischen Bertrams. Die Römische Bertramwurzel entspricht hinsichtlich Aussehen, Geruch und Geschmack weitgehend der nur halb so großen Deutschen Bertramwurzel. Es sind harte, spröde, zerbrechliche Wurzeln von 6 bis 12 Zentimeter Länge und 1 Zentimeter Dicke. Die graubraunen Wurzeln zeigen auffallende Längsrunzeln. Sie enthalten scharf schmeckende Stoffe (Anacyclin, Pyrethrin), ätherisches Öl, bis 50% Inulin und etwas Gerbstoff. Beim Kauen wird die Speichelsekretion gesteigert, Zahnschmerzen werden gelindert.

Anacyclus pyrethrum

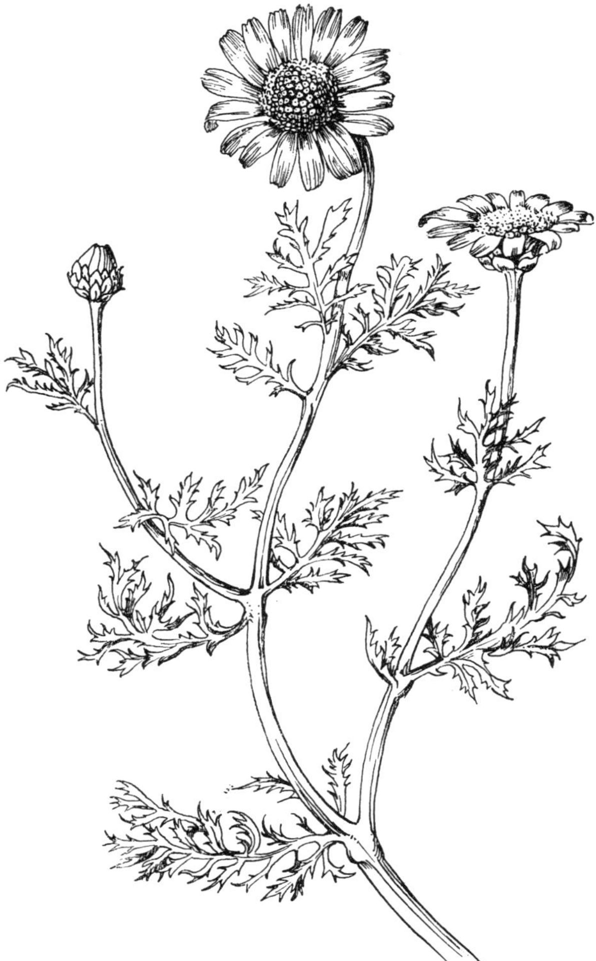

Die echten Bertrampflanzen sind Korbblütler (Asteraceae). Die Höhe beträgt etwa 10 bis 30 Zentimeter. Ihre Blätter sind doppelt fiederteilig mit 2- bis 3spaltigen oder auch ungeteilten Zipfeln. Die Blütenköpfe sind margaritenartig, jedoch mit oben weißen und unterseits purpur gestreiften Zungenblüten.

Blutwurz

Vorbeugung und Anwendung

Entzündungen im Magen-Darm-Kanal, Durchfälle, Darmblutungen

Hildegard

»Die Blutwurz ist mehr kalt als warm, und ein Mensch, der überflüssige und giftige, das heißt eitrige Säfte in sich hat, der nehme Blutwurz, und zweimal soviel Brachwurz zerstoße er zu Saft, und so schütte er das in ein Tongefäß, und darüber gieße er guten und klaren Wein, und so trinke er nach dem Essen und wenn er schlafen geht während fünfzehn Tagen, und es wird ihm für ein Jahr nützen, so daß dieser Trank die überflüssigen und giftigen Säfte in ihm vermindert.«

Bedeutung

Bei der Brachwurz handelt es sich um eine Wolfsmilchart. Außer der Blutwurz wurden noch andere Pflanzen so bezeichnet oder hatten eine ähnliche Anwendung: Blutweiderich, Hirtentäschel, Wiesenknopf, bestimmte Knötericharten, Johanniskraut.

Anwendungsformen

Bei Darmblutungen kann die Blutwurz hemmend wirken, wenn man die Blutwurz mit Weißwein übergießt, 1–2 Stunden ziehen läßt und dreimal täglich nach dem Essen 1–2 Eßlöffel dieses Weines zu sich nimmt. (Immer den Arzt konsultieren!)

Blutwurztinktur (oder Ratanhia-Tinktur) wirkt gewebsfestigend bei Entzündung der Mundschleimhaut (Stomatitis), bei Zahnfleischentzündung (Gingivitis) oder Entzündungen des Zahnbettes (Parodontitis) in Form von Pinselungen oder als Gurgelmittel bei Rachenkatarrh. Gerbstoffe wirken nur lokal und nicht systemisch, wie z. B. bei Regelblutungen.

Potentilla erecta

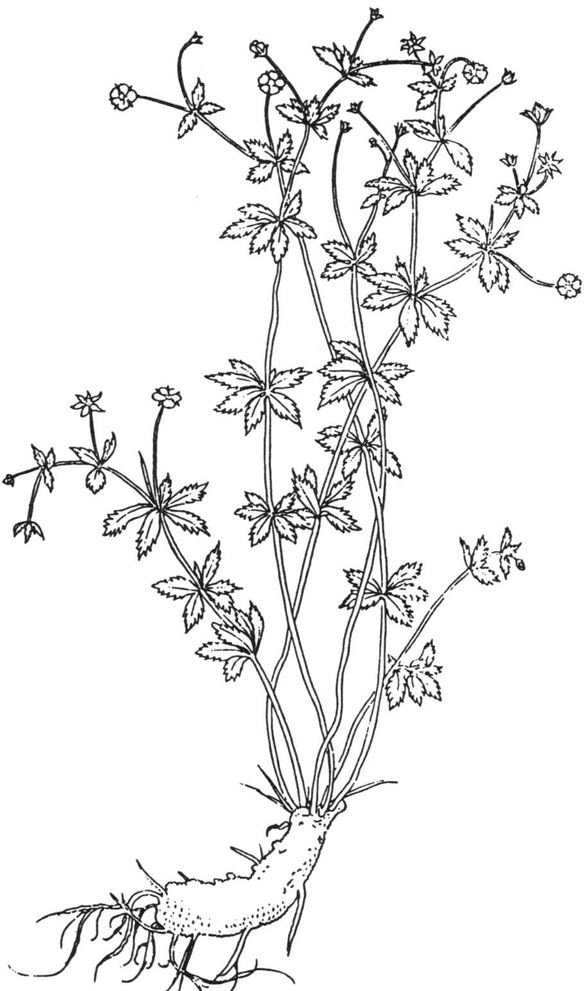

Die Blutwurz gehört wie alle Fingerkräuter zur Familie der Rosengewächse (Rosaceae). Sie ist eine zarte, niedrige Staude mit einem kräftigen, höckerigen Wurzelstock, dessen frische (!) Schnittfläche blutrot anläuft (Name!). Die Neben- und Hauptblätter haben einen gesägten Blattrand.

Bohnenkraut

Vorbeugung und Anwendung

Gicht

Hildegard

»Das Bohnenkraut ist mehr warm als kalt. Aber ein Mensch, der von Gicht geplagt wird, so daß seine Glieder ständig bewegt werden, der pulverisiere Bohnenkraut, und diesem Pulver gebe er weniger Kümmelpulver bei als Salbeipulver, und so mische er diese Pulver gleichzeitig in Honigwürze, und er trinke dies oft nach dem Essen, und es wird ihm besser gehen.«

Bedeutung

Das Bohnenkraut bei Hildegard von Bingen ist nicht eindeutig einzuordnen. Um früher die Speisen schmackhafter zu machen, konnte man nicht auf die Vielfalt der heute vorhandenen Würzkräuter und teuren Gewürze zurückgreifen. So griff man auf alle einheimischen Pflanzen zurück, die etwas Würzkraft vermittelten, z. B. Minzen, Kreuzblütler (Kresse), Knöterícharten, bestimmte Lauchgewächse und manch andere einheimische Lippenblütler, aber auch Rauhblattgewächse wie Borretsch und viele Doldengewächse wie Kümmel, Dill und Bärwurz.

Anwendungsformen

Hier wird nur die Gicht genannt. Doch wird darüber hinaus – entsprechend der hohen Würzkraft und dem Geschmackswert – das Bohnenkraut auch bei Verdauungsstörungen eingesetzt worden sein, die in nicht seltenen Fällen die allgemeine Stimmung sehr negativ beeinflussen können.

Bei den Bohnenkräutern unterscheidet man das einjährige Sommerbohnenkraut und das ausdauernde Winterbohnenkraut. Das erstgenannte ist höchstens am Boden unbedeutend verholzt, das Winterbohnenkraut ist ganz oder größtenteils verholzt. Die Blätter des Sommerbohnenkrauts sind am Rande gewimpert und weisen Öldrüsen auf. Das Winterbohnenkraut ist nach oben zu dichter und besitzt Blätter mit erheblich mehr Öldrüsen. Der Hauptwirkstoff der Bohnenkräuter ist das ätherische Öl, bei beiden Arten in etwa gleicher Zusammensetzung, vor allem bis zu einem Drittel Carvacrol und zu einem Viertel Cymol, sowie zahlreiche ungesättigte Kohlenwasserstoffe sowie Gerbstoff.

Satureja hortensis

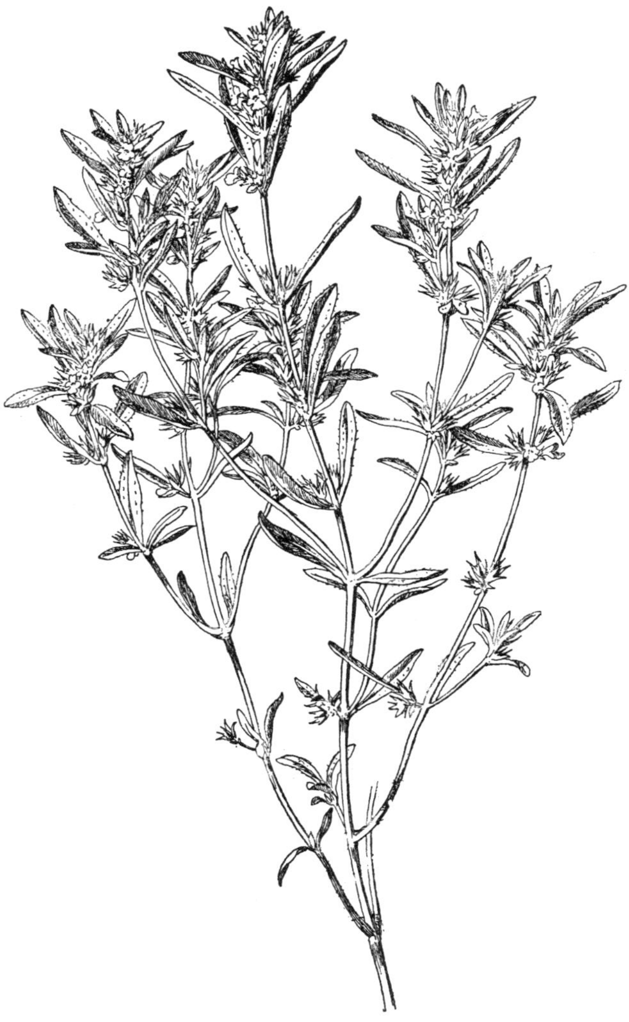

Die Bohnenkräuter gehören der Familie der Lippenblütler (Lamiaceae) an. Das Sommerbohnenkraut ist einjährig, wird 10 bis 25 Zentimeter hoch und ist nur am Boden etwas verholzt. Es hat weißliche bis lilafarbene Lippenblütchen. Das Winterbohnenkraut ist ein Zwerg- oder Halbstrauch. Seine Blütchen sind rosa-violett bis weiß.

Brennessel

Vorbeugung und Anwendung

Stoffwechselstörungen, Vergeßlichkeit (Gedächtnisschwund)

Hildegard

»Die Brennessel ist in ihrer Art sehr warm. In keiner Weise nützt es, daß sie roh gegessen wird, wegen ihrer Rauheit. Aber wenn sie frisch aus der Erde sprießt, ist sie gekocht nützlich für die Speisen des Menschen, weil sie den Magen reinigt und den Schleim aus ihm wegnimmt. Und dies macht jede Art der Brennessel. Wenn von schädlichen und üblen Säften, die im Menschen giftig sind, Würmer in irgendeinem Menschen erwachsen, dann nehme jener (Kranke) den Saft der brennenden Nessel und Wollblumensaft in gleichem Gewicht, Blätter des Nußbaums oder Rinde dieses Baumes, soviel wie die obigen zwei, und etwas Essig, und er füge viel Honig hinzu, und er lasse es in einem neuen Topf sieden, und er nehme oben den Schaum weg, und nachdem es aufgewallt ist, nehme er es vom Feuer, und während fünfzehn Tagen trinke er das mäßig nüchtern, aber nach dem Essen hinreichend, und die Würmer in ihm werden sterben. Und ein Mensch, der gegen seinen Willen vergeßlich ist, der zerstoße die brennende Nessel zu Saft und füge etwas Olivenöl hinzu, und wenn er schlafen geht, salbe er damit seine Brust und die Schläfen, und dies tue er oft, und die Vergeßlichkeit in ihm wird vermindert werden ...«

Anwendungsformen

Bei Stoffwechselstörungen eignet sich vor allem ein Teeaufguß. Dabei wird eine Mischung aus Brennessel, Wollblumensaft, Nußbaumblättern und Weinessig aufgekocht, gut abgeschäumt und durchgeseiht. Von diesem heißen Tee, der täglich neu aufbereitet werden sollte, trinkt man 14 Tage 2mal täglich eine Tasse (auch in der Apotheke erhältlich).

Bei Vergeßlichkeit wird das Frischkraut der Brennessel mit Olivenöl aufbereitet. Vor dem Schlafengehen werden damit Brustbein und Schläfen eingerieben.

Brennesselkraut enthält Acetylcholin, Scopoletin, Kieselsäure und Vitamin C. Die Krautauszüge wirken schwach harntreibend, stopfend, antirheumatisch. Die Homöopathie verwendet Brennessel bei Nesselausschlag, Herpes, Hautausschlägen und Gicht.

Urtica dioica

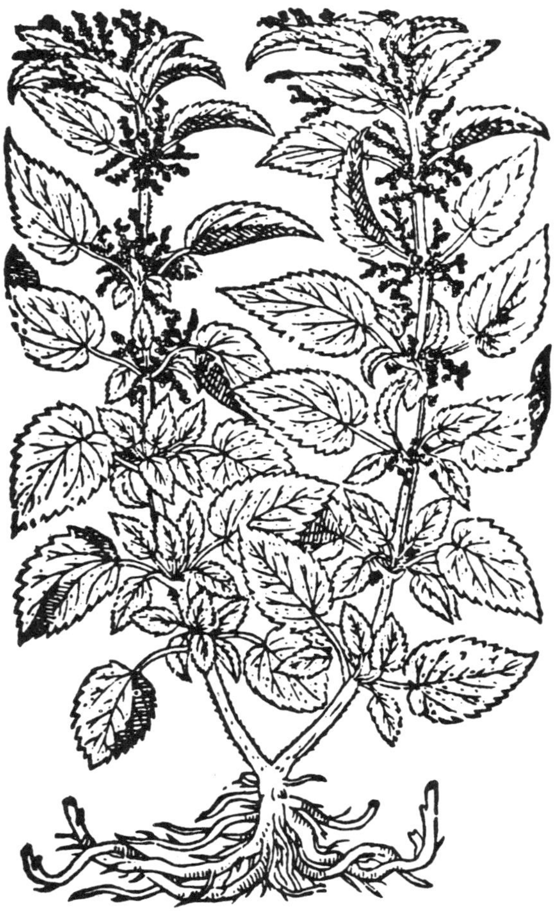

Die allbekannte Große und Kleine Brennessel haben der Familie Nesselgewächse (Urticaceae) den Namen gegeben. Die Große Brennessel ist zweihäusig und eine Staude, die bis weit über einen Meter hoch werden kann. Die kleine einjährige Brennessel erreicht nur eine Größe von 10 bis 40 Zentimeter.

Dill

Vorbeugung und Anwendung

Nasenbluten, Gicht, Brust- und Lungenleiden

Hildegard

»Der Dill ist von trockener und warmer und gemäßigter Natur. Und auf welche Art immer er gegessen wird, macht er den Menschen traurig. Und roh taugt er nicht zum Essen, weil er größere Feuchtigkeit der Erde in sich hat als der Fenchel, und manchmal zieht er etwas Fettigkeit der Erde an sich, so daß es dem Menschen übel bekommt, ihn roh zu essen, jedoch gekocht gegessen unterdrückt er die Gicht, und so ist er nützlich beim Essen.

Wem daher viel Blut aus der Nase fließt, der nehme Dill und zweimal soviel Schafgarbe, und diese grünen Kräuter lege er um die Stirn, die Schläfen und seine Brust. Und diese Kräuter müssen grün sein, weil ihre Kraft hauptsächlich im Grün wirkt. Wenn es aber Winter ist, pulverisiere er diese Kräuter, und dieses Pulver besprenge er mit etwas Wein und lege es in ein Säcklein, und er lege es auf die Stirn, die Schläfen und die Brust, wie vorher gesagt wurde.«

Anwendungsformen

Heute ist der Dill mehr als Gewürz denn als Heilpflanze bekannt, obwohl er bereits in der Antike als vielseitiges Arzneimittel angebaut wurde. Insbesondere gegen Nasenbluten empfiehlt sich ein Pflanzenbrei aus dem Frischkraut des Dill mit Schafgarbe, der in einem Leinen säckchen auf die Stirn gedrückt wird. Zur Vorbeugung gegen Gicht ist das gekochte Kraut eine gute Würze, speziell für Salate.

Verwendet werden vom Dill sowohl das ganze Kraut als auch die meist in ihre Teilfrüchte zerfallenen Spaltfrüchte. Die Dillfrüchte enthalten ätherisches Öl mit Phellandren, Limonen, Carvon und Furocumarine.

Die Wirkung ist ähnlich manchen anderen Doldengewächsen: blähungstreibend, appetitanregend, harntreibend und schlaffördernd.

Frisches Dillkraut mit noch unreifen Früchten ist Bestandteil von Einmachgewürzen für Gurken.

Anethum graveolens

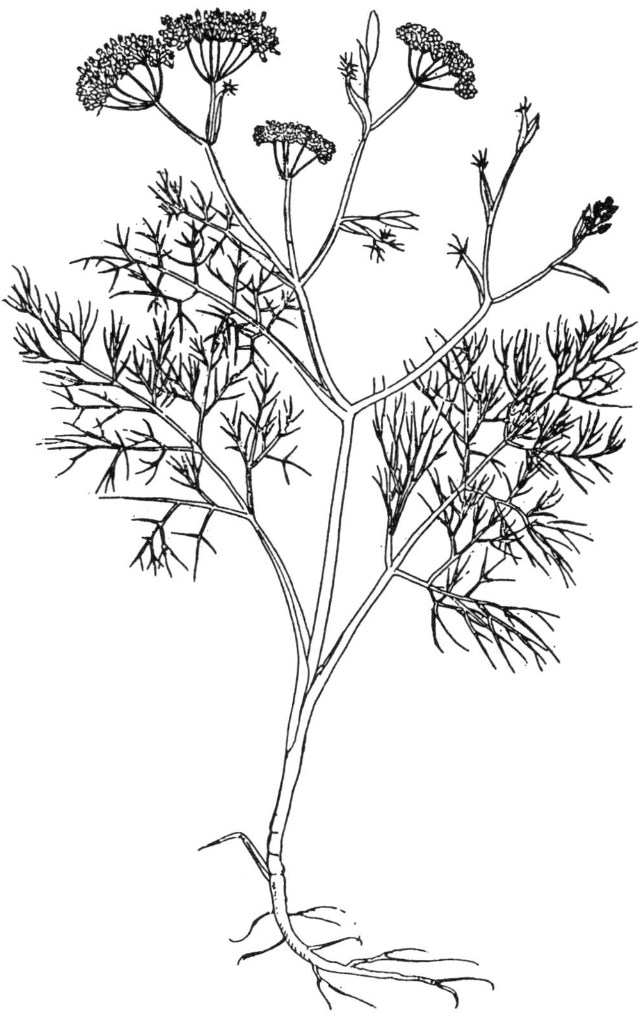

Der Dill ist ein einjähriges Doldengewächs und erreicht eine Höhe von 40 bis 120 Zentimetern. Seine kleinen gelben Einzelblütchen sind in Döldchen angeordnet, von denen etwa 30 bis 50 eine Dolde ohne Hüllen und Hüllchen bilden.

Dinkel

Vorbeugung und Anwendung

Störungen auf dem Magen-Darm-Sektor, Knochenleiden

Hildegard

»Der Dinkel ist das beste Getreide, und er ist warm und fett und kräftig, und er ist milder als andere Getreidearten, und er bereitet dem, der ihn ißt, rechtes Fleisch und rechtes Blut, und er macht frohen Sinn und Freude im Gemüt des Menschen. Und wie auch immer (die Menschen) ihn essen, sei es in Brot, sei es in anderen Speisen, er ist gut und mild. Und wenn einer so krank ist, daß er vor Krankheit nicht essen kann, dann nimm die ganzen Körner des Dinkels und koche sie in Wasser, unter Beigabe von Fett oder Eidotter, so daß man ihn wegen des besseren Geschmacks gern essen kann, und gib das dem Kranken zu essen, und es heilt ihn innerlich wie eine gute und gesunde Salbe.«

Anwendungsformen

Dinkelgetreide, ein naher Verwandter des Brotweizens, war jahrhundertelang ein verbreitetes Volksnahrungsmittel. Obwohl dieses Getreide nur noch begrenzt angebaut wird, enthält der Dinkel nach wie vor alle Bestandteile, die zu Aufbau und Erhaltung eines gesunden Organismus notwendig sind. Die Hildegard-Medizin verwendet ihn heute praktisch in allen Darreichungsformen, vom Schrot bis hin zum fertigen Brot. Zur Suppe gekocht, leistet geröstetes Dinkelmehl z. B. gute Dienste bei Durchfall. (2–3 Tassen pro Tag.)

Bei Knochenleiden werden Dinkelkörner wie Reis gekocht und beliebig gewürzt. (Morgens und abends je eine Tasse.) In dieser Form ist Dinkel übrigens auch ein probates Mittel gegen Verstopfung.

Der Dinkel ist wie der Brotweizen eine genetisch gleichwertig hochentwickelte, hexaploide Weizenart und gehört, wie auch die entwicklungsgeschichtlich viel älteren anderen Getreidearten (Einkorn, Emmer, Gerste), zur Familie der Süßgräser (Poaceae). Dinkel und der verwandte Brotweizen haben vermutlich drei Stammeltern (Einkorn, Emmer und einen Ziegenweizen), weshalb sie sich untereinander leicht kreuzen lassen, auch mit den verwandten Macha-, Vavilov- und Kugelzwergweizen. Hinsichtlich des Klebergehaltes konkurrieren Dinkel-, Durum- und die amerikanischen Hard- und Semihard-Brotweizen. Der Dinkel ist also keine Urform irgendeines Weizens. Auch in den Ländern der Bibel kam Dinkel niemals vor. Der »Dinkel« der Bibel ist der Emmer, auch Zweikorn genannt. In der Milchreife geernteter, getrockneter Dinkel ist der bekannte Grünkern. Anhänger der Naturheilkunde und der Hildegard-Medizin haben mit dazu beigetragen, daß das wertvolle Nahrungsmittel Dinkel wieder häufiger angebaut wird und durch zahlreiche Kochbücher einen höheren Bekanntheitsgrad erreicht. Wegen der leichteren Weiterverarbeitung des Weizens und der höheren Erträge wurde der Dinkel, das Schwabenkorn, ziemlich zurückgedrängt. Nicht nur in seinen Stammlanden, Südwestdeutschland, Vorarlberg, Thurgau und den Ardennen, gewinnt der Dinkel heute immer mehr Freunde.

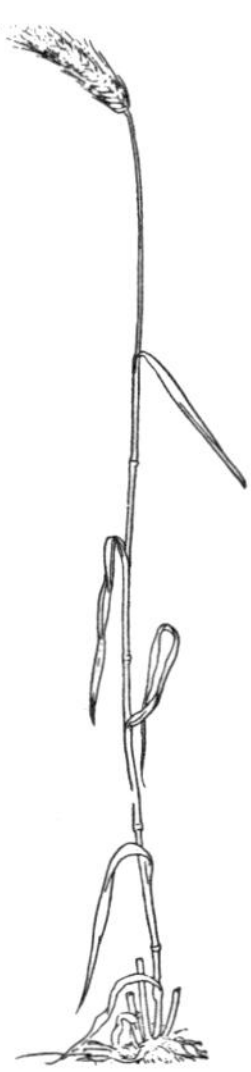

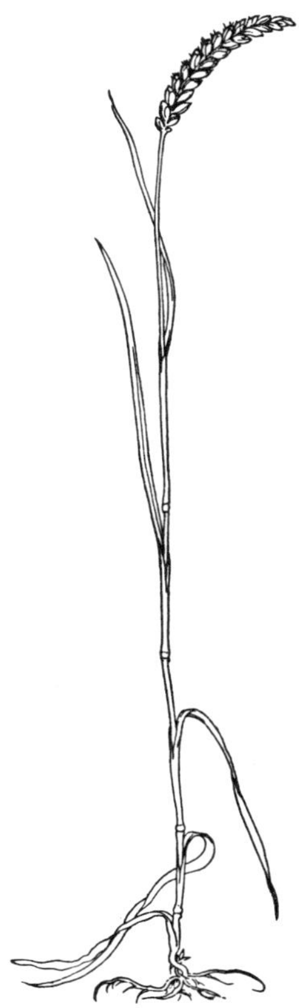

Es gibt nicht nur unbegrannte Dinkelarten, sondern auch begrannten Spelz.

Diptam

Vorbeugung und Anwendung

Nieren-, Blasen-, Gallensteinleiden, Herzschmerz

Hildegard

»Der Diptam ist warm und trocken, und er hat die Kräfte des Feuers und die Kräfte des Steins in sich, weil er wie der Stein hart ist in seinen Kräften. Und wie der im Feuer Wärme hat, der aus ihm hervorgeht, so ist der Diptam kräftig gegen Krankheiten, über die er das Übergewicht hat. Denn der Stein, das ist ›steyn‹, wächst von fetter Natur im Menschen. Wenn er so zu wachsen beginnt, pulverisiere jener Diptam und esse dieses Pulver oft mit Weizenbrot, und er hindert den Stein am Wachsen. Und der Mensch, in dem der Stein wuchs, der lege das Diptampulver in Essig, der mit Honig vermischt ist, und er trinke dies oft nüchtern, und der Stein in ihm wird zerbrochen. Aber auch wer im Herzen Schmerzen hat, esse das aus Diptam gemachte Pulver, und der Herzschmerz wird weichen.«

Anwendungsformen

Als pulverisierte Wurzel, die bei Steinleiden 3mal täglich auf Weizenbrot aufgestreut genossen wird, oder als »herzerfreuendes« Pulver bei Herzschmerz – Diptam sollte ausschließlich über die Apotheke auf genaue Anweisung hin bezogen werden.

In der Homöopathie wird Diptam bei starken Monatsblutungen eingesetzt. Wegen seiner Uteruswirksamkeit war er früher als Abtreibungsmittel in Gebrauch (mit zum Teil tödlicher Wirkung). Die Berührung mit der Pflanze kann zu ernsthaften Hautentzündungen führen. Der Diptam ist eine Giftpflanze und naturgeschützt. Seine Inhaltsstoffe sind u. a. Furochinolinalkaloide, Saponine, ein stark duftendes ätherisches Öl, Bitterstoff.

In Altertum und Mittelalter wurde unter Diptam vielfach eine Pflanze aus der Familie der Lippenblütler verstanden.

Dictamnus albus

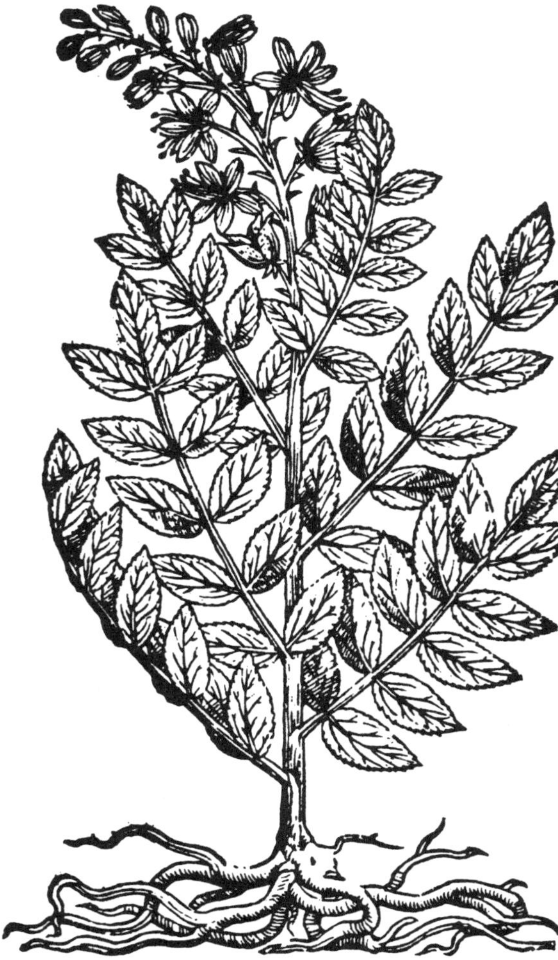

Der Diptam ist ein einheimischer Vertreter der Familie der Rautengewächse (Rutaceae), zu denen u. a. alle Citrusgewächse gehören. Die Pflanze wird 40 bis 100 Zentimeter groß. Typisch sind die unpaarig gefiederten Blätter mit gezähnten Fiederblättchen. Die Blüten stehen in endständiger Traube.

Dost

Vorbeugung und Anwendung

Schuppenflechte, Hautreizungen

Hildegard

»Und wer die rote Lepra hat, ob sie nun frisch ist oder schon lange besteht, der nehme den Saft von Dost und etwas weniger Andornsaft, und er füge auch Bilsenkrautöl hinzu, davon mehr als die vorigen zwei, und so auch etwas Wein, und dies mische er gleichzeitig, und im Schwitzbad, wenn er gerade hinausgehen will, soll er sich mit dieser Würze aus Flüssigkeiten salben. Und nachdem er aus dem Bad hinausgegangen ist, bringt es ihn sehr zum Schwitzen, und daher soll er alsbald mit Bockstalg, der in einer Schüssel an Feuer zerlassen wurde, oft darüber salben und sich ins Bett legen, bis er trocken geworden ist. Und nachdem er getrocknet ist, nehme er ebenfalls Dost und zerstoße ihn, und er füge Weizenkleie hinzu, und diese mische er in einer warmen Schüssel, und nach dem Trocknen der Salbung lege er es warm auf die Geschwüre der Lepra, und darüber binde er einen Verband, und so halte er ihn (bis) nach einer Stunde, während dieser von ihm warm wird.«

Anwendungsformen

Die Naturmedizin empfiehlt den Dost in erster Linie äußerlich angewendet, in Form von Bädern, Einreibungen und Packungen gegen Hauterkrankungen. Der frische Saft von Dost, Andorn und Bilsenkraut, gemischt mit Wein, zum Einreiben nach einem heißen Bad, ist rezeptpflichtig, kann nur über die Apotheke bezogen werden und sollte nur vom Arzt angewandt werden.

Der Dost ist ein naher Verwandter des Gartenmajorans und des Oreganogewürzes (Pizza und andere Mittelmeerspeisen). Die Warnung Hildegards vor innerlicher Anwendung erscheint nach heutiger Auffassung als unbegründet. Die krampflösende Wirkung des ätherischen Öls wird häufig in der Literatur erwähnt.

In der Volksheilkunde wird Dost wie Majoran bei Völlegefühl angewendet. Die krampflösende Wirkung nutzt man bei krampfhaften Hustenanfällen, Keuchhusten, aber auch bei Unterleibsbeschwerden.

(wilder Majoran) Origanum vulgare

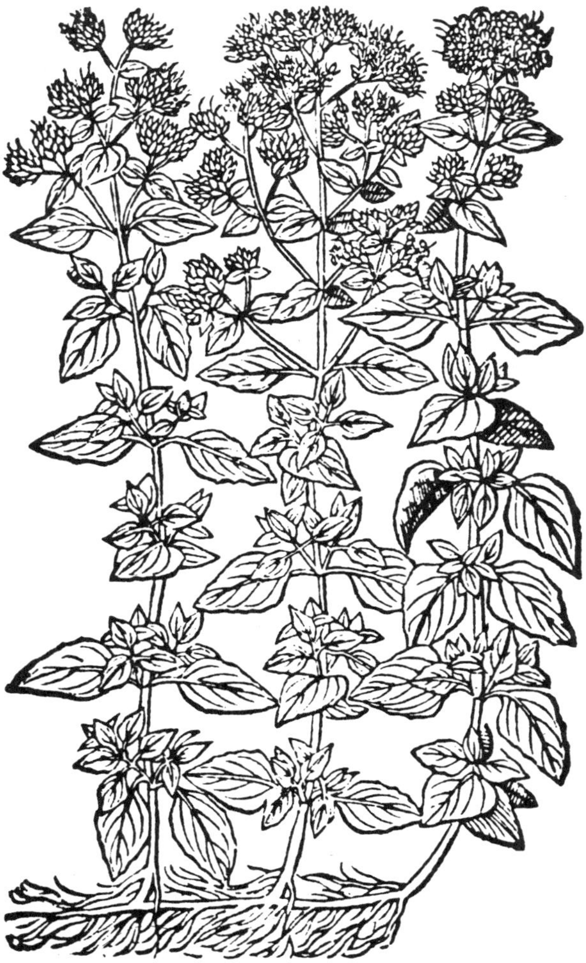

Der Dost gehört zur Familie der Lippenblütler (Lamiaceae). Er ist eine 20 bis 80 Zentimeter hohe Staude, oft in der Blütenregion rot überlaufen. Beim Zerreiben der Pflanzenteile bemerkt man einen kräftig aromatischen Duft. Die Blüten stehen in Scheinquirlen, an der Spitze oft doldenrispenartig. Farbe ist rötlich, selten auch weiß.

Edelkastanie

Vorbeugung und Anwendung

Kopfleiden, Magen-, Leber-, Milzleiden, Krampfadern, Gicht, Gemütsleiden, Tierseuchen

Hildegard

»Der Kastanienbaum ist sehr warm, hat aber doch große Kraft, die der Wärme beigemischt ist, und bezeichnet die Weisheit. Und was in ihm ist und auch seine Frucht ist nützlich gegen jede Schwäche, die im Menschen ist. Der Mensch aber, der gichtkrank ist und daher jähzornig, weil die Gicht immer mit dem Zorn einhergeht, der koche Blätter und Schalen der Frucht in Wasser und mache damit ein Dampfbad, und er mache das oft, und die Gicht in ihm wird weichen, und er wird einen milden Sinn haben ...

Aber ein Mensch, der aus seinem Holz einen Stock macht und diesen in seiner Hand trägt, so daß die Hand dadurch warm wird, dem werden aus dieser Erwärmung die Adern und alle Kräfte des Körpers gestärkt. Und nimm auch oft den Duft dieses Holzes auf, und es wird deinem Kopf Gesundheit bringen. Aber auch der Mensch, dem das Gehirn infolge Trockenheit leer ist und der daher schwach im Kopf ist, der koche die Fruchtkerne dieses Baumes in Wasser, und er füge nichts anderes hinzu, und wenn das Wasser ausgegossen ist, soll er es oft nüchtern und nach dem Essen nehmen, und sein Gehirn wächst und wird gefüllt, und seine Nerven werden stark, und so wird der Schmerz im Kopf weichen. Und wer im Herz Schmerzen hat, so daß seines Herzens Stärke keine Fortschritte macht, und wenn er so traurig wird, dann esse er oft diese rohen Kerne, und dies gießt seinem Herzen einen Saft wie Schmalz ein, und er wird an Stärke zunehmen und seinen Frohsinn wieder finden. Aber auch wer an der Leber Schmerzen hat, zerquetsche oft diese Kerne und lege sie so in Honig und esse sie oft mit diesem Honig, und seine Leber wird gesund werden. Wer aber Schmerzen in der Milz leidet, brate diese Kerne etwas am Feuer, und dann esse er. Aber auch wer Magenschmerzen hat, koche diese Kerne stark in Wasser und zerkleinere die gekochten in Wasser, nämlich zu Brei, und dann mische er in einer Schüssel etwas Semmelmehl mit Wasser, das heißt (er) klopfe (es), und er gebe zu diesem Mehl Süßholzpulver und etwas weniger Pulver der Wurzel von Engelsüß, und dann koche er es nochmals mit den genannten Kernen und bereite ein Mus und esse es dann, und es wird seinen Magen reinigen und ihn warm und kräftig machen.«

Anwendungsformen

Bis heute hat die Kastanie ihre Bedeutung als Nahrungs- und Heilmittel nicht verloren. Am ehesten eignen sich Wurzeln, Blätter und kleine, junge Zweige, kleingehackt und aufgekocht für einen Badezusatz. Dabei läßt man den Pflanzenbrei über Nacht stehen, wärmt ihn am nächsten Morgen auf und legt ihn in einem kleinen Leinensäckchen in das heiße Badewasser (auch als Saunaaufguß geeignet). Eine heilsame Wirkung bei Leberleiden spricht man den gekochten oder gebratenen »Maroni« zu (10–15 Stück pro Tag gut zerkauen). Bei Magenbeschwerden empfiehlt sich eine Kastanien-Mehlsuppe, wobei das zerriebene Maronimehl mit Zwiebel und Petersilie leicht angedünstet und mit Brühe abgelöscht wird (über einen längeren Zeitraum abends 1–2 Tassen). Als Tinktur wird sie auch bei Krampfadern aufgetragen. In der Schulmedizin wird die Edelkastanie selten gegen Hustenreiz verwendet. Die Maronen dienen in der Volksmedizin als durchfallhemmendes Mittel.

Die Edelkastanie gehört zur Familie der Buchengewächse (Fagaceae). Ihre Früchte sind als »Maroni« bekannt. Besonders im Süden Europas wird auch noch das Mehl der Kastanie verwendet.

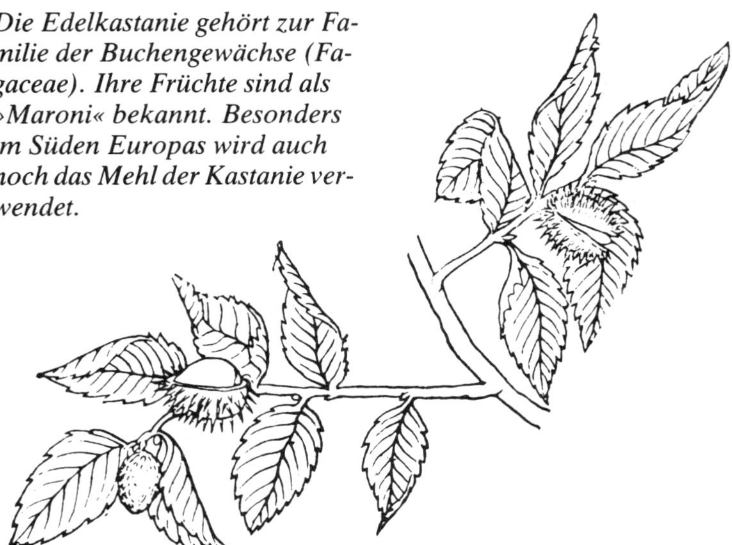

Eibisch

Vorbeugung und Anwendung

Fieber, Reizhusten, Kopfschmerzen

Hildegard

»Der Eibisch ist warm und trocken, und er ist gut gegen Fieber. Denn ein Mensch, der Fieber hat, welche immer es sind, der zerstoße Eibisch in Essig, und er trinke das so morgens nüchtern und abends, und das Fieber, welcher Natur es auch sei, wird weichen. Aber auch wer Kopfweh hat, nehme Eibisch und füge etwas weniger Salbei bei, und dies zerstoße er gleichzeitig, und dem mische er etwas Baumöl hinzu, und dann wärme er es nur neben dem Feuer in seiner Hand, und so lege er es nur auf seine Stirn und binde ein Tuch herum, und so schlafe er ein, und es wird ihm besser gehen.«

Anwendungsformen

Vermengt man das Frischkraut des Eibisch mit Salbei und Essig zu einem Pflanzenbrei, erhält man nicht nur eine hervorragende Salatwürze, sondern auch ein hustenlösendes und fiebersenkendes Mittel, von dem man bis zu 3mal täglich einen Teelöffel voll einnimmt. Als Pflanzenbrei mit Olivenöl angereichert und in einem Leinensäckchen auf die Stirne gelegt, gilt Eibisch in der Naturmedizin auch als Kopfschmerzmittel.

Aufgrund der Inhaltsstoffe des Eibisch, wie Schleime, Stärke, Zucker und Pektin, lassen sich die Heilanzeigen der Hildegard-Medizin nicht begründen. Die Verwendung der Eibischwurzeln und -blätter wie auch der bekannten anderen Malvengewächse (Wegemalve, Wilde Malve, Stockrose) beruht auf der reizlindernden, einhüllenden Wirkung der Schleimstoffe auf das Flimmerepithel der oberen Atemwege bei Reizhusten.

Althaea officinalis

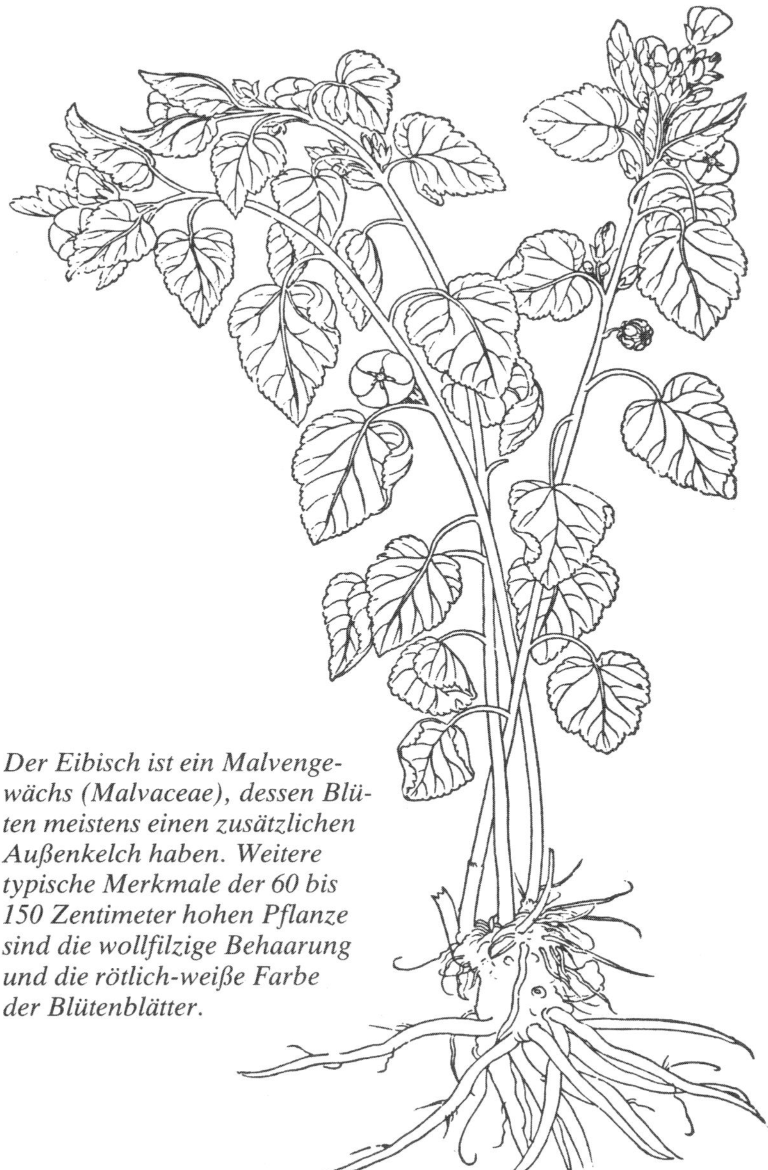

Der Eibisch ist ein Malvengewächs (Malvaceae), dessen Blüten meistens einen zusätzlichen Außenkelch haben. Weitere typische Merkmale der 60 bis 150 Zentimeter hohen Pflanze sind die wollfilzige Behaarung und die rötlich-weiße Farbe der Blütenblätter.

Eisenkraut

Vorbeugung und Anwendung

Schlecht heilende Wunden, Zahnweh, geschwollene Kehle

Hildegard

»Das Eisenkraut ist mehr kalt als warm, und wenn entweder infolge von Geschwüren oder von Würmern fauliges Fleisch im Menschen ist, dann koche (der Kranke) Eisenkraut in Wasser und dann lege er ein leinenes Tuch auf die fauligen Wunden oder auf die fauligen Stellen mit den Würmern und lege das Eisenkraut, nach mäßigem Ausdrücken des Wassers, mäßig warm auf jenes leinene Tuch, das du auf die fauligen Fleischstellen gelegt hast. Und nachdem es ausgetrocknet ist, lege auf gleiche Weise wiederum anderes gekochtes (Eisenkraut) darauf, und tue dies so lange, bis jene Fäulnis weggenommen wird. Aber wenn jemandem die Kehle aufschwillt, wärme er mäßig Eisenkraut in Wasser, und er lege es so mäßig warm auf seine Kehle und binde ein Tuch darüber, und dies tue er, bis die Schwellung verschwindet.«

Anwendungsformen

Zur Nachbehandlung von schlecht heilenden Wunden wird das frische Eisenkraut in Wasser gekocht, gut ausgepreßt und in einem Leinensäckchen auf die Wundstellen aufgebunden. Ebenso läßt sich bei Schwellungen am Kehlkopf verfahren. (Nur vom Arzt verordnet!) Zur Behandlung von Zahnweh wird das Frischkraut in Wein gekocht, ausgedrückt und ebenfalls mit einem Säckchen auf die schmerzende Stelle äußerlich aufgebunden. Zudem eignet sich dieser Zahnwein (auch in der Apotheke) hervorragend zum Gurgeln bei Zahnweh. Auch zum Spülen bei Zahnfleischbluten.

Im Mittelalter war das Eisenkraut eine der bedeutendsten Heilpflanzen. Heute wird die selten gewordene Pflanze weder in der Volks- noch in der Schulmedizin besonders geachtet. Früher galt sie als harntreibendes Mittel; bei Erschöpfungszuständen, Katarrhen der Atmungs- und Verdauungsorgane sowie bei Ekzemen und Wunden wurde sie häufig eingesetzt.

Verbena officinalis

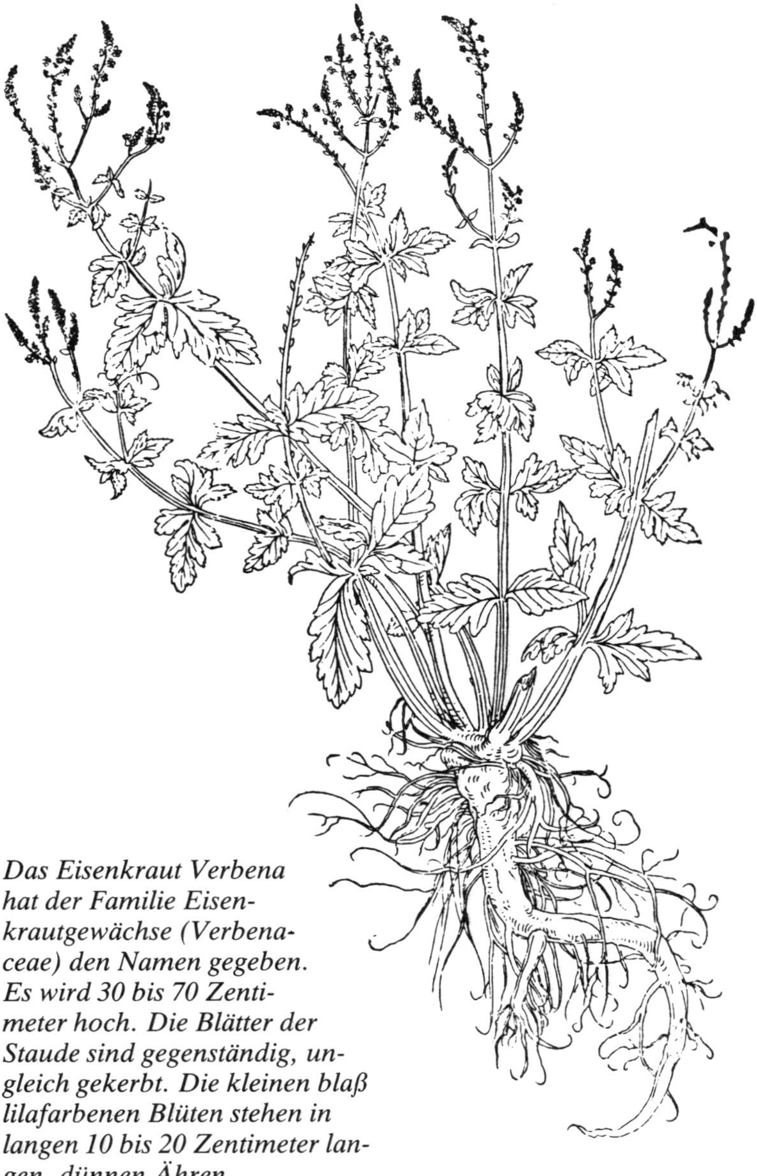

Das Eisenkraut Verbena hat der Familie Eisenkrautgewächse (Verbenaceae) den Namen gegeben. Es wird 30 bis 70 Zentimeter hoch. Die Blätter der Staude sind gegenständig, ungleich gekerbt. Die kleinen blaß lilafarbenen Blüten stehen in langen 10 bis 20 Zentimeter langen, dünnen Ähren.

Fenchel

Vorbeugung und Anwendung

Bindehautentzündung, Melancholie, Mundgeruch, Magen- und Darmkoliken

Hildegard

»Der Fenchel hat angenehme Wärme und ist weder von trockener noch von kalter Natur. Wenn man ihn roh ißt, schadet er dem Menschen nicht. Und wie auch immer er gegessen wird, macht er den Menschen fröhlich und vermittelt ihm angenehme Wärme und guten Schweiß, und er verursacht gute Verdauung. Auch sein Same ist von warmer Natur und nützlich für die Gesundheit des Menschen, wenn er andern Kräutern beigegeben wird in Heilmitteln. Denn wer Fenchel oder seinen Samen täglich nüchtern ißt, der vermindert den üblen Schleim oder die Fäulnisse in sich, und er unterdrückt den üblen Geruch seines Atems, und er bringt seine Augen zu klarem Sehen, von guter Wärme und von guten Kräften. Wenn aber jemand graue Augen hat und mit ihnen auf irgendeine Weise neblig sieht und es schmerzt, und wenn jener Schmerz noch neu ist, dann zerreibe er Fenchel oder seinen Samen, und so nehme er seinen Saft und den Tau, den er auf dem rechten Gras findet, und etwas Feinmehl, und dies mische er zu einem Törtchen, und nachts lege er es um seine Augen und binde ein Tuch (darüber), und es wird ihm besser gehen. Aber wenn jemand Augen hat, ähnlich einer trüben Wolke, die nicht ganz feurig und nicht ganz trüb ist, sondern etwas grünlich, und wenn er in ihnen Nebel und Schmerz aussteht, zerreibe er Fenchel, wenn es im Sommer ist, oder wenn es im Winter ist, lege er seinen zerriebenen Samen in gut abgeschäumtes Eiweiß, und wenn er sich schlafen legt, lege er es auf seine Augen, und es vermindert den Nebel der Augen.«

Anwendungsformen

Der Fenchel ist als Kulturpflanze seit jeher hoch geschätzt, und entsprechend breit ist auch das Spektrum der ihm zugesprochenen Eigenschaften. Speziell bei Bindehautentzündung wirkt er heilend, legt man den frischen Saft des Fenchel mit einem kleinen Wattebausch auf die Augenlider. Ebenso läßt sich mit diesem Frischsaft die Bauchgegend einreiben; so manchem hat er durch seine belebende Wirkung schon die Melancholie vertrieben. Kaut man die Körner des frischen Fenchel, vertreibt er

Foeniculum vulgare

Mundgeruch und gilt gleichzeitig als Vorbeugung gegen Grippe. Bei Magen- und Darmbeschwerden wird ein Tee aus der Frucht des Fenchel gekocht, und davon werden 2–3 Tassen täglich heiß getrunken.

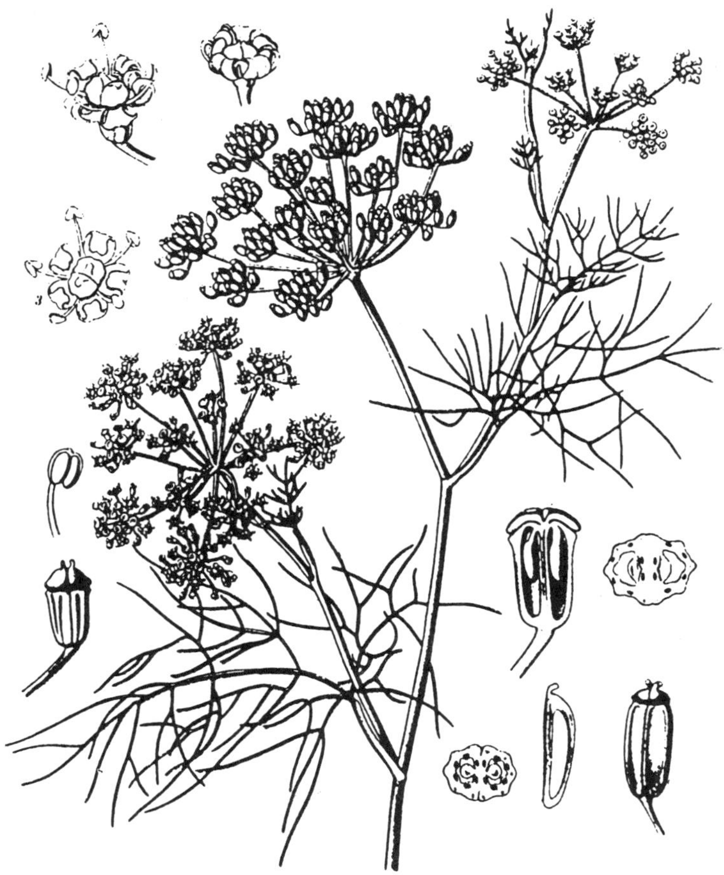

Der Arzneifenchel ist ein Doldengewächs (Apiaceae). Die Pflanze wird 0,5 bis 2 Meter groß, die fadenförmigen Blätter sind 2- bis 3fach gefiedert. Bis zu 25 Döldchen mit gelben Einzelblüten bilden eine zusammengesetzte Dolde.

Fünffingerkraut

Vorbeugung und Anwendung

Schleimhautentzündung, Durchfall

Hildegard

»Das Fünffingerkraut ist sehr warm, und sein Saft hat mäßige Feuchtigkeit, und es ist gut gegen Fieber. Nimm daher Fünffingerkraut und zerstoße es stark, und dem mische Semmelmehl mit Wasser bei wie, wenn du ein Törtchen machen wolltest, und dann mache mit etwas Baumöl oder, wenn du das nicht hast, mit etwas Mohnöl einen Teig, netze ihn, damit er weich wird, und dann bestreiche damit ein Tuch aus Hanf, und nachdem du jenes Tuch erwärmt hast, umwinde damit den ganzen Bauch des Menschen, der starkes Fieber hat. Und wenn ein halber Tag oder eine halbe Nacht verstrichen sind, nimm das Tuch weg und wärme es abermals am Feuer und lege es auf den Bauch jenes (Kranken). Und tue dies oft, und die Fieber werden weichen, und es verursacht ihm Aufstoßen.«

Anwendungsformen

Am wirksamsten zeigt sich das Fünffingerkraut, wenn es, frisch oder getrocknet, als Tee zubereitet wird. Dabei kommt ½ Teelöffel auf einen Viertelliter Wasser, und gut durchgekocht sollte man jeweils 2 Tassen täglich trinken (bei Durchfall ohne Zucker).

In der Regel wird unter der Bezeichnung Fünffingerkraut das Kriechende Fingerkraut verstanden. Es bildet über einen Meter lange Ausläufer. Andere Fingerkräuter sehen ihm sehr ähnlich. Verwechslungen sind jedoch ohne große Bedeutung, da die Inhaltsstoffe in etwa gleich sind. Alle enthalten Gerbstoffe, jedoch erheblich weniger als die Tormentill-Wurzel. Fünffingerkraut wird bei Durchfall, Nasenbluten, als Badezubereitung bei Hautleiden und schlecht heilenden Wunden verwendet.

Potentilla reptans

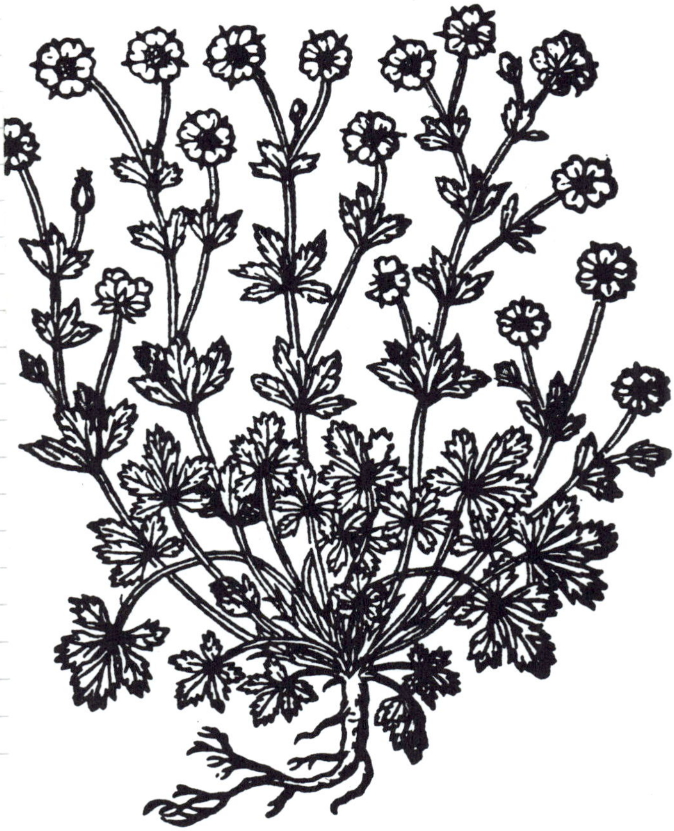

Das Kriechende Fingerkraut gehört, wie alle Fingerkräuter, zur Familie der Rosengewächse (Rosaceae). Es wird bis über einen Meter lang, ist kriechend, bildet an den Knoten Wurzeln und eine Blattrosette. Die Blätter sind fünfzählig und haben einen gesägten Blattrand.

Galgant

Vorbeugung und Anwendung

Herzschmerzen, Gärungen im Oberbauch, Rücken- und Seitenschmerzen, Lungenschmerzen

Hildegard

»Der Galgant ist ganz warm und hat keine Kälte in sich und ist heilkräftig. Ein Mensch, der ein hitziges Fieber in sich hat, pulverisiere Galgant und trinke dieses Pulver in Quellwasser, und er wird das hitzige Fieber löschen. Und wer im Rücken oder in der Seite wegen üblen Säften Schmerzen hat, der siede Galgant in Wein und trinke ihn oft warm, und der Schmerz wird aufhören. Und wer Herzweh hat und wer im Herz schwach ist, der esse bald genügend Galgant, und es wird ihm besser gehen. Wer jedoch auf irgendeine Weise in der Lunge Schmerzen hat, der meide fettes Fleisch und enthalte sich von Speisen, die viel Blut enthalten und ungekocht sind, weil sie Auszehrung in der Lungengegend verursachen. Aber er meide auch Erbsen, Linsen, rohes Obst, rohes Gemüse, Nüsse und Öl, weil sie Schleim in die Lungen bringen. Wenn er aber Fleisch essen will, esse er mageres.«

Anwendungsformen

Die dem Ingwer ähnliche Galgantwurzel war und ist nicht nur eine Stütze der chinesischen Medizin, sondern spielt auch bei der Heilkunde der Hildegard eine gewichtige Rolle. Gute Erfahrung macht man z. B. heute mit einer Galgant-Latwerge-Paste (Apotheke) bei Herzinsuffizienz, Atemnot, Stauungen im Magen und Milzschmerzen (2mal täglich ½ Teelöffel). Bei Herzschmerzen und Virusfieber haben sich auch schon Galganttabletten (Apotheke) bewährt, von denen man 3–5 pro Tag im Mund langsam zergehen läßt. Bei Gärungen im Oberbauch nimmt man nach jedem Essen 2 Tabletten (bei Kindern eine Tablette in Himbeersirup). Speziell für Rücken- und Seitenschmerzen, wie auch für Lungenschmerzen, gibt es einen Galgantwein (Apotheke). Dafür werden 20 g Galgantwurzeln in einem Liter Weißwein aufgekocht, 2–3 Eßlöffel Honig zugesetzt; man schäumt ab und füllt den Wein heiß in kleine Fläschchen ab (3–4mal täglich ein Likörglas trinken).

Bei verdorbenem Magen und Gallenkoliken sowie sehr großer

Alpinia officinarum

Müdigkeit empfiehlt man Galganthonig (5/10/20/30%ig in der Apotheke), von dem man täglich 2–3 Messerspitzen im Mund zergehen läßt.

Der Geruch ist würzig, der Geschmack brennend-scharf.

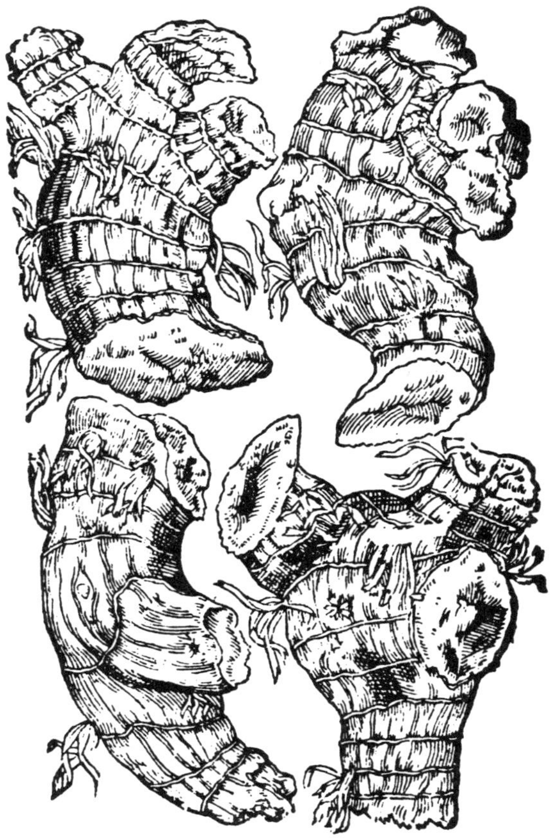

Galgant zählt zu den Ingwergewächsen. Der getrocknete Wurzelstock ist rotbraun, 5 bis 6 Zentimeter lang und etwa 1 bis 2 Zentimeter dick. Typisch sind die gelblich-weiß gefransten Reste der Blattscheiden.

Gelber Enzian

Vorbeugung und Anwendung

Herzschmerzen, fiebrige Gallenentzündungen, Fieber im Magen, Magenschleimhautentzündung

Hildegard

»Der gelbe Enzian ist ziemlich warm. Wer aber solchen Schmerz des Herzens leidet, wie wenn es kaum an seinem Strang hinge, der pulverisiere Enzian, und er esse dieses Pulver in Suppen, und es stärkt sein Herz. Aber auch wer Fieber im Magen hat, der trinke oft von diesem Pulver in warmem Wein, der durch erhitzten Stahl erwärmt wurde, und sein Magen wird vom Fieber gereinigt werden.«

Bedeutung

Im Mittelalter war die Enzianwurzel sehr geschätzt. Die Heilanzeigen entsprachen den vielfältigen Verwendungszwecken in der Antike. Enzianwurzel war auch Bestandteil des »Allheilmittels« Theriak.

Auch die anderen großen Enzianarten wurden in der gleichen Weise genutzt. Der Anbau des Gelben Enzians ist jedoch am ergiebigsten. Alle Enzianarten sind naturgeschützt.

Anwendungsformen

Insbesondere in den Alpenregionen galt die Enzianwurzel schon seit jeher als umfassendes Mittel gegen Magen- und Darmerkrankungen, der daraus gewonnene Wein oder Schnaps darüber hinaus als belebend und durchblutungsfördernd (in kleinen Mengen). Gute Erfahrungen hat man jedoch auch bei Herzschmerzen und fiebrigen Gallenentzündungen gemacht, wenn die Wurzeln als Gewürz z. B. in einer Suppe mitgekocht werden.

Die im Frühjahr gegrabenen Wurzeln, einschließlich des Wurzelstocks mit Querringelung, haben eine deutliche Längsfurchung. Anfangs sind die Wurzeln hellbraun, dunkeln aber bald nach. Ihre Bitterstoffe gehören zu den Secoiridoiden. Das bitter schmeckende Trisaccharid Gentianose läßt sich zu Alkohol vergären. Weitere Stoffe sind die gelben Xanthone. Enzian ist ein gutes Magenmittel bei Appetitlosigkeit, Völlegefühl und bei Blähungen. Enzianschnaps ist nicht bitter, sondern besitzt eine holzig-erdige Note.

Gentiana lutea

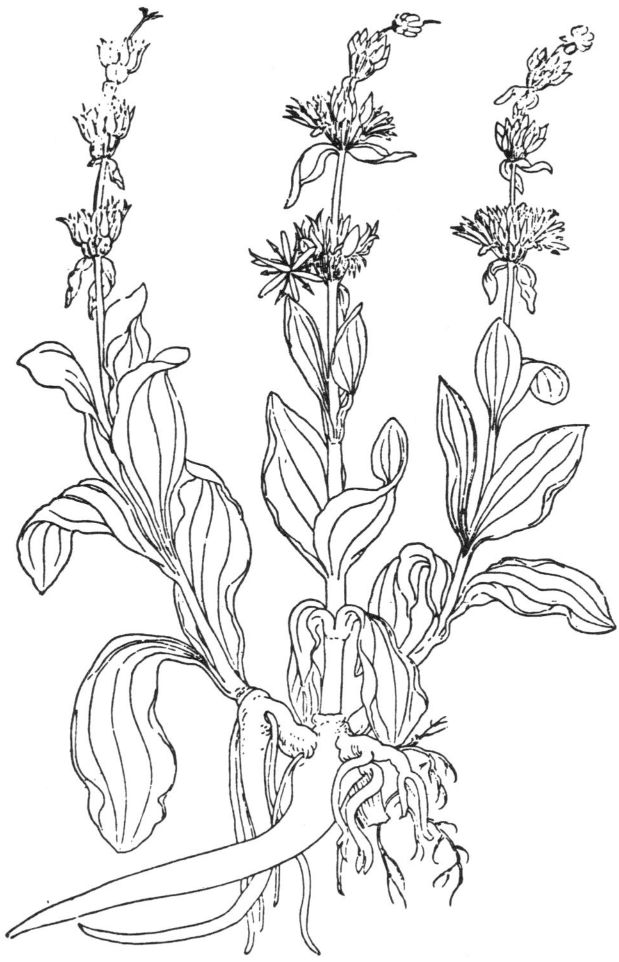

Der Gelbe Enzian gehört zur Familie der Enziangewächse (Gentianaceae), zu der auch das Tausendgüldenkraut gerechnet wird. Der Gelbe Enzian ist eine ausdauernde Staude, die über einen Meter hoch wird. Im Gegensatz zu dem giftigen Germer, der wechselständige Blätter hat, besitzt der Enzian gegenständige Blätter als wichtiges Unterscheidungsmerkmal.

Gundelrebe

Vorbeugung und Anwendung

Wundheilung, Brustschmerz, Müdigkeit, Erschöpfung

Hildegard

»Die Gundelrebe ist mehr warm als kalt, und sie ist trocken, und sie hat gewisse Kräfte der Farbstoffe, weil ihr Grün nützlich ist, so daß ein Mensch, der matt ist und dem die Vernunft entschwindet, mit erwärmtem Wasser baden und die Gundelrebe in Mus oder in Suppen kochen soll, und er esse sie entweder mit Fleisch oder mit ›chucheln‹, und sie wird ihm helfen. Und wer in der Brust und um die Brust Schmerzen hat, wie wenn er innerlich Geschwüre hätte, der lege die im Bade gekochte und warme Gundelrebe um seine Brust, und es wird ihm besser gehen.«

Bedeutung

In den Handschriften ist bei der Darstellung des Gundermanns einiges durcheinandergeraten. Gundermann und Haselwurz werden irrtümlich nicht klar auseinandergehalten. Die Haselwurz mit ihrem asaronhaltigen ätherischen Öl erzeugt auf der Zunge starkes Brennen, führt zu schweren Magenreizungen und kann bei Überdosierung sogar tödlich wirken.

Anwendungsformen

In der Volksmedizin wurde die Gundelrebe vor allem zur Heilung schlecht heilender Wunden verwendet und hat diese Bedeutung bis heute nicht verloren. Dabei wird das frische Kraut gekocht, leicht ausgepreßt und mit einem Leinensäckchen auf die Wunde aufgelegt. Bei Müdigkeit und Erschöpfung empfiehlt sich das Kraut in erster Linie als Suppe, wobei das frische Kraut in Butter angedünstet und mit etwas Mehl bestäubt wird (2–3 Tassen pro Tag).

In der Schulmedizin wird Gundermann nur selten verwendet, in der Volksmedizin bei Magen- und Darmkatarrh und Erkrankungen der Atmungsorgane. Äußerlich findet er Anwendung bei schlecht heilenden Wunden. In der Phytotherapie wird Gundelrebenkraut nur von oberirdischen Teilen gewonnen (Erdefeu). Inhaltsstoffe sind etwas ätherisches Öl, Gerbstoff, Bitterstoff, Glechomin und etwas Marrubiin, Harz und Wachs sowie Saponin.

Glechoma hederacea

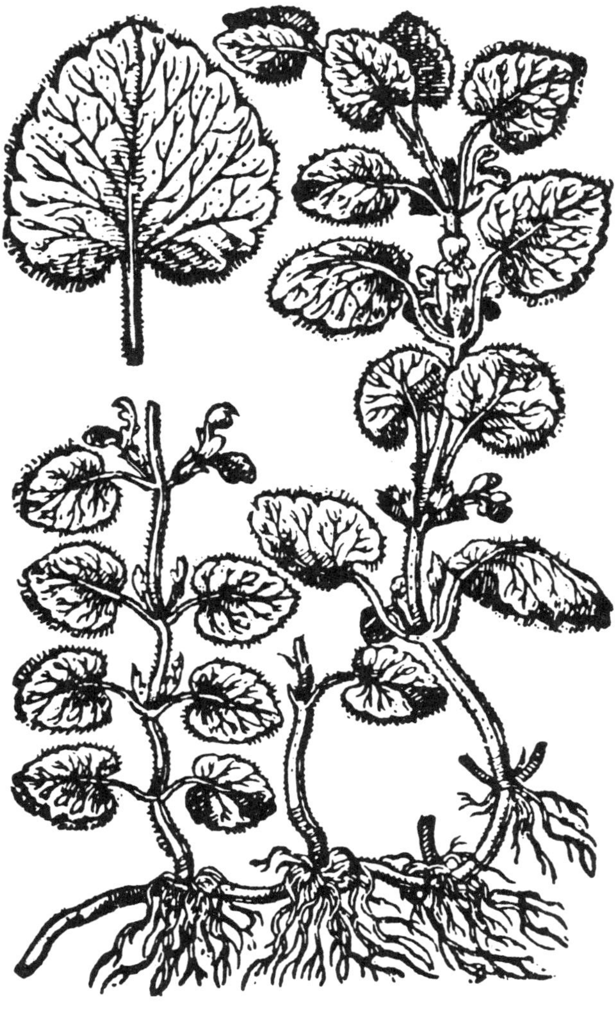

Der Gundermann (Gundelrebe) ist ein Lippenblütler (Lamiaceae) mit oft über einen Meter langen oberirdischen Ausläufern, die Wurzeln bilden und aufrechte, blauviolette Sprosse. Die Blätter sind lang gestielt, nierenförmig mit herzförmigem Blattgrund. Die Höhe beträgt etwa 10 bis 30 Zentimeter.

Hirschzunge

Vorbeugung und Anwendung

Husten, Leberleiden, Milzschwäche, Gehirnerschütterung, Kopfschmerzen

Hildegard

»Die Hirschzunge ist warm und hilft der Leber und der Lunge und den schmerzenden Eingeweiden. Nimm daher Hirschzunge und koche sie stark in Wein, und dann füge reinen Honig bei, und dann lasse sie so wiederum einmal aufkochen. Dann pulverisiere langen Pfeffer und zweimal soviel Zimt, und laß es so mit dem vorgenannten Wein wiederum einmal aufkochen, und seihe es durch ein Tuch und mach so einen Klartrank, und trinke ihn oft nach dem Essen und nüchtern, und es nützt der Leber und reinigt die Lunge und heilt die schmerzenden Eingeweide und nimmt die innere Fäulnis und den Schleim weg. Und dörre sachte wiederum Hirschzunge in der heißen Sonne oder auf einem warmen Ziegelstein und pulverisiere sie so und lecke dieses Pulver nüchtern und nach dem Essen oft aus deiner Hand, und es nimmt den Schmerz im Kopf und in der Brust und dämpft andere Schmerzen, die in diesem Körper sind. Aber auch ein Mensch, der wegen irgendeines Schmerzes heftig und plötzlich schwach wird, der trinke sogleich von diesem Pulver in warmem Wein, und es wird ihm besser gehen.«

Anwendungsformen

Während die Hirschzunge in der Volksmedizin vor allem als Mittel gegen Lungentuberkulose lange Zeit geschätzt wurde, sieht der Naturmediziner ihre Bedeutung heute eher im Bereich von Schädeltrauma, Gehirnerschütterung, Unfallschock, Kopfschmerzen und Nachbehandlung von Operationen. Dabei wird ein Hirschzungenpulver (Apotheke) in warmen Wein gegeben (1–2 Messerspitzen). Bei Husten, Leberleiden und Milzschwäche verwendet man oft das Frischkraut. Es wird in Wein gekocht unter Zusatz von weißem Pfeffer, Honig und Zimt, abgeschäumt und abgeseiht und in Flaschen abgefüllt. Empfohlen wird 2–3mal täglich ein Likörglas nach dem Essen.

Die streng naturgeschützte Pflanze, die u. a. Gerbstoffe, Schleim und freie Aminosäuren enthält, wird als »Scolopendrium« nur noch in der Homöopathie verwendet.

Phyllitis scolopendrium

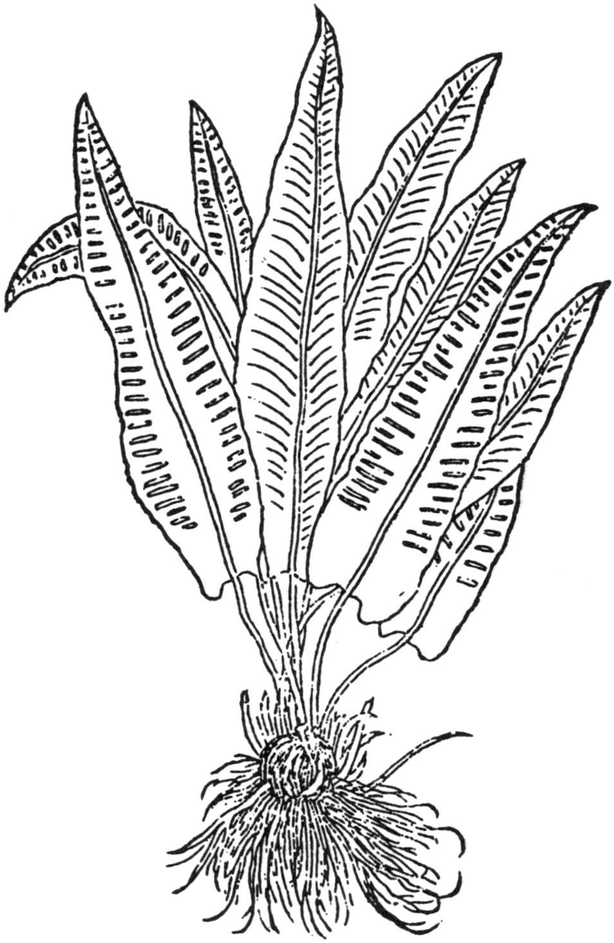

Der Hirschzungenfarn ist ein Streifenfarngewächs (Aspleniaceae), zu denen auch u. a. der Milzfarn, die Streifenfarne, wie z. B. die häufige Mauerraute, gehören. Die Blätter sind lanzettlich mit herzförmigem Grund. Seine Sporenbehälter sind linealisch-streifenförmig (Name!). Er wird 15 bis 50 Zentimeter hoch und ist eine ausdauernde Pflanze (Staude).

Ingwer

Vorbeugung und Anwendung

Hautflechten, Verstopfung, Koliken, geschwürige und trübe Augen

Hildegard

»Der Ingwer ist sehr warm und ausgedehnt, das heißt zerfließlich, und sein Genuß schadet einem gesunden und fetten Menschen, weil er ihn unwissend und unkundig und matt und zügellos macht. Und wer geschwürige, das heißt schwärige, und trübe Augen hat, der pulverisiere Ingwer und binde dieses Pulver in ein Tuch und lege es in Wein, damit der Wein davon dunkel, das heißt ›zanger‹ wird, und nachts, wenn er schlafen geht, streiche er um die Augenlider und Augen von diesem Wein. Aber auch wer unter Verstopfung im Magen und im Bauch leidet, der pulverisiere Ingwer und mische dieses Pulver mit ein wenig Saft von Ochsenzunge. Und aus diesem Pulver und Bohnenmehl mache er Törtchen, und er backe sie in einem Ofen, dessen Feuerhitze etwas nachgelassen hat. Und so esse er diese Törtchen oft nach dem Essen und nüchtern, und es mindert den Unrat des Magens und stärkt den Menschen. Ebenso pulverisiere ein Mensch, der im Magen irgendwelchen Schmerz leidet, Ingwer und zweimal soviel Galgant und halb soviel Zitwer. Und nach dem Essen schütte er dieses Pulver in Wein, und so trinke er es, auch abends, wenn er schlafen geht. Und so mache er es oft, und im Magen wird es ihm besser gehen.

Ein Mensch aber, den eine Kolik plagt, nehme ein wenig Ingwer und viel Zimt und pulverisiere das. Dann nehme er weniger Salbei als Ingwer und mehr Fenchel als Salbei und mehr Rainfarn als Salbei. Und dies zerstoße er in einem Mörser zu Saft und seihe es durch ein Tuch. Dann koche er Honig mäßig in Wein und füge dem ein wenig weißen Pfeffer bei oder, wenn er den nicht hat, ein wenig Pfefferkraut. Und das vorgenannte Pulver und den vorgenannten Saft schütte er hinein. Dann nehme er Wasserlinsen und zweimal soviel Tormentill und Senf, der auf dem Felde wächst, soviel wie Tormentill, aber weniger als Wasserlinsen, und dies zerstoße er in einem Mörser zu Saft und bringe es in ein Säckchen und gieße den vorgenannten gesüßten und gepulverten Wein darüber, und daraus mache er einen klaren Trank. Wer aber unter dem vorgenannten Schmerz leidet, trinke von diesem Trank nüchtern, soviel er mit einem Schluck trinken kann, und gleicherweise abends, wenn er sich ins Bett legt. Und dies tue er, bis er geheilt wird.«

Anwendungsformen

Insbesondere in China wird der Ingwer auch heute noch als ein sehr wertvolles Gewürz geschätzt. Anhänger der Hildegard-Medizin benützen die Pflanze speziell bei Augenleiden. Dabei wird die Wurzel in Wein eingelegt, man läßt sie einige Stunden ziehen und reibt mit dem Extrakt vor dem Schlafengehen die Lider ein. Ingwerpulver (Apotheke) wird häufig zum Bestäuben von Flechten und anderen Hautausschlägen angewandt (2–3 mal täglich). Koliken und Verstopfung – siehe Wasserlinsen-Elixier.

Die Inhaltsstoffe sind scharf schmeckende Gingerole, ätherisches Öl mit 60% Zingiberen und das duftende Zingiberol. Ingwer dient zur Herstellung von aromatischer Tinktur, Ingwerkonfekt, Ingwerbier, Einmachgewürzmischungen.

Ingwerrhizomstücke

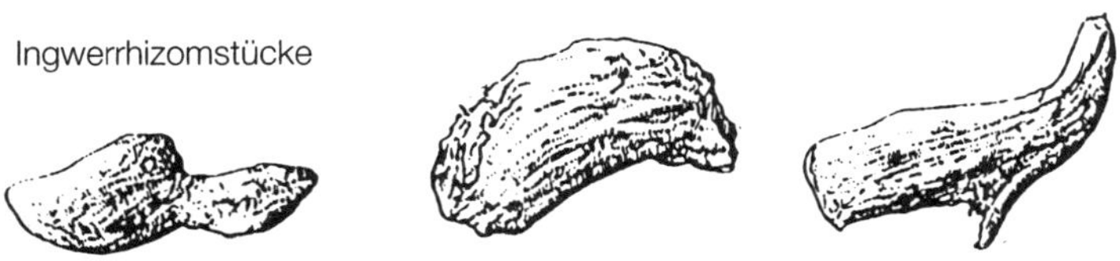

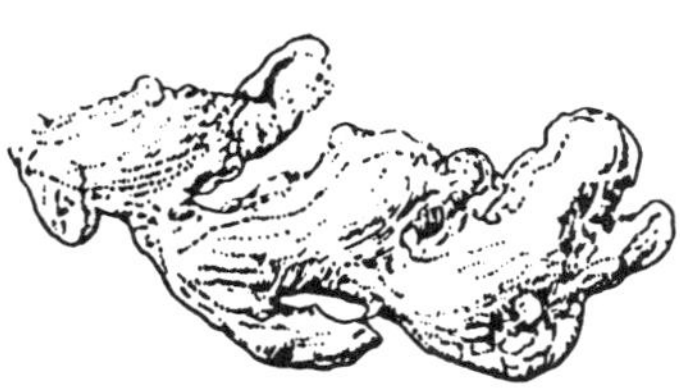

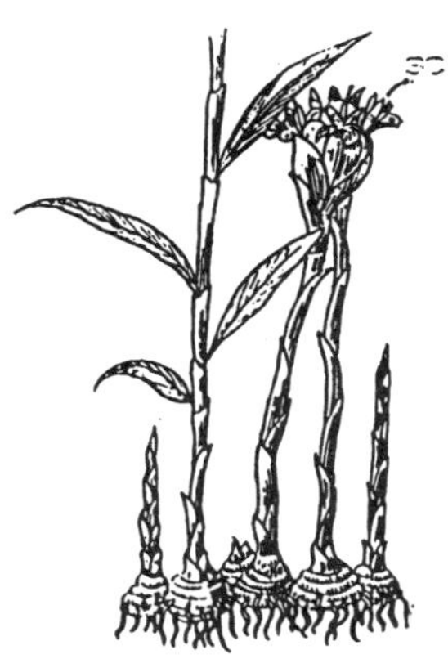

Höhe bis ca. 1,20 Meter

Der Ingwer hat der Familie Ingwergewächse (Zingiberaceae) den Namen gegeben. Seine Heimat ist Ostasien. In vielen tropischen Gebieten wird er angebaut, z. B. in Westafrika und Westindien.

Kerbel

Vorbeugung und Anwendung

Eingeweidebrüche, Milzschmerzen (durch Rohkost), Hautgeschwüre und Krätze

Hildegard

»Der Kerbel ist von trockener Natur, und er wächst weder von der starken Luft noch von der Feuchtigkeit der Erde, sondern in der schwachen Luft, bevor die fruchtbare Sommerwärme entsteht. Dennoch ist er mehr warm als kalt, und diese Wärme ist gesund. Und er gleicht etwas den unnützen Kräutern, denn wenn er roh gegessen wird, bereitet er viel Rauch im Kopfe des Menschen. Denn weder gekocht noch roh taugt er dem Körper des Menschen zu Essen, es sei denn, daß er sehr zu Heilmitteln brauchbar ist und die Bruchwunden der Eingeweide heilt. Zerstoße also Kerbel, das heißt ›stamphe‹, und beim Ausdrükken seines Saftes gieße ihn in Wein, und gib es dem zu trinken, der Bruchwunden der Eingeweide hat. Und dies tue er oft, und er wird geheilt werden.

Wenn aber ein Mensch bisweilen eine rohe Speise ißt, dann steigen die üblen Säfte dieser Speisen zur Milz hinauf, weil (die Speisen) durch keine Würze gemäßigt sind, und (die Säfte) bereiten der Milz Schmerzen. Daher nehme dieser Mensch Kerbel und weniger Dill, und mit Weizenbrot in Essig, wie ein Bissen, mache er eine Würze und esse sie oft. Nachher nehme er auch Leinsamen und koche ihn in einer Pfanne, und nach dem Auspressen des Wassers gieße er ihn in ein Säcklein auf die Milzgegend, so warm er es erleiden mag, und er lege das Säcklein darüber. Auch ein Mensch, der unter verschiedenen Geschwüren und Krätze leidet, der nehme Kerbel, und dies koche er in Wasser. Nachdem er das Wasser ausgedrückt hat und es durch ein Tuch geseiht hat, gieße er es in eine Pfanne, und er gebe etwas frischen Weihrauch und Schwefel bei, und er füge mehr frisches Schweinefett bei als das eben genannte. Und er lasse es gleichzeitig in einer Pfanne über dem Feuer ein wenig wie eine Salbe eindicken. Und mit der Salbe reibe sich der Leidende um die Geschwüre ein. Dies aber tue er während fünf Tagen, und die Haut und sein Fleisch werden davon durchdrungen. Und nachher wasche sich derselbe Leidende im Bade ab, damit dieser Schleim und der Gestank von ihm entfernt werden.«

Anthriscus cerefolium

Anwendungsformen

Als Gemüse- und Speisengewürz war der Kerbel im Mittelalter genauso beliebt wie als Heilmittel. Bei Milzschmerzen und Bruchleiden wird er heute innerhalb der Naturmedizin als Suppe verwendet. Dabei wird das Frischkraut angedünstet und mit Wasser aufgekocht (1–2 Tassen pro Tag). Als Salbe gegen Krätze und Geschwüre ist der Kerbel in der Apotheke erhältlich.

In der Volksmedizin wurde er als harn- und schweißtreibend verwendet. Die Blätter sind Bestandteil der Küchenkrautmischung »Fines Herbes«.

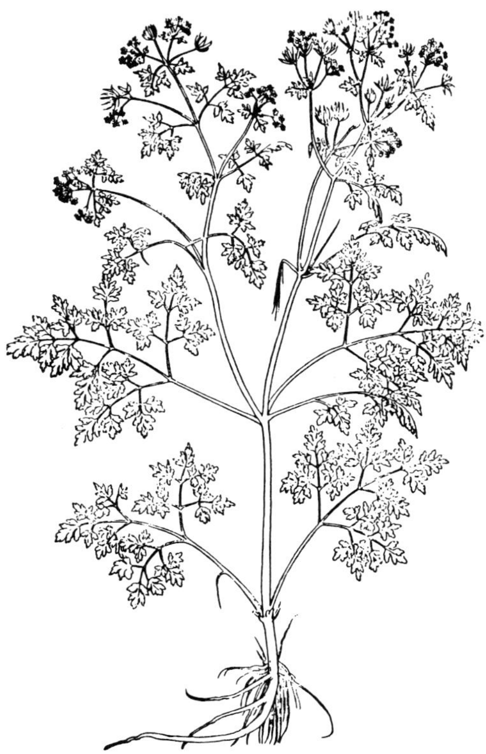

Der Gartenkerbel gehört zur Familie der Doldengewächse (Apiaceae). Er wird zwischen 30 und 50 Zentimeter hoch. Der leicht gerillte Stengel trägt hellgrüne, mehrfach gefiederte Blätter. Man unterscheidet kraus- und glattblättrige Sorten.

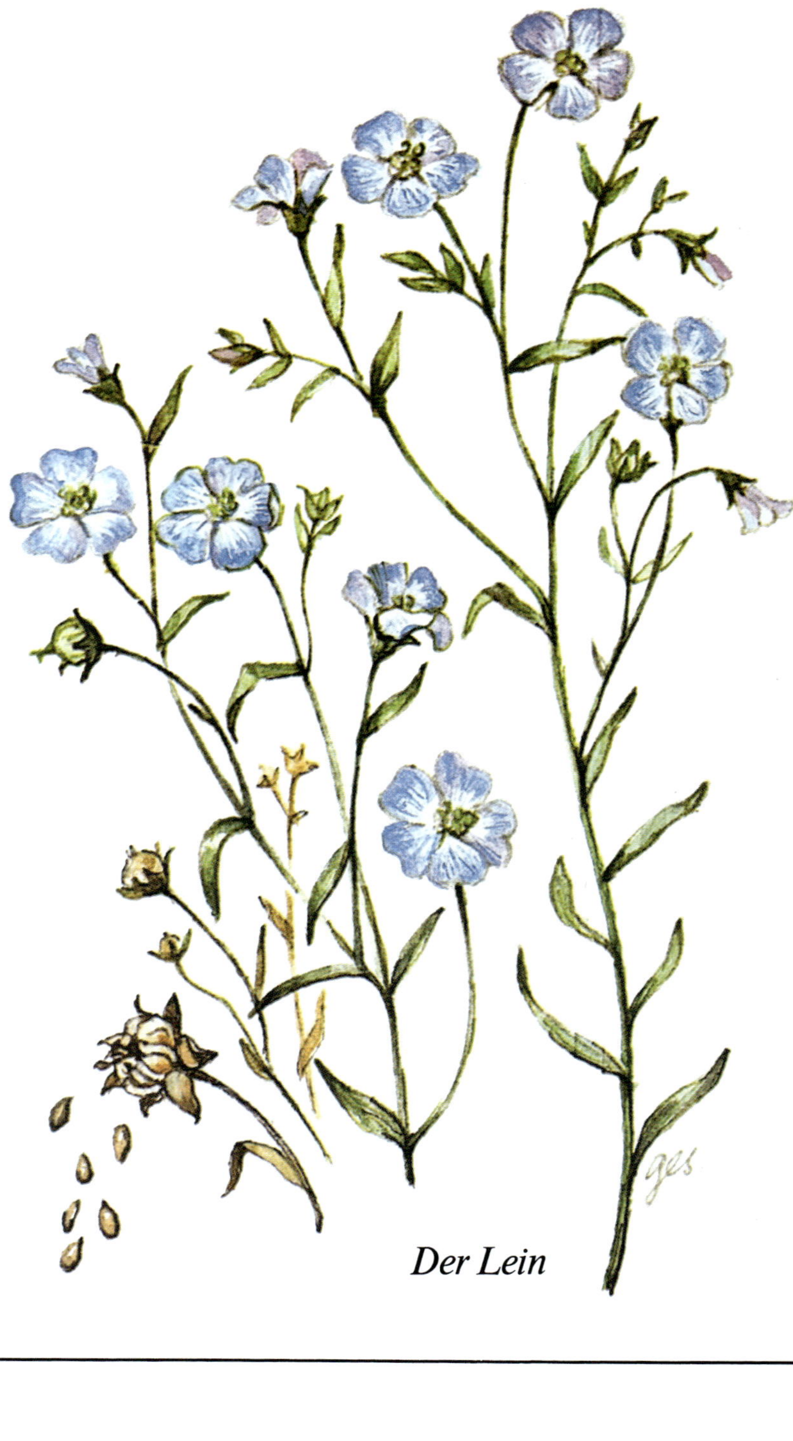

Der Lein

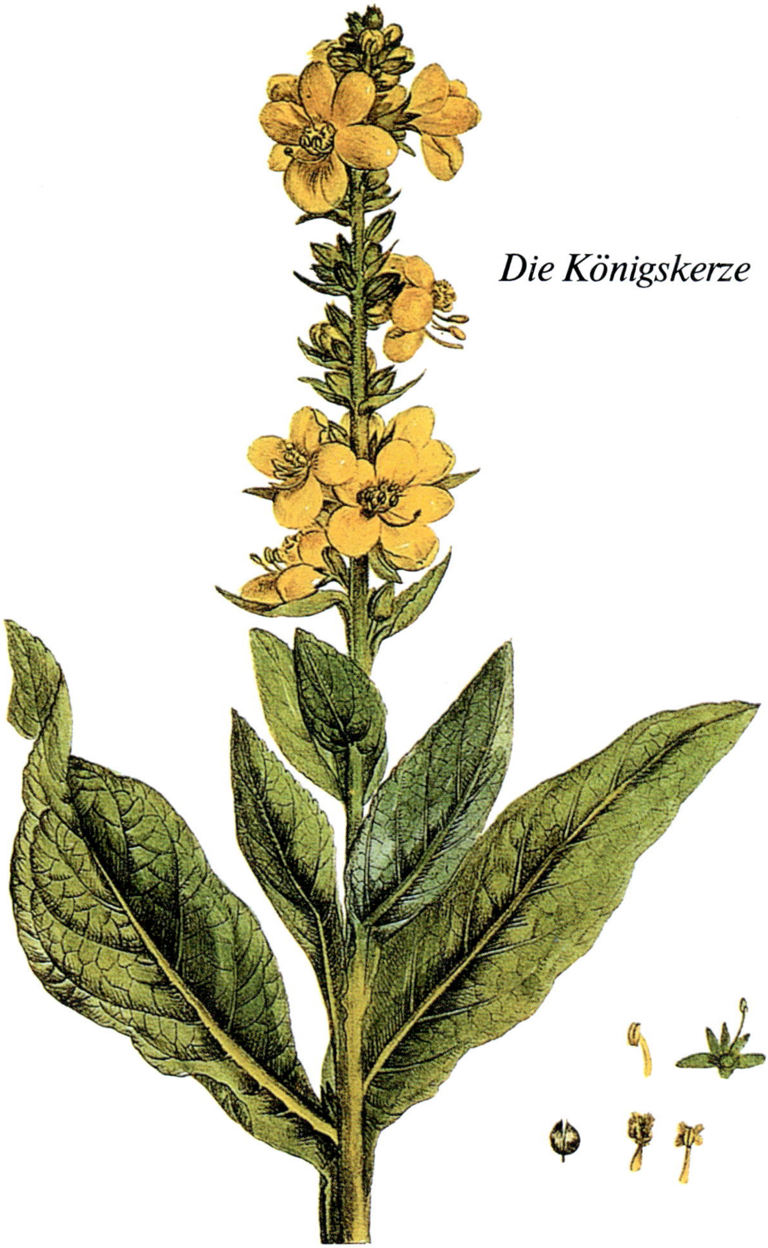

Die Königskerze

Die Heckenrose

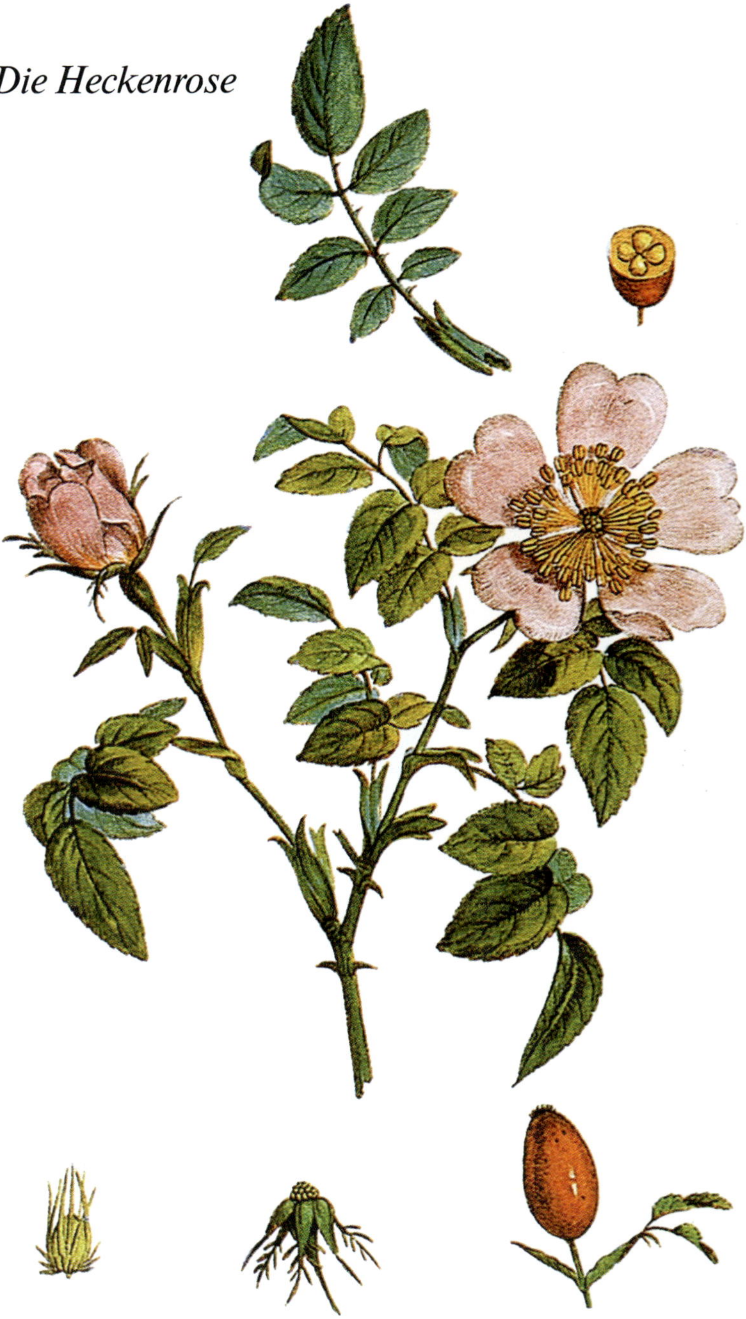

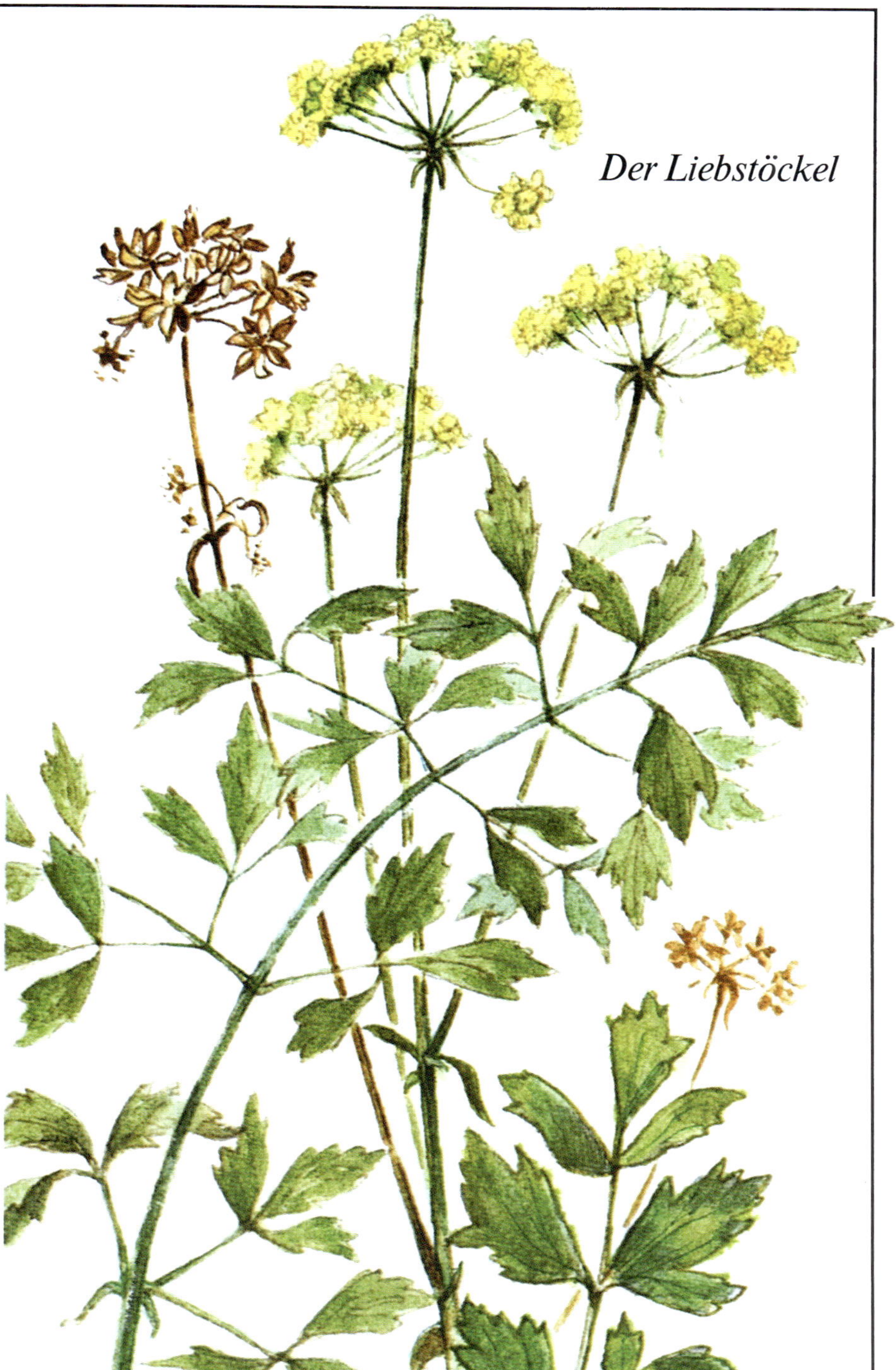
Der Liebstöckel

Die Minze

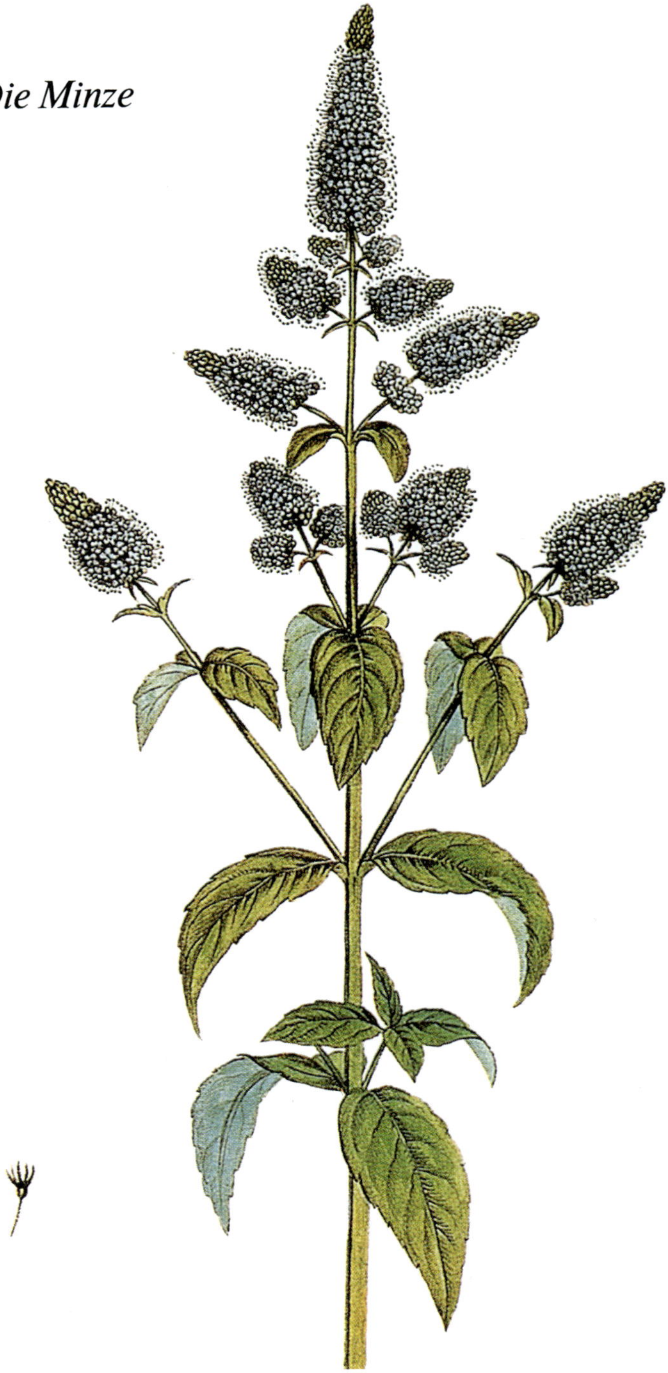

Der Quendel

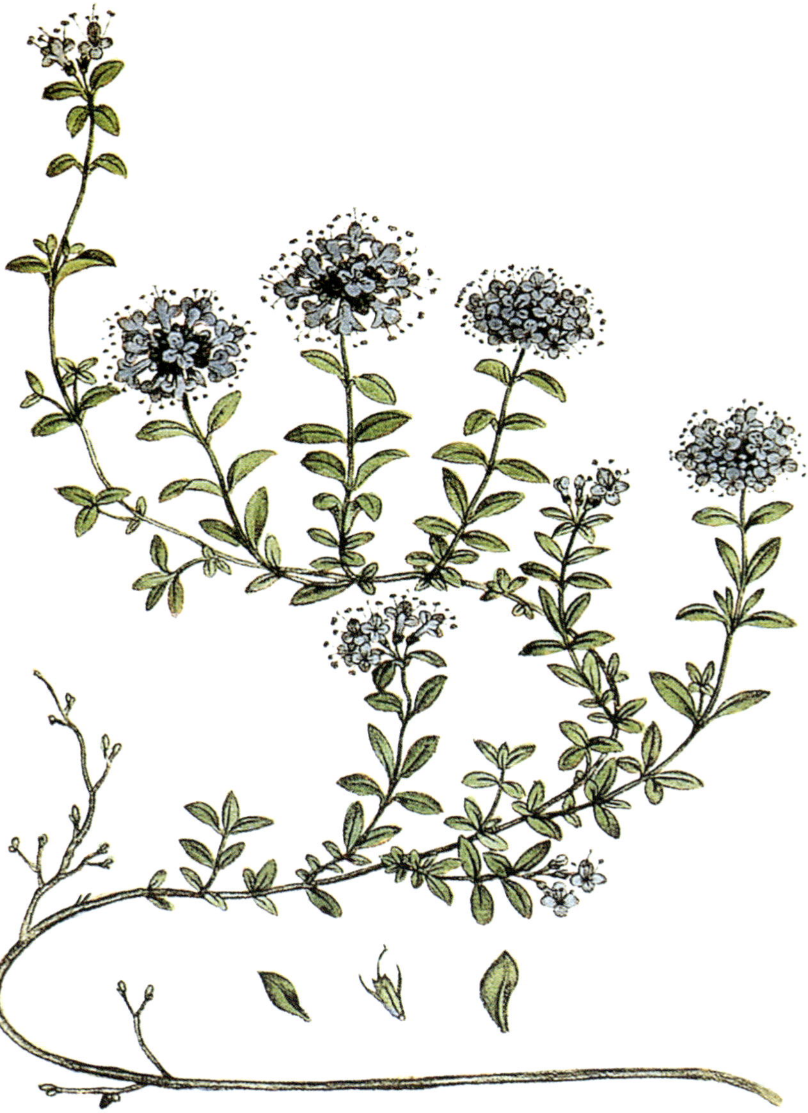

Die Quitte

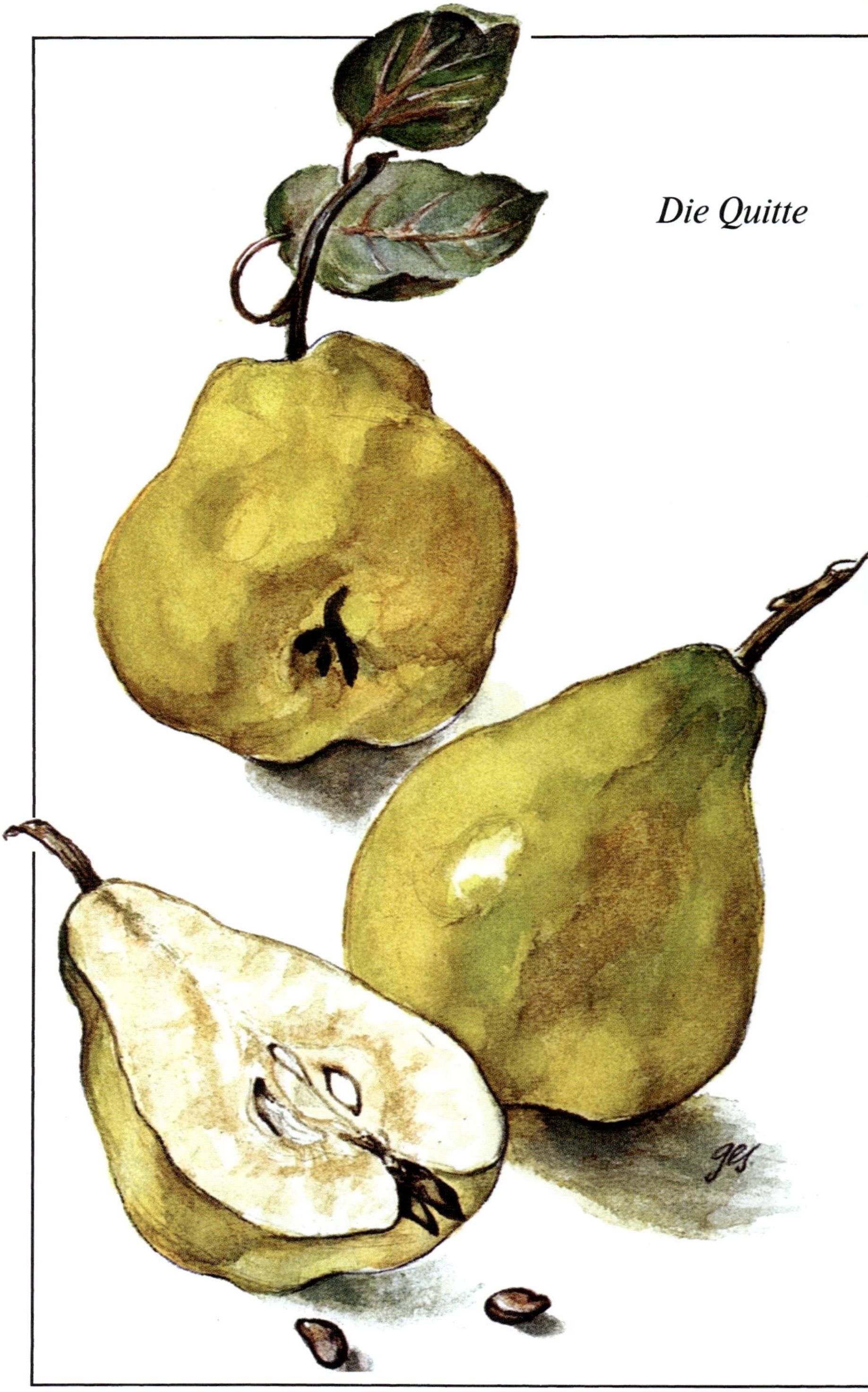

Der größte Teil der hier abgebildeten Hildegard-Heilpflanzen ist speziell für dieses Buch gemalt worden. Es handelt sich um Aquarelle des Kunstmalers Gerhard Schramm aus Bürgstadt.

Knoblauch

Vorbeugung und Anwendung

Bronchitis, Magen-, Darm- und Augenleiden

Hildegard

»Der Knoblauch hat die rechte Wärme, und er wächst aus der Stärke des Taues, und er hat Wachstum (›queck‹), das heißt vom Beginn der Nacht bis es schon beinahe zu tagen beginnt und wenn es schon Morgen ist. Für Gesunde und Kranke ist er heilsamer zu essen als der Lauch. Und er muß roh gegessen werden, denn wer ihn kochen würde, machte daraus sozusagen verdorbenen Wein, er würde ›seiger‹, weil sein Saft gemäßigt ist und die rechte Wärme hat. Er schadet auch nicht den Augen. Trotzdem wird aber wegen seiner Wärme das Blut um die Augen des Menschen sehr erregt, aber nachher werden sie rein. Aber er soll mäßig gegessen werden, damit das Blut im Menschen nicht übermäßig erwärmt werde. Wenn aber der Knoblauch alt ist, dann vergeht sein gesunder und rechter Saft, aber wenn er dann durch andere Speisen gemäßigt wird, erlangt er seine Kräfte wieder.«

Anwendungsformen

Der Knoblauch schadet den Augen nicht. Er soll anderen Laucharten vorgezogen werden, da er heilsamer ist. Er ist mäßig zu essen.

In der Schulmedizin gilt der frische Knoblauch als besonders heilsam, da er im Gegensatz zu den umsatzstärksten Präparaten des Handels nicht nur die öllöslichen, sondern auch die wasserlöslichen Wirkstoffe enthält. Knoblauch darf an Kinder nicht verabreicht werden (!). Auch bei Erwachsenen können Überdosierungen Erkrankungen der Verdauungsorgane und nekrotische Veränderungen der Schleimhäute hervorrufen. Auch Allergien sind möglich. Der bakterienhemmende Wirkstoff ist das Allicin, das durch Enzymwirkung aus Alliin frei wird. Der unangenehme Geruch wird durch das schwefelhaltige Diallyldisulfid des ätherischen Öls hervorgerufen und durch zwei 2-Vinyldithiine. Das Allicin wirkt gegen bakterielle und Pilz-Erkrankungen. Es soll die Blutfette senken, anti-arteriosklerotisch wirken und die Fließfähigkeit des Blutes verbessern.

Allium sativum

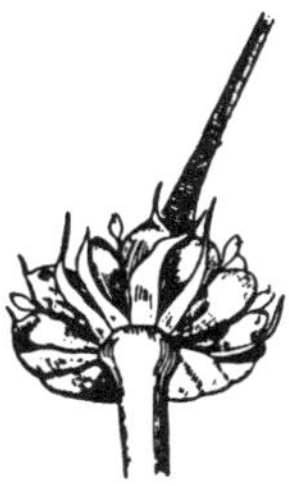

Blütenstand mit
Brutzwiebeln

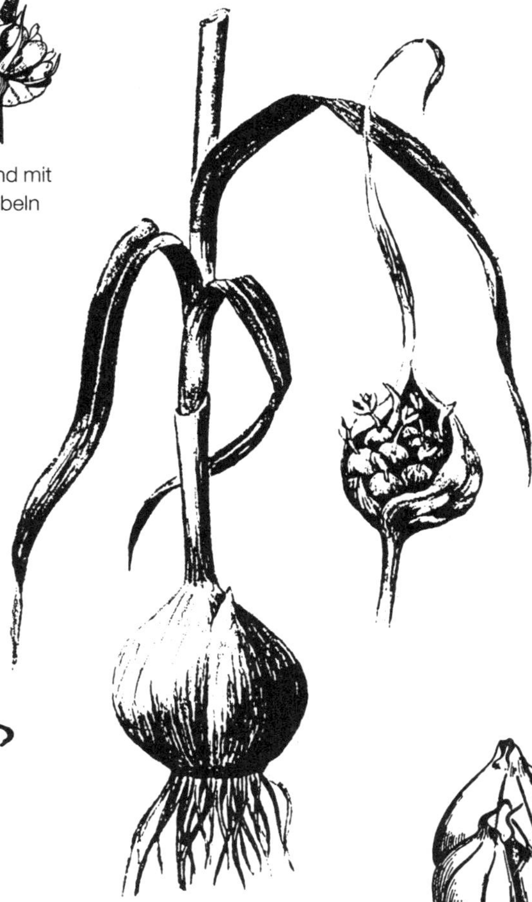

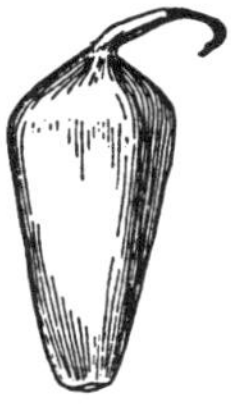

Vergrößerte Brutzwiebel

Der Knoblauch gehört zur Familie der Lauchgewächse (Alliaceae).

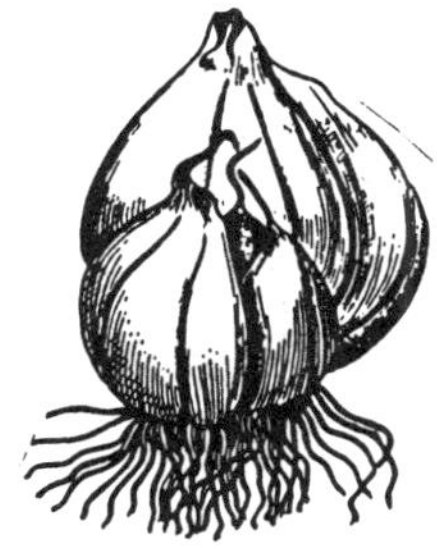

Zwiebel mit Brutzwiebel

Königskerze (Wollblume)

Vorbeugung und Anwendung

Trauriges Herz (Herzschmerz), Heiserkeit

Hildegard

»Die Königskerze ist warm und trocken und etwas kalt, und wer ein schwaches und trauriges Herz hat, der koche Königskerze mit Fleisch oder mit Fischen oder mit ›Kucheln‹ ohne andere Kräuter, und er esse das oft, und es stärkt sein Herz und macht es fröhlich. Aber auch wer in der Stimme und in der Kehle heiser ist und wer in der Brust Schmerzen hat, der koche Königskerze und Fenchel in gleichem Gewicht in gutem Wein, und er seihe das durch ein Tuch und trinke es oft, und er wird die Stimme wieder erlangen, und er heilt die Brust.«

Bedeutung

Die auffallend großen, gelbblütigen Königskerzen waren schon in der Antike als Heilpflanzen bekannt. Mit Wachs getränkte Stengel, wie auch bei den großen Doldengewächsen, dienten als Fackeln. Im Mittelalter galten sie als zauberabwehrende Pflanzen.

Anwendungsformen

Die getrockneten Blüten der Königskerze finden sich heute vor allem in Teemischungen als schleimlösendes Mittel bei Heiserkeit. Die Hildegard-Medizin kennt jedoch einen speziellen Trank. Dabei werden die Blätter und Blüten der Königskerze zu gleichen Teilen mit Fenchel in Weißwein aufgekocht, mit einem Eßlöffel Honig angereichert, abgeschäumt und abgeseiht und heiß getrunken. Gegen Herzschmerz führen manche Apotheken die Königskerze auch als »herzerfreuendes« Pulver.

Die wissenschaftliche Phytotherapie legt sich auf bestimmte Heilpflanzen fest, hier auf die beiden großen Arten, die dichtblütige Königskerze und die Windblumen-Königskerze. Die Flavonoidglykoside Rutin und Hesperidin sind die Hauptwirkstoffe. Diese sind für die schwach harntreibende Wirkung verantwortlich. Die etwa 2% Schleime wirken reizlindernd und die Saponine auswurffördernd. Daher sind die Königskerzenblüten häufig Bestandteil von Hustentees.

Verbascum densiflorum

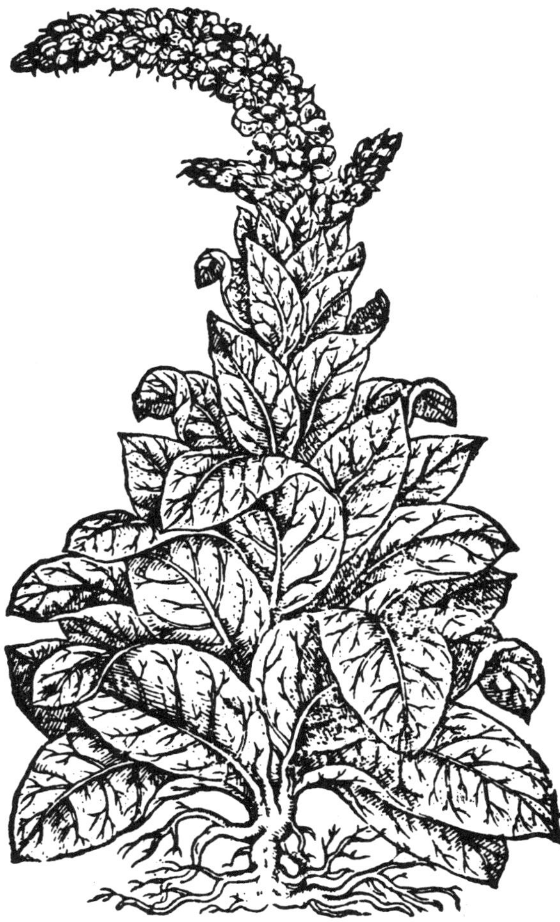

Die Königskerzen, deren große Vertreter bis zu 2,5 Meter hoch werden, gehören zur Familie der Rachenblütler (Scrophulariaceae). Ihre nahe Verwandtschaft läßt sie häufig Kreuzungen bilden. Die verwachsenen Blumenkronen besitzen zwei kahle und drei filzig behaarte Staubblätter.

Krauseminze

Vorbeugung und Anwendung

Gicht, Verdauung

Hildegard

»Die Krauseminze ist von mäßiger und scharfer Wärme, ist aber noch etwas gemäßigt. Und wem die Gicht schadet, der zerstoße sie und seihe ihren Saft durch ein Tuch und füge etwas Wein hinzu. Und so trinke er sie morgens und abends und zur Nacht, und die Gicht wird weichen. Und wie das Salz, mäßig beigefügt, jede Speise mäßigt, weil es schlecht ist, wenn zuviel oder zuwenig der Speise beigefügt wird, so gibt die Krauseminze, wenn sie dem Fleisch, den Fischen oder Speisen oder dem Mus beigefügt wird, jener Speise einen guten Geschmack und eine gute Würze, und so erwärmt sie auch gegessen den Magen und verschafft eine gute Verdauung.«

Bedeutung

Die Systematik der Minzen war früher ungeklärt, und bis heute sind sie schwierig einzuteilen. Krauseminzen sind krausblättrige Arten verschiedener Minzen. Die Krauseminzen, auch Spearmint genannt, enthalten kaum Menthol, dafür das Carvon, das die typische Spearmint-Kümmelnote hervorruft. Die Pfefferminze war zur Zeit Hildegards unbekannt.

Anwendungsformen

Sowohl bei Verdauungsstörungen als auch bei Gicht empfiehlt die Hildegard-Medizin einen Trank aus dem Rohsaft der frischen Pflanze, der, mit etwas Wein verlängert, morgens und abends – jeweils ein Likörglas voll – getrunken wird.

Das Pulver aus der getrockneten Pflanze wirkt geschmackskorrigierend und kann allen Speisen zugefügt werden.

Krauseminzblätter haben gegenüber der Pfefferminze keine besonderen medizinischen Vorzüge. Die Geschmacksnote des Krauseminzöls macht es besonders geeignet für die Aromatisierung von Zahnpasten, Mundwässern und Kaugummi. In üblichen Dosen sind die Minzblätter ohne Nebenwirkungen. Bei zu hoher Dosierung über einen längeren Zeitraum kann es zu Reizungen im Magen-Darm-Kanal kommen.

Mentha spicata

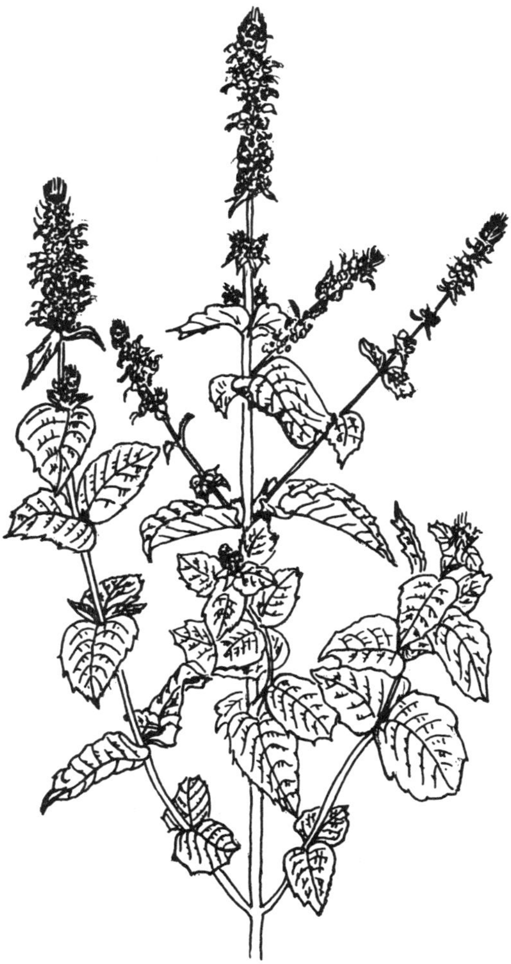

Alle Minzen sind Lippenblütler (Lamiaceae). Das mentholfreie ätherische Öl wirkt nicht kühlend. Den höchsten Wirkstoffgehalt besitzen die Blätter vor der Blüte.

Kreuzkümmel

Vorbeugung und Anwendung

Blähungen, Magen-Darm-Leiden, Übelkeit, Dämpfigkeit

Hildegard

»Der Kümmel ist von gemäßigter Wärme und trocken. Für den Menschen, der dämpfig ist, ist er gut und nützlich und gesund zu essen, auf welche Weise auch immer er gegessen wird. Aber jenem, der Schmerz im Herzen leidet, schadet er, wenn er ihn ißt, weil er das Herz nicht vollkommen erwärmt, das immer warm sein muß. Für den Gesunden ist er jedoch gut zu essen, weil er ihm einen guten Verstand bereitet und jenem milde Wärme einbringt, der zu warm ist. Aber jedem schadet er, der krank ist, wenn er ihn ißt, weil er die Krankheit in ihm auflodern läßt, ausgenommen jenem, der in der Lunge Schmerzen leidet.

Ein Mensch, der gekochten oder gebratenen Käse essen will, streue Kümmel darauf, damit er nicht davon Schmerzen leidet, und so esse er. Wer jedoch unter Übelkeit leidet, der nehme Kümmel, und zu dessen dritten Teil Pfeffer und zu einem vierten Teil des Kümmels Bibernell, und dies pulverisiere er und nehme reines Semmelmehl, und er schütte dieses Pulver in das Mehl, und so mache er mit Eidotter und mäßig Wasser Törtchen, entweder im warmen Ofen oder unter der warmen Asche, und er esse diese Törtchen. Aber er esse auch das vorgenannte Pulver aufs Brot gestreut, und es unterdrückt in den Eingeweiden die warmen und kalten Säfte, die dem Menschen die Übelkeit verursachen.«

Anwendungsformen

Wiesenkümmel und Kümmelöl haben bis heute neben ihrer Verwendung als Gewürz auch ihre Bedeutung als Therapeutikum gegen Magen- und Darmleiden nicht verloren. Bei Blähungen wird das Pulver aus den frisch gemahlenen Körnern den Speisen beigefügt. Eine Mischung aus Kümmel, Pfeffer, Bibernell und Semmelmehl läßt sich auch gut zu einer Brotsuppe bereiten, wobei der Pflanzenbrei am besten mit einem Eidotter zu kleinen Klößchen verbunden wird (Magen- und Darmleiden).

Die heute verwendeten Früchte des Wiesenkümmels dürften sich in der Wirkung von dem früher verwendeten Kreuzkümmel (Kümmel der Bibel) kaum unterscheiden.

Cuminum cyminum

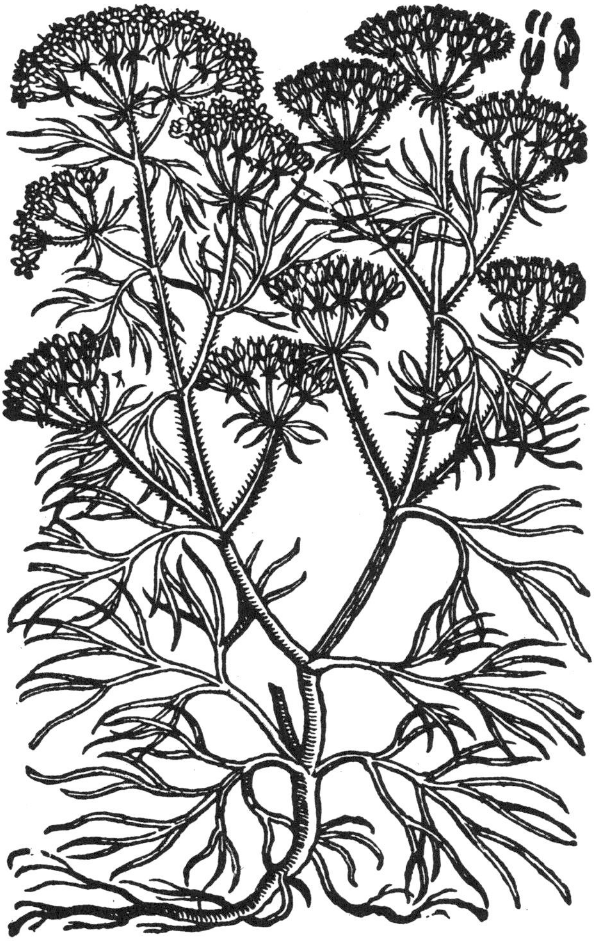

Der Kümmel gehört zur Familie der Doldengewächse und wird 30 bis 100 Zentimeter hoch. Die meist weiß blühende Pflanze erkennt man auch am Duft der frisch zerriebenen Früchte.

Kubebe

Vorbeugung und Anwendung

Traurigkeit, geistige Ermüdung

Hildegard

»Die Kubebe ist warm, und jene Wärme hat die richtige Mischung in sich, und sie ist auch trocken. Und wenn jemand Kubebe ißt, wird jene ungeziemende Begierde, die in ihm ist, gemäßigt. Aber sie macht auch seinen Geist fröhlich und macht seinen Verstand und sein Wissen rein, weil die nützliche und gemäßigte Wärme der Kubebe die ungeziemenden Gluten der Begierde, in denen stinkende und schlammige Flüssigkeiten verborgen sind, auslöscht, und den Geist des Menschen und seinen Verstand macht sie erhellend klar.«

Bedeutung

Die Kubebenfrüchte sind dem bekannten Pfeffer nahe verwandt. Wie dieser ist die Kubebenpflanze eine Kletterpflanze, deren Heimat die indonesischen Inseln sind. In Westafrika und in der Republik Kongo gibt es weitere Kulturen. Oft wird er an den Schattenbäumen der Kaffeeplantagen gezogen.

Anwendungsformen

Das Pulver aus den getrockneten Früchten der Pflanze wird generall als Speisegewürz genutzt.

Die Kubebenfrüchte der Apotheken sind die getrockneten, aber noch nicht ganz ausgereiften Steinfrüchte des zweihäusigen Kubebenstrauchs. Die Früchte sind wie der Pfeffer zu kleinen Trauben vereint. Im Gegensatz zum Pfeffer sitzen die Steinfrüchte an relativ langen, stielartigen Gebilden. Man könnte die Früchte als kleine Kirschen bezeichnen. Durch den Trocknungsvorgang sind die »geschwänzten« Kubeben stark gerunzelt. Sie schmecken würzig und bitter, aber nicht brennend scharf wie der ähnliche schwarze Pfeffer.

Als Inhaltsstoffe kennt man verschiedene Terpene, das Terpinenol (4), 1,4-Cineol, Cadinen und Cubebin (!), das zur Nachweisreaktion herangezogen wird. Kubeben wirken antiseptisch auf die Harnwege, harntreibend, blähungstreibend und auswurffördernd bei Bronchitis.

Piper cubeba

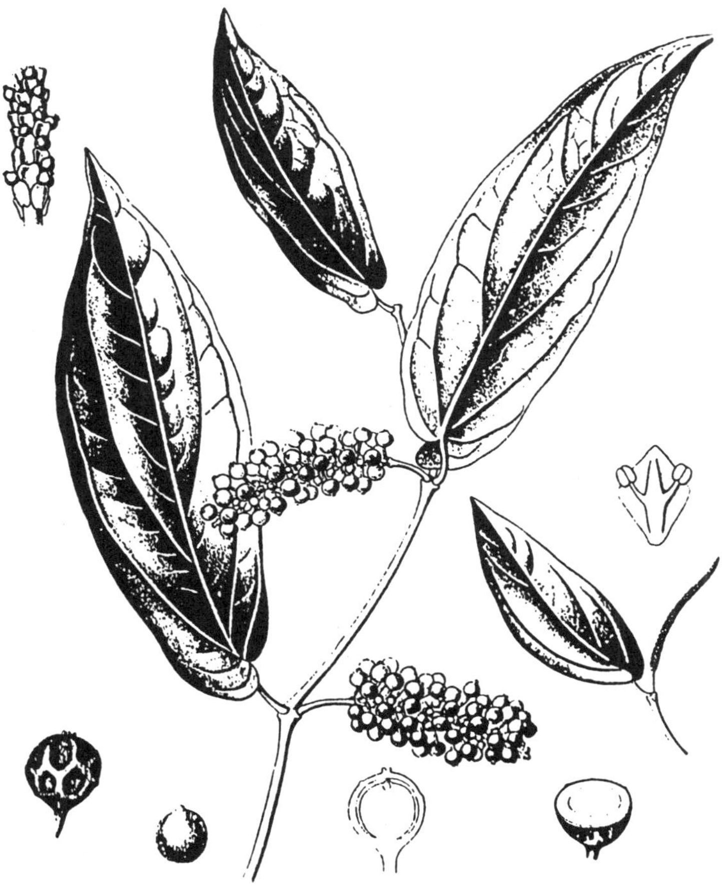

Der Kubebenpfeffer gehört, wie der schwarze Pfeffer, der Betel- und der Rauschpfeffer, zu den Pfeffergewächsen (Piperaceae).

In Polynesien wird aus dem Rauschpfeffer der Kawatrank hergestellt. Das Kawain ist auch Bestandteil einiger »Geriatrica«.

Lavendel

Vorbeugung und Anwendung

Leber- und Lungenbeschwerden, Insekten (Läusebefall)

Hildegard

»Der wilde Lavendel ist warm und trocken, und seine Wärme ist gesund. Und wer Lavendel mit Wein kocht oder, wenn er keinen Wein hat, mit Honig und Wasser kocht und so lau oft trinkt, der mildert den Schmerz in der Leber und in der Lunge und die Dämpfigkeit in seiner Brust, und er bereitet (sich) reines Wissen und einen reinen Verstand.

Der echte Lavendel ist warm und trocken, weil er wenig Saft hat. Und er nützt dem Menschen nichts zum Essen, hat aber doch einen starken Duft. Und wenn der Mensch, der viele Läuse hat, oft am Lavendel riecht, sterben die Läuse an ihm. Und sein Duft macht die Augen klar.«

Bedeutung

Botanisch gesehen sind die genannten Lavendelarten schwer voneinander zu unterscheiden. Die Kreuzungen beider Arten nennt man Lavandin. Der Parfümeur unterscheidet sehr viele Duftnoten. Als Heilpflanze wurde Lavendel weder im Altertum noch im Mittelalter beachtet. Sein Name stammt vom Lateinischen »lavare« (waschen), da vermutlich die Duftpflanze Badezubereitungen zugesetzt wurde.

Anwendungsformen

Häufig werden heute noch Kräuterkissen mit dieser stark aromatischen Pflanze in den Wäscheschrank gehängt. Zum einen wegen des Duftes, zum anderen der Abwehr von Insekten wegen. Zur Milderung von Lungen- und Leberbeschwerden kocht man heute noch oft einen Trank. Die frischen Blüten werden in Weißwein aufgekocht, mit Honig angereichert; der Sud wird abgeschäumt und heiß in Fläschchen abgefüllt. Vor dem Schlafengehen sollte man jeweils ein Likörglas voll trinken.

Die Blütenknospen enthalten 1 bis 3% ätherisches Öl, davon Linalylacetat (30 bis 60%). Die Blüten sind ein Bestandteil der Provence-Gewürzmischung. Die Droge und das Öl sind Aromastoffe in Kosmetika und selten auch in Pharmazeutika. In der Volksmedizin wird Lavendel als beruhigendes und blähungstreibendes Mittel angesehen.

Lavandula angustifolia

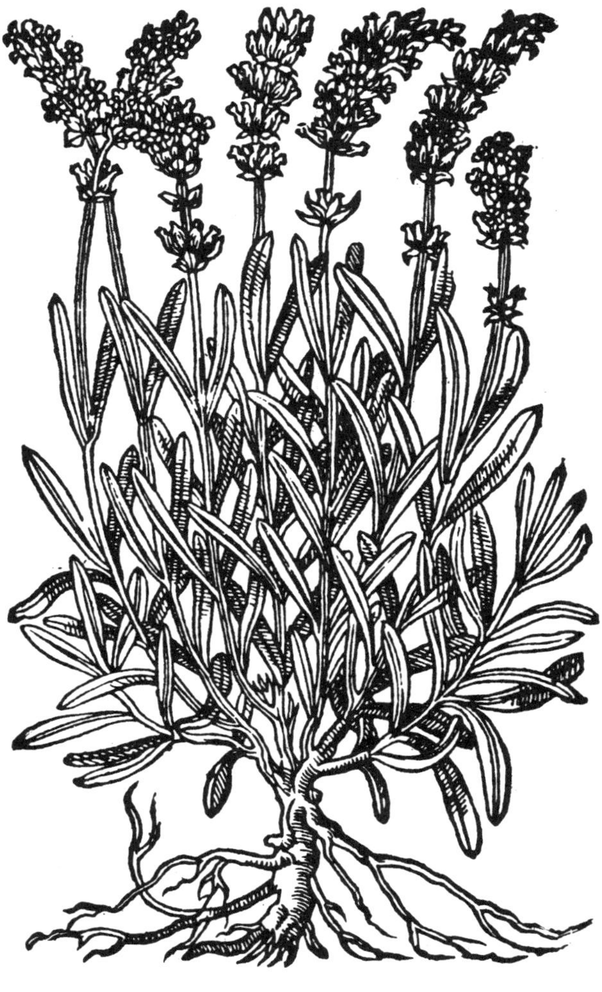

Der Lavendel gehört zur Familie der Lippenblütler (Lamiaceae) und ist an seinem prächtigen Blau der Blüten und seinem unverwechselbaren Duft unschwer zu erkennen.

Lein

Vorbeugung und Anwendung

Verbrennungen, Gürtelrose, Furunkel, Seitenstechen

Hildegard

»Der Lein ist warm und taugt nicht zum Essen. Aber wer in der Seite Schmerzen hat, der koche Leinsamen in Wasser, und er tauche ein leinenes Tuch in jenes warme Wasser ein, und ohne jenen Samen lege er das Tuch oft auf seine Seite, und jener Schmerz, obwohl er stark ist, wird etwas gemildert und läßt nach ...

Und wer irgendwo an seinem Körper vom Feuer gebrannt wurde, der koche stark Leinsamen in Wasser, und er tauche ein leinenes Tuch ins Wasser und lege es warm auf jene Stelle, wo er gebrannt wurde, und es zieht die Verbrennung heraus.«

Bedeutung

Der Flachs oder Lein ist eine der ältesten Kulturpflanzen der Menschheit. Er diente zur Öl- wie auch zur Fasergewinnung. Im Altertum wurde er zu verschiedenen Heilzwecken angewendet. Als Nahrungsmittel lehnte man Leinsamen als nutzlos ab. Auch Hildegard übernahm diese Vorstellungen. Flachs wird auch in der Bibel erwähnt.

Anwendungsformen

Als Grundsubstanz verwendet man eine Tasse Leinsamenkörner, die mit drei Tassen Wasser aufgekocht werden. Der Schleim, der sich bildet, wird heiß abgeseiht, der Extrakt heiß in Flaschen abgefüllt. Bei Verbrennungen und Gürtelrose legt man den Extrakt lauwarm mit einem Leinentuch auf die entsprechenden Stellen auf (sollte in jedem Haushalt als Brandsalbe vorhanden sein).

In der modernen Phytotherapie ist Leinsamen eine bedeutende Heilpflanze. Er enthält etwa 40% fettes Öl mit einem hohen Gehalt an essentiellen Fettsäuren, z. B. Linolsäure. Der andere wichtige Inhaltsstoff ist der Schleim und zwei blausäurehaltige Glykoside. Eine tägliche Zufuhr von bis zu 300 g ergab keine Vergiftungen. Leinsamen wird ganz, aufgebrochen und frisch (!) geschrotet als Darmregulans bei Stuhlträgheit verwendet. Dosierung: 2mal täglich 1 bis 2 Eßlöffel mit viel Flüssigkeit (!).

Linum usitatissimum

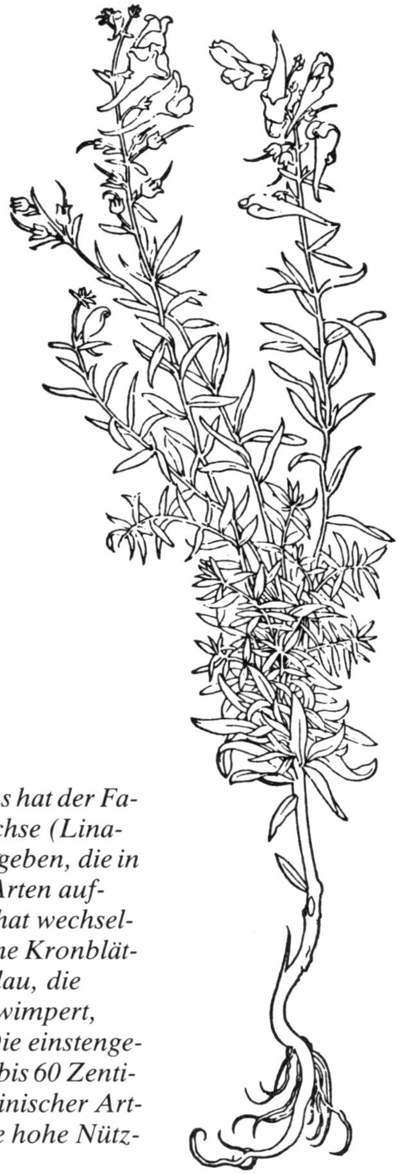

Der Lein oder Flachs hat der Familie der Leingewächse (Linaceae) den Namen gegeben, die in Europa etwa zehn Arten aufweist. Der Saatlein hat wechselständige Blätter, seine Kronblätter sind leuchtend blau, die Kelchblätter fein gewimpert, aber nicht drüsig. Die einstengelige Pflanze wird 30 bis 60 Zentimeter hoch. Ihr lateinischer Artname deutet auf ihre hohe Nützlichkeit hin.

Liebstöckel

Vorbeugung und Anwendung

Schilddrüsenschwellungen, Husten

Hildegard

»Der Liebstöckel ist von gemäßigter Wärme. Und wenn man ihn roh ißt, macht er den Menschen in seiner Natur zerfließend und gibt so dessen Natur preis. Aber wenn ihn jemand gekocht ohne andere Würzen allein äße, würde es ihn schwer und ›unlustig‹ in Geist und Körper machen. Wenn er aber mit anderen Würzen gekocht und gegessen wird, dann schadet er dem, der ihn ißt, nicht sehr. Und wenn ein Mensch an Drüsen am Hals Schmerzen leidet, so daß die Halsadern aufgebläht sind, dann nehme er Liebstöckel und etwas mehr Gundelrebe, und er koche das gleichzeitig in Wasser. Nach Ausgießen des Wassers lege er das warm um den Hals, weil seine Halsadern übermäßig auseinandergezogen sind, und er wird geheilt werden.

Und wenn jemand in der Brust hustet, so daß er dort zuerst Schmerz zu empfinden beginnt, dann nehme er Liebstöckel und Salbei auf gleiche Weise und Fenchel zweimal soviel wie diese zwei, und er lege das gleichzeitig so lange in guten Wein, bis dieser Wein den Geschmack davon annimmt, und dann, nach Wegwerfen der Kräutlein, wärme er diesen Wein, und er trinke ihn warm nach dem Essen, bis er geheilt wird. Wenn aber der Husten mäßig ist, dann trinke der Mensch das vorgenannte Tränklein nicht gewärmt, weil der Schmerz lind ist. Wenn aber der Schmerz stark ist, soll er den Wein gewärmt trinken, damit er um so angenehmer gelöst werde ...«

Anwendungsformen

Bei Schilddrüsenschwellungen legt man den Pflanzenbrei, der aus dem gekochten Frischkraut ausgepreßt wird, in ein Leinentuch und bindet es auf die entsprechenden Stellen am Hals. In Verbindung mit Gundelrebe nimmt man zwei Handvoll Kräuter in 1 Liter Wasser und läßt es 1–2 Minuten kochen. Wasser wegschütten und die warmen Kräuter um den Hals binden. (Nur unter ärztlicher Kontrolle!)

Liebstöckel war im Mittelalter in Deutschland bekannt. Der Geruch ist fleischbrühartig, daher auch »Maggikraut«. In »Maggi« ist Liebstöckel jedoch nicht enthalten.

Levisticum officinale

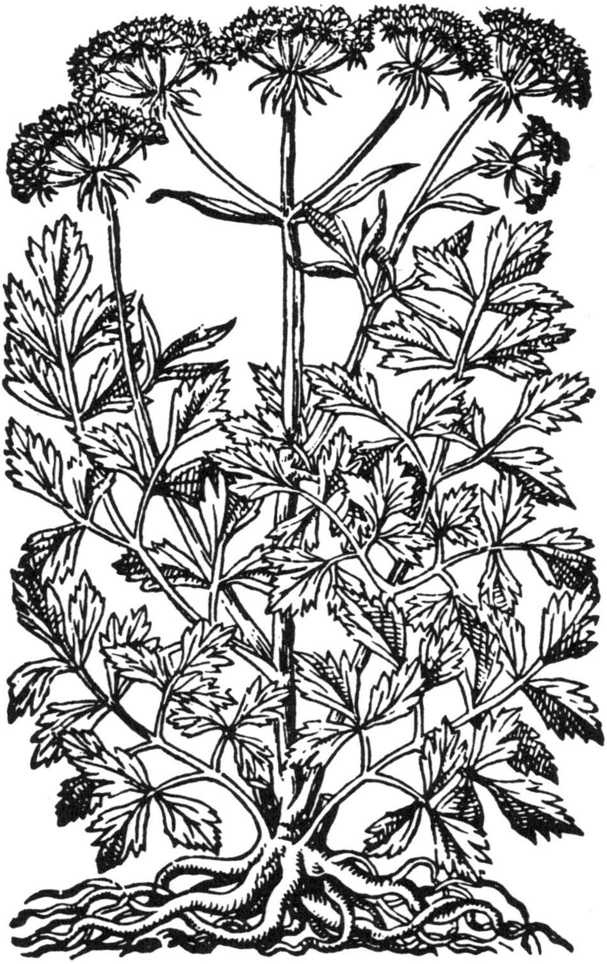

Liebstöckel ist ein Doldengewächs (Apiaceae). Die Pflanze erreicht eine Höhe von 1 bis 1,5 Metern, besitzt zusammengesetzte Dolden mit Hülle und Hüllchen sowie gelbgrüne Einzelblüten. Die getrockneten Wurzeln haben einen porösen Holzkörper, helle Rinde, dunkle Balsamgänge mit aufdringlichem Geruch.

Lilie

Vorbeugung und Anwendung

Hautausschläge, Trübsinnigkeit, Bluterguß, Prellungen

Hildegard

»Die Lilie ist mehr kalt als warm. Nimm daher den Kopf einer Lilienwurzel und zerstoße ihn stark mit altem Fett, und dann zerlasse es in einer Schüssel, und so gebe es in ein Gefäß. Und wer dann die weiße Lepra, nämlich ›quedick‹ hat, den salbe oft damit, nachdem die Salbe zuvor erwärmt wurde, und er wird geheilt werden. Aber die rote Lepra kann ähnlich geheilt werden. Und wer Ausschläge hat, der trinke oft Ziegenmilch, und die Ausschläge gehen vollständig von ihm weg. Und dann nehme er den Stengel und die Blätter von Lilien und zerstoße sie und drücke ihren Saft aus und knete diesen ihren Saft gleichzeitig mit Fett, und wo er am Körper vom Ausschlag Schmerzen hat, dort salbe er sich. Ziegenmilch trinke er immer. Auch der Duft des ersten Aufbrechens, das heißt der Lilienblüte, und auch der Duft ihrer Blumen erfreut das Herz des Menschen und bereitet ihm richtige Gedanken.«

Bedeutung

Die Weiße Lilie wird in der Bibel häufig erwähnt, z. B. 1 Könige 7,19; Hohelied 2, 1–2; Hosea 14,5; Jesaja 35,1–2. In der Antike von den minoischen Tempeln, über Ägypten, Assyrien und Jerusalem findet man die Weiße Lilie als Ornament der Säulenkapitelle. Sie galt als Symbol für Schönheit, Fruchtbarkeit und Reichtum. Zu Beginn des Mittelalters wurde sie zum Symbol der kultischen Reinheit, Heiligkeit und Auferstehung.

Anwendungsformen

Gegen Hautausschläge und Beulen eignet sich vor allem die Lilie als Salbe. Hierfür wird die Lilienzwiebel zerrieben und mit Schweinefett zur Salbe verarbeitet. Die entsprechenden Stellen sollten möglichst oft, aber nur hauchdünn bestrichen werden. Bei trüben Gedanken hilft oft schon das Riechen und Aufnehmen des Blütenduftes.

In der Volksmedizin dienen die öligen Auszüge der Lilienblüten mit Olivenöl oder das ätherische Öl als Mittel gegen leichte Brandwunden.

Lilium candidum

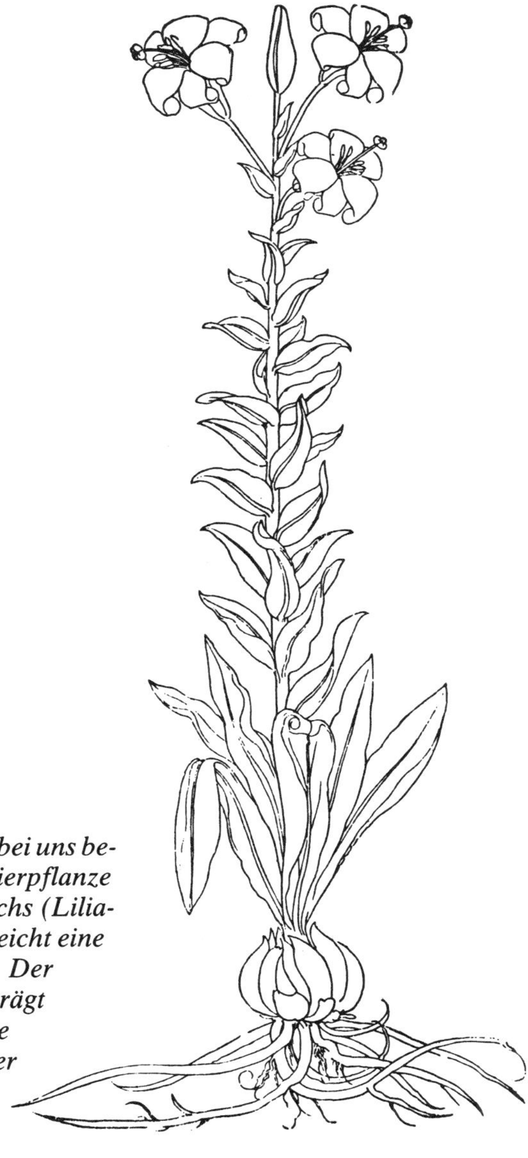

Die Weiße Lilie ist ein bei uns beheimatetes, aber als Zierpflanze gezogenes Liliengewächs (Liliaceae). Die Pflanze erreicht eine Höhe von 1,5 Metern. Der unverzweigte Stengel trägt zahlreiche langgestielte Blüten. Die Heimat der Weißen Lilie ist Palästina und Südostanatolien.

Lungenkraut

Vorbeugung und Anwendung

Lungenschmerzen, Lungenentzündung, Atembeschwerden

Hildegard

»Das Lungenkraut ist kalt und etwas trocken und taugt nicht viel zum Nutzen des Menschen. Aber ein Mensch, dessen Lunge aufgeblasen ist, so daß er hustet und nur mit Mühe einatmet, der koche Lungenkraut in Wein und trinke es oft nüchtern, und er wird geheilt werden ...«

Bedeutung

Das Lungenkraut war im Altertum kaum bekannt. Im Mittelalter wurde es wegen seiner weißgefleckten Rosettenblätter (Erfahrung bei lungenkranken Tieren!) als Lungenheilmittel verwendet. Gelegentlich wird das Lungenkraut auch mit der Lungenflechte, einer Laubflechte, verwechselt, die einen ähnlichen Anwendungsbereich hatte. Die ganze Pflanze ist rauh behaart. Die roten, schlüsselblumenartigen Blüten werden nach der Bestäubung durch Änderung des pH-Wertes im Blütensaft blau.

Anwendungsformen

Bei Hildegard als »Lunckwurz« aufgeführt, liegt der Schwerpunkt der Wirksamkeit bei Lungenleiden und Atembeschwerden. Auch heute verwendet die Naturmedizin dieses Kraut gerne als Trank. Dabei wird das Frischkraut in Weißwein aufgekocht, mit Honig gewürzt, abgeschäumt und heiß in kleine Flaschen abgefüllt. Es empfiehlt sich, öfters auf nüchternen Magen jeweils ein Likörglas voll zu trinken.

Die Inhaltsstoffe sind Saponine, Schleimstoffe, Gerbstoffe, Flavonoide und viel lösliche Kieselsäure. Wie auch andere Rauhblattgewächse enthält das Lungenkraut unerwünschte Pyrrolizidine. Von der Kieselsäure erhofft man sich eine Festigung des Lungengewebes. Die Erfahrung zeigt, daß Tiere Rauhblattgewächse gerne fressen und gesundheitlich gut gedeihen. Besonders bekannt ist dies vom Beinwell. Der Gerbstoffgehalt wirkt günstig bei Durchfallerkrankungen.

Pulmonaria officinalis

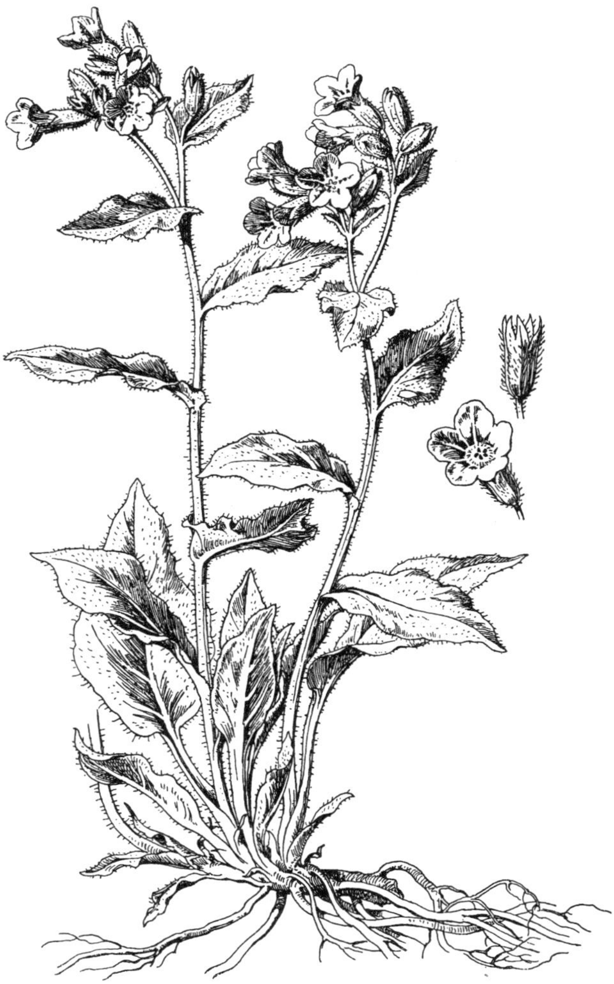

Das 15 bis 30 Zentimeter hohe Lungenkraut ist eine ausdauernde Pflanze der Familie der Rauhblattgewächse (Boraginaceae), deren naher Verwandter das Salatgewürz Borretsch (Borago) ist, der auch der Familie den Namen gegeben hat.

Mariendistel

Vorbeugung und Anwendung

Seitenstechen, Herzstechen, Venenentzündung, Lebererkrankungen

Hildegard

»... Aber die Mariendistel hat Kälte in sich und ist sehr nützlich. Wenn aber jemand durch Stechen in seinem Herzen oder an einer andern Stelle oder in einem seiner Glieder Schmerzen hat, nehme er Mariendistel und etwas weniger Orechten salben (Salbei) und mache sie in etwas Wasser zu Saft, und sogleich zu der Zeit, wenn er vom Stechen geplagt wird, trinke er so, und es wird ihm besser gehen.«

Bedeutung

Im Altertum fand diese Distel kaum Verwendung. In europäischen Klöstern war diese Heilpflanze bekannt. Durch Hildegard wurde sie als »vehedistel« in Deutschland erstmals erwähnt. In England bezeichnete man sie als »milkthistle«, da das auffälligste Merkmal die milchweißen Flecken sind. In der Physica werden andere Disteln nicht eindeutig ausgeschlossen. In der Homöopathie ist noch der alte Name geläufig: Carduus marianus.

Anwendungsformen

Bei Seiten- und Herzstechen kennt die Hildegard-Medizin einen Trank, bei dem der Frischsaft der Distel, mit Wasser ergänzt, roh und kalt in kleinen Schlucken 2–3mal täglich zu sich genommen wird. Bei Venenentzündungen gibt es in Apotheken eine Tinktur der Mariendistel, mit der die entzündeten Stellen eingerieben und mit Hanf abgedeckt werden.

Nur wenige alte Arzneipflanzen haben ihre Bedeutung so beibehalten und sogar gesteigert wie die Mariendistel. Der medizinisch genutzte Pflanzenteil ist die Frucht. Sie ist etwa 6 bis 7 Millimeter lang und hat einen vorspringenden blaßgelben, knorpeligen Rand. Die Wirkstoffe der Mariendistel sind vorbeugend und heilend bei Lebererkrankungen, z. B. Schädigungen der Leber durch Alkohol, giftige Lösungsmittel, aber auch Pilzgifte. Gute Erfolge werden bei Leberentzündungen erreicht.

Silybum marianum

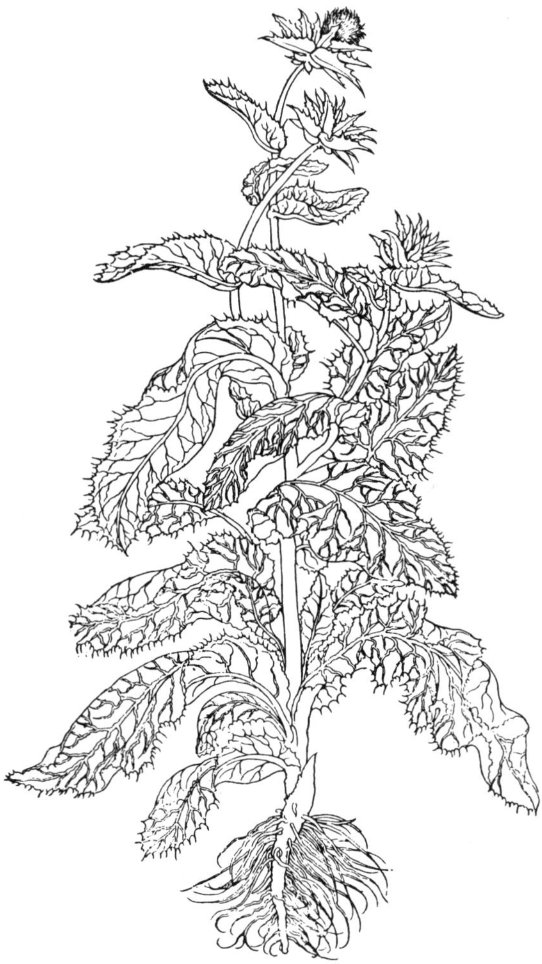

Die Mariendistel wird bis zu 1,5 Meter hoch, besitzt weiß gefleckte, marmorierte Blätter mit dornigem Rand. Sie gehört zur Familie der Korbblütler (Asteraceae).

Meisterwurz

Vorbeugung und Anwendung

Übersäuerung des Magens, Fieber, Grippe, Verdauungsstörungen

Hildegard

»Die Meisterwurz ist warm und taugt gegen Fieber. Denn wer Fieber hat, welcher Art es auch sei, der nehme Meisterwurz und zerstoße sie mäßig, und wenn sie so zerstoßen oder zerrieben ist, gieße er einen halben Becher bis über die obersten Stücke über diese Meisterwurz, und so lasse er das mit diesem Wein über Nacht stehen, und am Morgen gieße er wiederum Wein dazu, und so trinke er nüchtern, und das während drei Tagen oder während fünf Tagen, und er wird geheilt werden. Wer aber die gegessene Speise nicht verdauen kann, der nehme den Saft der langen Osterluzei im Gewicht zweier Münzen und den Saft der Bibernelle im Gewicht einer Münze und Wolfsmilchsaft im Gewicht einer kleinsten Münze und im gleichen Gewicht Ingwer, und er mische diesen Säften feinstes Mehl bei, und er mache Törtchen in der Größe einer Münze, aber etwas dick, und er koche sie an der Sonne oder im beinahe erkalteten Ofen. Und jener Mensch, der auf die obengenannte Weise krank ist, soll, wenn er inwendig warm ist, so daß die Speise in ihm erhitzt wird, von diesen Törtchen eines am Morgen nüchtern essen. Oder wenn er innerlich kalt ist, so daß die Speise in ihm vor Kälte gefriert und sich zusammenzieht, soll er zwei oder drei Törtchen nüchtern am Morgen nehmen. Und die Speise, die er nachher zuerst ißt, sei eine Brühe oder ein Süppchen, und dann (esse er) andere gute und leichte Speisen, und dies tue er so lange, bis er sich im Magen befreit fühlt.«

Anwendungsformen

In seiner vielfältigen Anwendungsweise war der Meisterwurz schon den Germanen bekannt. Heute wird er wieder bei Übersäuerung des Magens, allgemeinen Verdauungsstörungen und Grippe angewendet. Hierfür wird die getrocknete und zerhackte Pflanze (einige Wurzelstückchen auf ein Glas Wein) über Nacht in Wasser stehengelassen. Der Extrakt wird am nächsten Morgen in kleinen Schlucken abgetrunken. Zudem leistet der Meisterwurz als Würze gute Dienste bei schweren Speisen.

Peucedanum ostruthium

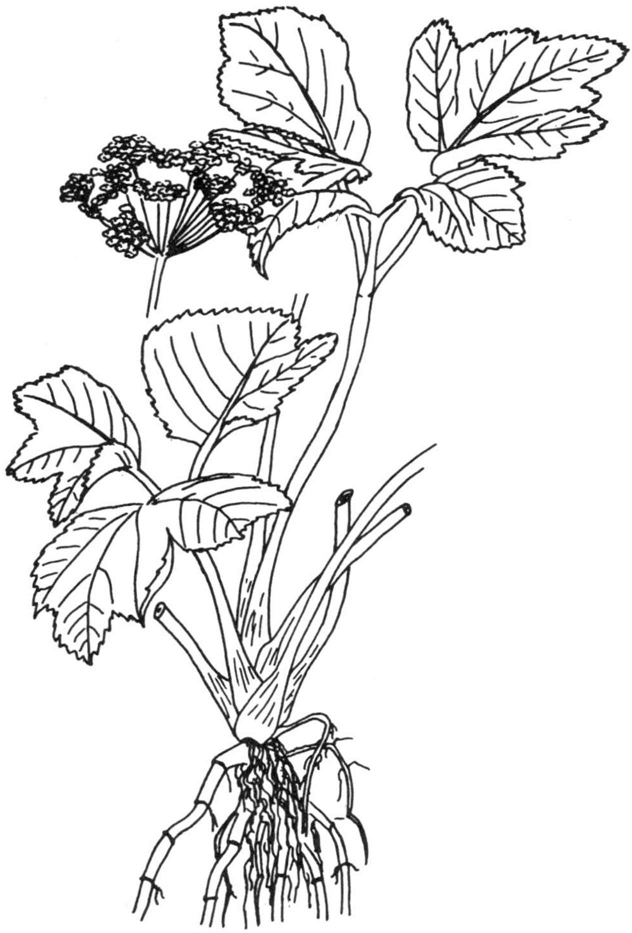

Diese vom Laien in der Natur nicht einfach zu bestimmende Meisterwurz erreicht eine Höhe von 40 bis 100 Zentimetern und gehört zur Familie der Doldengewächse (Apiaceae). Der Name bei Hildegard bezieht sich heute auf eine andere Pflanze, die Sterndolde.

Melisse

Vorbeugung und Anwendung

Müdigkeit, weiße Hornhautflecken im Auge, Traurigkeit, Einschlafstörungen, Magenbeschwerden

Hildegard

»Die Melisse ist warm, und ein Mensch, der sie ißt, lacht gern, weil ihre Wärme die Milz berührt und daher das Herz erfreut wird. Aber wem das Weiße im Auge wächst, der reiße sie mit der Wurzel aus der Erde, und die eben entwurzelte Pflanze lege er über Nacht in das Wasser einer sprudelnden Quelle, und dann erwärme er die Pflanze in einer Schüssel, nachdem sie aus dem Wasser genommen ist. Und so warm lege er sie auf jenes Auge. Und dies tue er während drei Nächten, und das Weiße in seinem Auge wird geheilt werden und verschwinden.«

Bedeutung

Die bei Hildegard als Melisse bezeichnete Pflanze ist nicht eindeutig festzulegen. Ebenso könnten auch die Taubnessel, das Immenblatt oder andere zitronenartig duftende Pflanzen gemeint sein. Im Mittelalter kam die Melisse über die Klöster aus dem Mittelmeerraum nach Mitteleuropa.

Anwendungsformen

Äußerlich angewendet, ist die Pflanze ein gutes Mittel gegen Neuralgien, Müdigkeit und Migräne (als Pflanzenbrei oder Tinktur). Kocht man das Frischkraut auf (1 Eßlöffel auf ½ Liter Wasser), gilt die Melisse, im Winter warm und im Sommer kalt getrunken mit etwas Zitrone, als ausgezeichnete Erfrischung. Um einen Augenwickel herzustellen, legt man die frische Pflanze über Nacht in kaltes Wasser, tränkt darin einen kleinen Leinenlappen und legt ihn auf die Augenlider.

Die wichtigsten Bestandteile des Melissenöls sind die Citrale A und B (Geranial und Neral). Das sehr teure Melissenöl wird oft durch preiswertere Stoffe ersetzt, z. B. durch die indischen Grasöle. Das Melissenöl dient zur Herstellung von Essenzen oder Destillaten (Karmeliter-, Melissengeist). Melisse ist Bestandteil von Teemischungen zur milden Nervenberuhigung.

Melissa officinalis

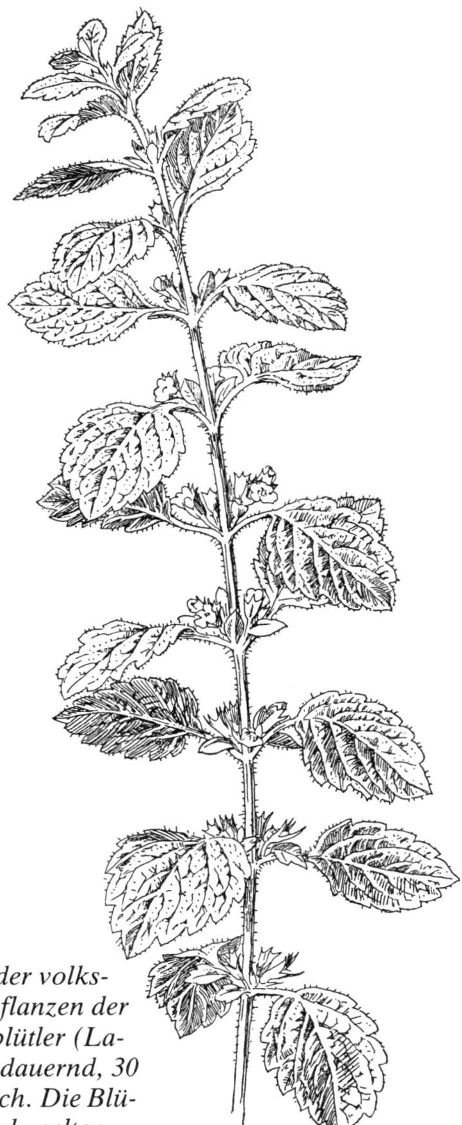

Die Melisse ist eine der volkstümlichsten Arzneipflanzen der Familie der Lippenblütler (Lamiaceae). Sie ist ausdauernd, 30 bis 80 Zentimeter hoch. Die Blüten sind weiß, gelblich, selten blaß-rosa.

Minze

Vorbeugung und Anwendung

Atembeschwerden, Lungenaffektionen, Völlegefühl

Hildegard

»Die Bachminze ist warm, aber doch etwas kalt und kann mäßig gegessen werden, und gegessen nützt sie dem Menschen nicht und schadet ihm auch nicht viel. Wenn sein Magen von vielen Speisen und Getränken beschwert wird und er daher dämpfig ist, dann esse er oft Bachminze roh oder gekocht mit Fleisch oder in Suppen oder in Mus gekocht, und die Dämpfigkeit wird weichen, weil sie die fetten und warmen Eingeweide und seinen Speck etwas abkühlt und so die Dämpfigkeit gemindert wird. Aber wer von einer kranken Lunge dämpfig ist, der speit Schleim aus und hustet bei der geringsten Bewegung. Wer vom Fett und von vielen Speisen und Getränken dämpfig ist, der atmet nur schwer und speit nicht Schleim. Und so wird unterschieden, und solche Bachminze werde gebraucht, wie vorhin gesagt wurde.«

Bedeutung

Die Systematik der Minzen ist außerordentlich schwierig zu übersehen. Im Mittelalter erwähnte Pflanzen lassen sich nicht ohne weiteres den heutigen Arten zuordnen. Es gibt wesentliche Unterschiede zu den bei Hildegard genannten Minzen. Die bekannte Pfefferminze gab es im Mittelalter nicht.

Anwendungsformen

Generell dient das Frischkraut als Gewürz, speziell zu Fleisch- und Fischgerichten gekocht (Völlegefühl, Atembeschwerden).

Bei Augengeschwüren kennt man einen Augenwickel, für den das Frischkraut zerstoßen und in ein Leinensäckchen eingebunden wird.

In der Volksheilkunde wird die Wasserminze ähnlich wie die Pfefferminze verwendet gegen Magenbeschwerden und als galletreibendes Mittel. Geschmacklich ist sie gegenüber der Pfefferminze, im Gegensatz zur Ackerund Roßminze, ein guter Ersatz.

Wasserminze und Grüne Minze gelten als Eltern der Pfefferminze.

Mentha aquatica

Die Wasserminze ist ein typischer Lippenblütler (Lamiaceae) und sehr häufig an Bachrändern anzutreffen. Sie wird 20 bis 80 Zentimeter hoch, ist ausdauernd und besitzt gestielte, eiförmig-elliptische Blätter mit gesägt-gekerbtem Blattrand. Der vierkantige Stengel ist dunkelviolett. Auch die Blätter sind oft rotviolett überlaufen.

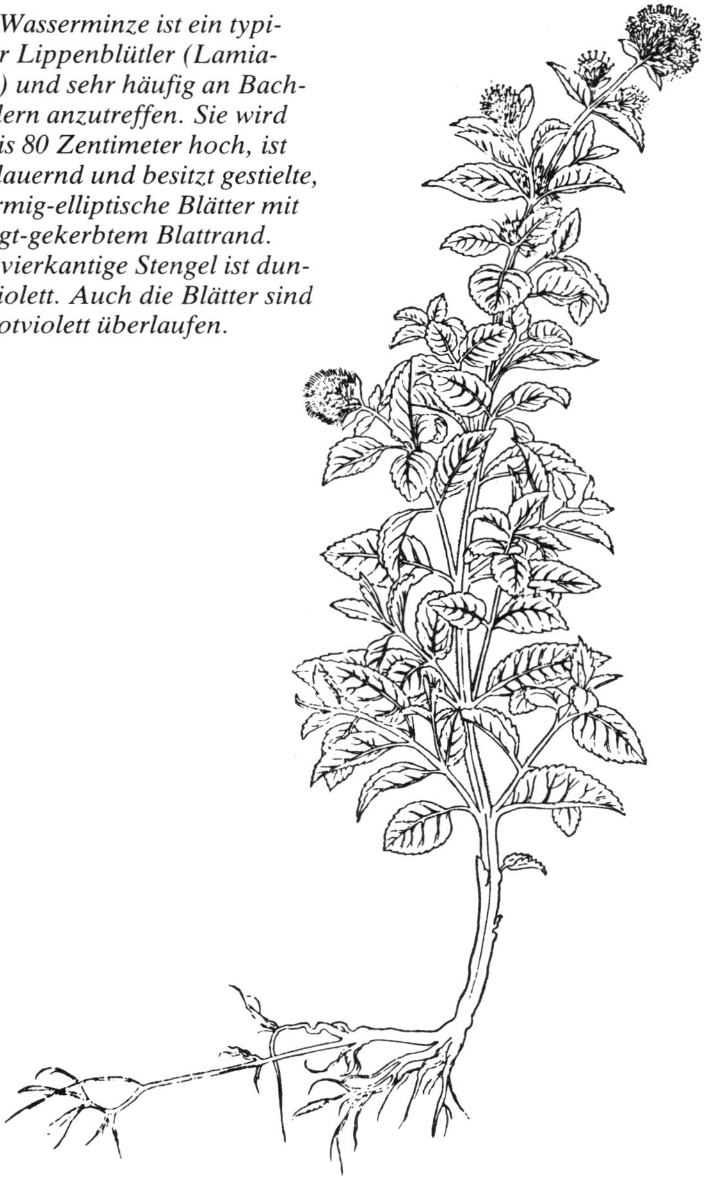

Muskatnuß

Vorbeugung und Anwendung

Stimmungsaufhellend, antriebsfördernd, Verbesserung der geistigen Leistungsfähigkeit, Sinnesschärfung

Hildegard

»Die Muskatnuß hat große Wärme und eine gute Mischung in ihren Kräften. Und wenn ein Mensch die Muskatnuß ißt, öffnet sie sein Herz und reinigt seinen Sinn und bringt ihm einen guten Verstand. Nimm, wie auch immer, Muskatnuß und in gleichem Gewicht Zimt und etwas Nelken und pulverisiere das. Und dann mach mit diesem Pulver und mit Semmelmehl und etwas Wasser Törtchen, und iß diese oft, und es dämpft die Bitterkeit des Herzens und deines Sinnes, und es öffnet dein Herz und deine stumpfen Sinne, und es macht deinen Geist fröhlich und reinigt deine Sinne, und es mindert alle schädlichen Säfte in dir, und es verleiht deinem Blut einen guten Saft und macht dich stark.«

Bedeutung

Wenige Jahre vor Hildegards Geburt tauchen die ersten Muskatnüsse in Europa auf, zusammen mit anderen Gewürzen, die der Handel der Araber nach Europa vermittelte. Als Gewürz und Medikament für Herz-, Magen-, Darm- und Leberleiden war die Muskatnuß bald überall bekannt, nur der hohe Preis stand einer weiteren Verbreitung entgegen. Die Nuß ist eigentlich der Samenkern der Muskatfrucht, die »Muskatblüte« der Samenmantel.

Anwendungsformen

Die Muskatnuß verwendet man am besten gerieben als Speisewürze. Doch sollte sie niemals übertrieben angewendet werden, da ein Mißbrauch dieser Droge auch zur Sucht führen kann.

Für die halluzinogene Wirkung der Muskatnuß sind die Umwandlungsprodukte der Inhaltsstoffe Myristicin und Elemicin verantwortlich. Sie ähneln in der Wirkung den Amphetaminen. Bei Einnahme der Muskatnuß in größeren Mengen kommt es zu Schweißausbrüchen, Kopfschmerz, Übelkeit, Harndrang, hysterischem Verhalten, Krämpfen und Bewegungslosigkeit. Bei mäßiger Anwendung als Küchengewürz sind keine schädlichen Nebenwirkungen zu befürchten.

Myristica fragrans

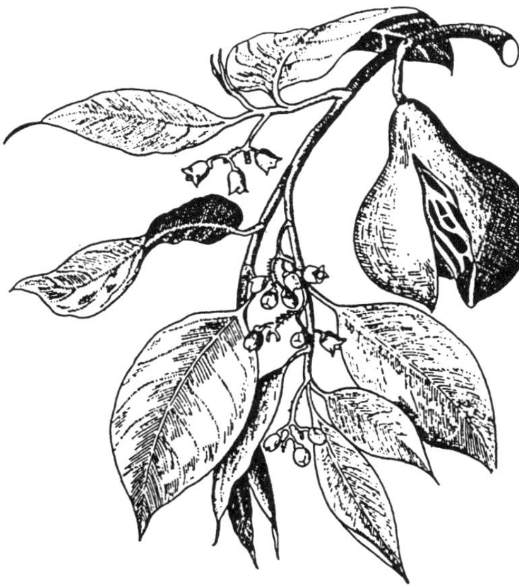

Blühender Muskatnußzweig

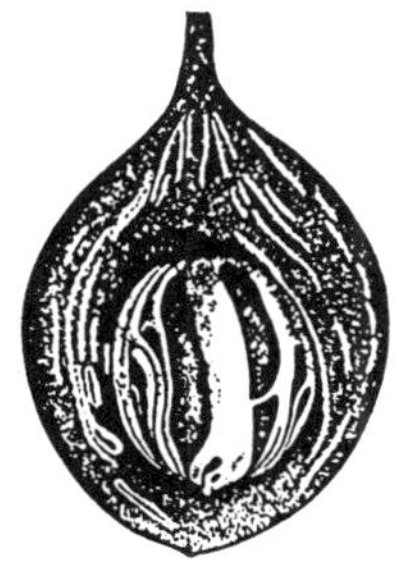

Querschnitt der Frucht

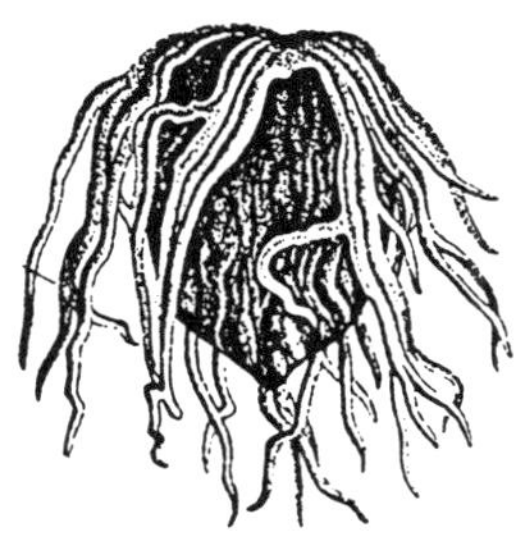

Samen mit Samenmantel

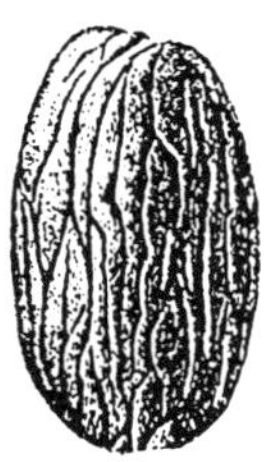

Papua-Muskatnuß

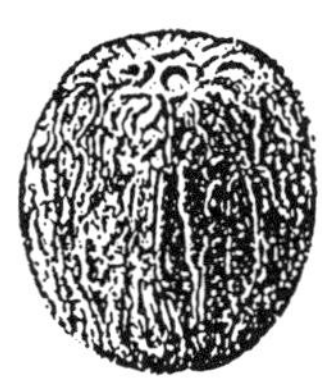

Banda-Muskatnuß

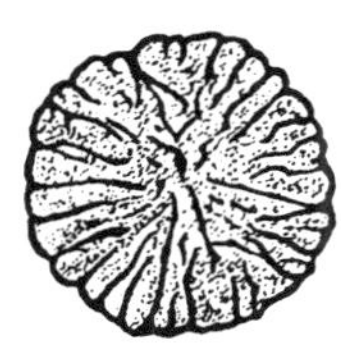

Querschnitt

Die Muskatnuß stammt vom bis zu 15 Meter hohen Muskatnußbaum, Familie Muskatnußgewächse (Myristicaceae). Aus den maiglöckchenartigen, weißlichen Blüten bildet sich eine einsamige Beere, etwa in der Größe einer Aprikose.

Petersilie

Vorbeugung und Anwendung

Gicht, Herz- und Milzschmerzen, Nieren- und Blasenleiden, Wasseransammlung im Bauch, Steinleiden

Hildegard

»Die Petersilie ist von kräftiger Natur und hat mehr Wärme als Kälte in sich, und sie wächst vom Wind und von der Feuchtigkeit. Und sie ist für den Menschen besser und nützlicher roh als gekocht zu essen. Und gegessen mildert sie die Fieber, die den Menschen nicht erschüttern, sondern leicht berühren. Jedoch im Geist des Menschen erzeugt sie Ernst. Aber wer im Herz oder in der Milz oder in der Seite Schmerzen hat, der koche Petersilie in Wein und füge etwas Essig und genug Honig bei, und dann seihe er es durch ein Tuch, und so trinke er oft, und es heilt ihn. Aber auch wer einen kranken Magen hat, der nehme Petersilie und zweimal soviel Fenchel und soviel Seifenkraut wie Petersilie, und aus diesen mache er eine Tunke, der er Butter oder Rinderfett und gebratenes Salz beifügen soll, und so gekocht esse er es oft. Aber auch wer Lauch ißt und davon Schmerzen hat, der esse sogleich Petersilie, und er wird weniger Schmerzen haben. Und wer am Stein leidet, der nehme Petersilie und füge ihr zu einem Drittel Steinbrech bei, und dies koche er in Wein und seihe es durch ein Tuch, und dies trinke er in einem Schwitzbad. Und (er nehme) wiederum Petersilie und füge ihr ein Drittel Steinbrech bei und koche das in Wasser, und die erhitzten Steine in eben diesem Schwitzbad übergieße er mit diesem Wasser. Und dies tue er oft, und es wird ihm besser gehen.

Auch wer von Lähmung gequält wird, der nehme Petersilie und Fenchel in gleichem Gewicht und etwas weniger Salbei. Und diese Kräuter zerstoße er mäßig gleichzeitig in einem Mörser, und er gebe ihnen mit Rose bereitetes Olivenöl bei, und er lege dies auf die Stelle, wo er leidet, und darüber binde er ein Tuch. Und wer weiches Fleisch hat und infolge überflüssigen Trinkens an Gicht an irgendeinem seiner Glieder leidet, der nehme Petersilie und viermal soviel Raute und röste es in einer Schüssel mit Olivenöl, oder wenn er kein Öl hat, lasse er es mit Bockstalg rösten, und diese warmen Kräuter lege er auf die Stelle, wo es schmerzt, und er binde ein Tuch darüber, und es wird ihm besser gehen.«

Petroselinum crispum

Anwendungsformen

Speziell gegen Gicht empfiehlt die Naturmedizin der heiligen Hildegard heute eine Mischung aus Petersilie, Wermut und Olivenöl. Zu gleichen Teilen wird die Mischung erhitzt. Nach dem Abseihen eignet sich dieser Extrakt für Umschläge auf die gichtigen Stellen. Ansonsten wird die Petersilie, mit Wein und einem Eßlöffel Weinessig zugefügt, aufgekocht, das Kraut abgeseiht, mit einem Eßlöffel Honig gewürzt, erneut erhitzt, abgeschäumt und heiß abgefüllt (1–2mal täglich ein Glas).

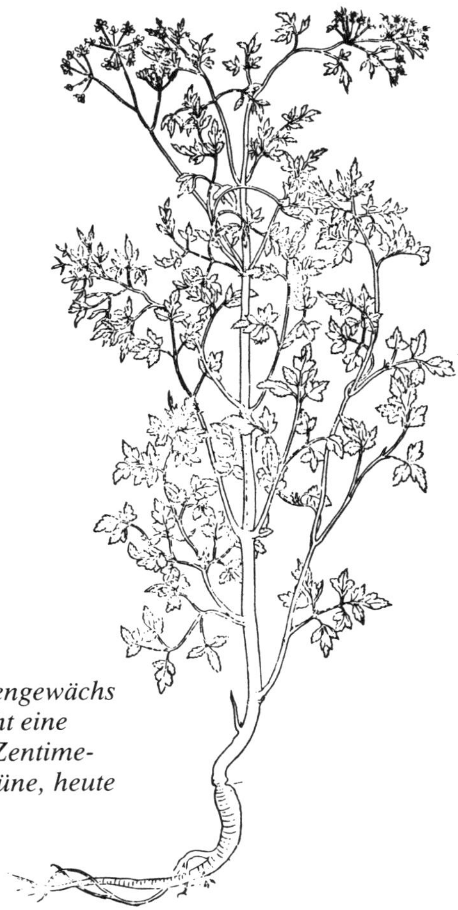

Petersilie ist ein Doldengewächs (Apiaceae), sie erreicht eine Höhe von 30 bis 100 Zentimetern. Sie hat dunkelgrüne, heute meist krause Blätter.

Pfefferkraut

Vorbeugung und Anwendung

Schwaches Herz, kranker Magen, Traurigkeit, Augenschwäche

Hildegard

»Das Pfefferkraut ist warm und feucht, und diese Feuchtigkeit hat eine richtige Mischung in sich, und (das Pfefferkraut) ist für Gesunde und Kranke gut und nützlich zu essen. Und das, was sauer, das heißt bitter in ihm ist, greift den Menschen innerlich nicht an, sondern heilt ihn. Und ein Mensch, der ein schwaches Herz und einen kranken Magen hat, esse es roh, und es stärkt ihn. Aber auch wer einen traurigen Sinn hat, den macht es froh, wenn er es ißt. Und auch gegessen heilt es die Augen des Menschen und macht sie klar.«

Bedeutung

Das Pfefferkraut ist nicht eindeutig zu bestimmen. Die weite Verbreitung und die Würzkraft lassen auf eine frühzeitige Nutzung der Pflanze schließen. Gelegentlich wurde sie mit dem ebenfalls scharf-würzigen Bohnenkraut gleichgesetzt. Dem Bohnenkraut ist jedoch ein eigenes Kapitel gewidmet.

Anwendungsformen

Prinzipiell wird das Pfefferkraut frisch als Würze zu schlechtverdaulichen Gemüsen benützt.

Das richtige Würzen war für unsere Vorfahren ein Problem. Die Speisen hatten oft kein den Speichelfluß anregendes Aroma. Ausländische Gewürze waren meist unerschwinglich. Die Familie der Kreuzblütler, zu der die Kresse zählt, stellt viele Pflanzen, die durch ihren Gehalt an würzigem, schwefelhaltigem ätherischem Öl hier Abhilfe schaffen konnten. Die Wurzel der breitblättrigen Kresse schmeckt meerrettichähnlich, und auch das ganze Kraut hat sekretionsfördernde Eigenschaften. Die Inhaltsstoffe sind schwefelhaltiges ätherisches Öl, vermutlich Saponine, Flavonglykoside (Kämpferol) und Rutin. Die Wurzel und das Kraut galten in der Volksmedizin als Mittel gegen Skorbut, Wassersucht, gegen Erkrankungen der Unterleibsorgane und Hautausschläge.

Lepidium latifolium

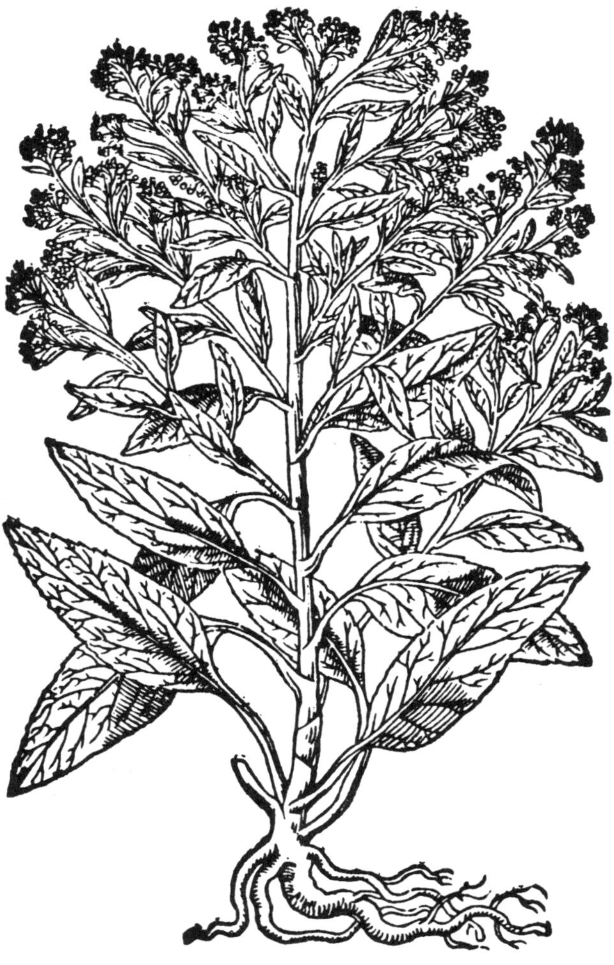

Die breitblättrige Kresse, das Pfefferkraut, gehört wie der Senf, die Garten- und die Brunnenkresse zu den Kreuzblütlern (Brassicaceae). Sie ist eine 25 bis 100 Zentimeter hohe Staude. Die Blätter sind meist ungeteilt, langgestielt und breit-lanzettlich. Die weißen Blütenblättchen haben einen weiß gerandeten Kelch.

Polei

Vorbeugung und Anwendung

Fieber, starke Kopf- und Magenschmerzen

Hildegard

»Die Polei hat angenehme Wärme und ist trotzdem feucht, und von folgenden fünfzehn Kräutern hat sie eine Kraft in sich, nämlich Zitwer, Gewürznelke, Galgant, Ingwer, Basilienkraut, Beinwell, Lungenwurz, Osterluzei, Schafgarbe, Eberraute, Engelsüß, Odermennig, Stur, Storchenschnaben, Bachminze. Und diese Kräuter wirken allen Fiebern entgegen, und wer im Gehirn Schmerzen hat, so daß er krank ist, der lege Polei in Wein und koche sie, und er lege sie so warm um seinen ganzen Kopf, und er binde ein Tuch darüber, damit das Gehirn warm sei, und der Wahnsinn in ihm wird unterdrückt ...

Aber auch wer die Blätter der Polei roh mit Saft oft ißt, nämlich wenn man sie allein dem Fleisch beigibt, der wärmt den Magen, wenn er einen kalten Magen hat. Und auch wenn sein Magen voll Gift, das ist Eiter, ist, reinigt und heilt es ihn.«

Bedeutung

Die Polei-Minze galt bei Griechen und Römern als eine Art Allheilmittel. Polei-Minze, abgeleitet von »pulex«, lateinisch für Floh, wurde auch zur Vertreibung von Ungeziefer eingesetzt, daher auch der volkstümliche Name Flohkraut. Die Pflanze hatte auch im Mittelalter ein weites Verbreitungsgebiet. Sie wird im »Capitulare« Karls des Großen wie auch im Hortulus-Gedicht des Walahfrid Strabo aufgeführt.

Anwendungsformen

Speziell bei starken Kopf- und Magenschmerzen sowie Fieber verwendet die Naturmedizin heute einen Poleitrank. Für diesen wird das Frischkraut mit Weißwein aufgekocht, sodann wird Honig zugesetzt, abgeschäumt, heiß abgefüllt und kalt gestellt (2–3mal täglich ein Likörglas voll vor dem Essen).

Die Heilanzeigen bei Hildegard lassen sich mit den heute seltenen Anwendungsgebieten kaum in Übereinstimmung bringen.

Mentha pulegium

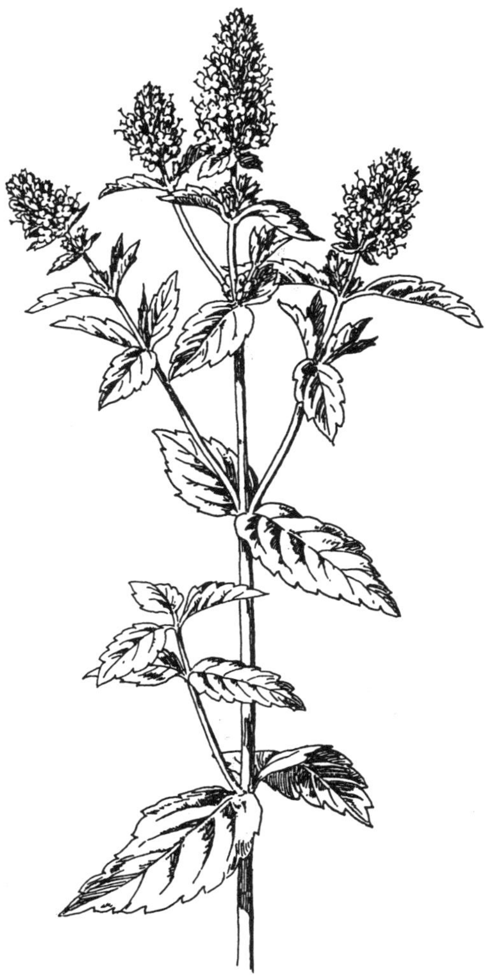

Die Polei-Minze ist eine der ganz wenigen giftigen Lippenblütler (Lamiaceae). Sie ist eine ausdauernde Pflanze mit niederliegenden bis aufsteigenden Sprossen. Sie hat kleine, gestielte, ovale Blättchen mit schwach gesägtem Rand. Die Blüten stehen in fast kugeligen Scheinquirlen in den Achseln von Laubblättern. Die Kronen haben eine blauviolette Farbe.

Quendel

Vorbeugung und Anwendung

Hautallergien, Darmerkrankungen, nervliche Erschöpfung mit Kopfbeschwerden

Hildegard

»Der Quendel ist warm und gemäßigt. Und ein Mensch, der krankes Fleisch des Körpers hat, so daß sein Fleisch wie die Krätze ausblüht, der esse oft Quendel entweder mit Fleisch oder im Mus gekocht, und das Fleisch seines Körpers wird innerlich geheilt und gereinigt werden. Aber wer die kleine Krätze, das heißt den kleinen Grind hat, der zerstoße Quendel mit frischem Fett, und so mache er daraus eine Salbe, und er salbe sich damit, und er wird die Gesundheit erlangen. Und wenn das Gehirn krank und wie leer ist, dann pulverisiere er Quendel, und dieses Pulver vermische er mit Semmelmehl in Wasser, und so mache er Törtchen, und er esse sie oft, und sein Gehirn wird sich besser befinden.«

Bedeutung

Im Gegensatz zum Gartenthymian hat der Gemeine Thymian oder Quendel mehr kopfige Blütenstände aus Scheinquirlen. Früher wurde der Quendel als Thymus serpyllum bezeichnet. Diese Kleinart kommt im Süden und in den Alpen selten vor.

Anwendungsformen

Insbesondere bei Allergien wird der Quendel heute oft als Salbe oder auch als Gebäck in Apotheken angeboten. Bei Darmerkrankungen empfiehlt sich der Quendel als Frischkraut, speziell als Würze zu Salaten und Fleisch.

Im Gegensatz zum Echten Thymian enthält der Quendel in seinem ätherischen Öl wenig Thymol und Carvacrol, sondern vor allem Cymol. Weitere Wirkstoffe sind Gerbstoff, Flavone und der Bitterstoff Serpyllen.

Medizinisch wird der Quendel wie der Thymian gebraucht. Als Hustenmittel ist er nicht so wirksam wie der thymolhaltige Thymian, dafür aber für Kinder besser verträglich. Wie Thymian wird der Feldthymian auch bei Magen- und Darmerkrankungen eingesetzt. Hier wirken die allen Lippenblütlern eigenen Wirkstoffgruppen gemeinsam (ätherisches Öl, Gerb- und Bitterstoffe). Gelegentlich werden Quendelaufgüsse oder -abkochungen auch zu Badezubereitungen verwendet.

Thymus serpyllum

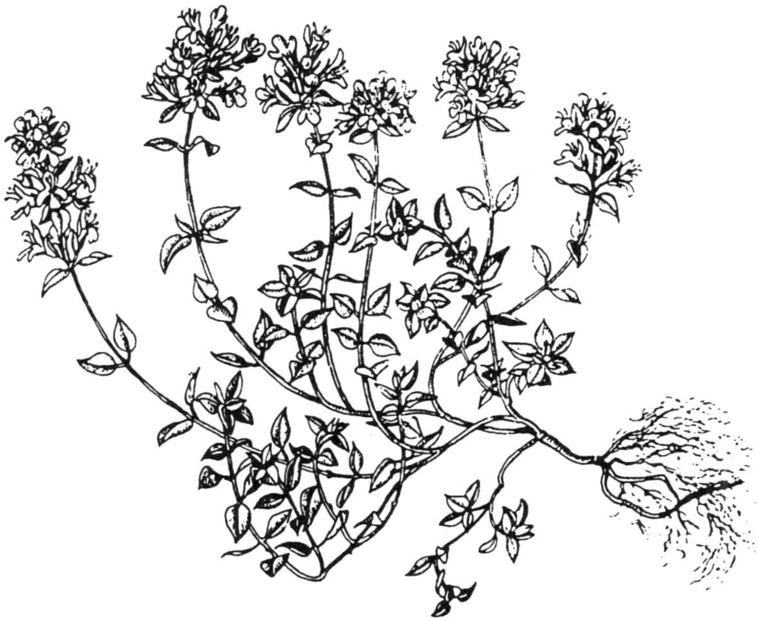

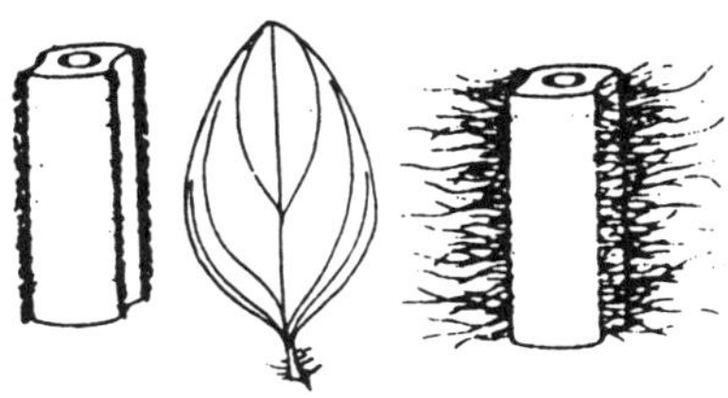

Feld- oder Gemeiner Thymian

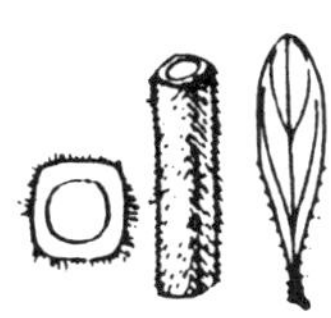

Sandthymian (selten)

Der Quendel oder Feldthymian ist ein Lippenblütler (Lamiaceae). Die aromatische Pflanze ist ein Halbstrauch mit niederliegenden bis aufsteigenden Stengeln. Im Gegensatz zum Thymian bildet er an den Knoten am Boden Wurzeln. Die Blattstiele bzw. der untere Blattrand besitzen Wimperhaare. Der Quendel wird 5 bis 30 Zentimeter hoch.

Quitte

Vorbeugung und Anwendung

Gicht, Hautausschläge, Ekzeme, Geschwüre (Ulcus cruris, Decubitus), Arteriosklerose

Hildegard

»Der Quittenbaum ist mehr kalt, und er gleicht der Schlauheit, die manchmal unnütz ist, manchmal nützlich. Aber sein Holz und seine Blätter sind nicht sehr nützlich zum Gebrauch des Menschen, und seine Frucht ist warm und trocken und hat eine gute Mischung in sich. Und wenn sie reif ist, schadet sie roh genossen weder dem kranken noch dem gesunden Menschen, aber gekocht oder gebraten ist sie dem Kranken und dem Gesunden sehr bekömmlich. Denn wer gichtkrank ist, esse oft diese Frucht gekocht und gebraten, und sie unterdrückt die Gicht in ihm so, daß diese weder seine Sinne abstumpft noch seine Glieder bricht, noch sie hilflos läßt. Und wer viel Speichel auswirft, esse oft diese Frucht gekocht oder gebraten, und sie trocknet ihn innerlich, so daß der Speichel in ihm vermindert wird. Aber wo es in einem Menschen Geschwüre oder Übelriechendes hat, koche oder brate er diese Frucht und lege sie so mit anderen Mitteln auf jene Geschwüre, und er wird geheilt werden.«

Bedeutung

Die Heimat der Quitte ist Westasien und das Kaukasusgebiet. Im Altertum war die Quitte ein Symbol der Liebe, des Glücks. Sie war die heilige Frucht der Aphrodite (Venus). Auch vermutet man, daß die in der griechischen Sage genannten Äpfel der Hesperiden und der »goldene Apfel« des Paris Quitten waren. Die Liebesäpfel in 1 Mose 30,14–15 und im Hohelied 7,14 dürften ebenfalls Quitten gewesen sein.

Anwendungsformen

Bei Rheuma hat sich die Quitte innerhalb der Naturmedizin schon als sehr erfolgreich bewährt. Dabei wird die Frucht mit der Schale zu Mus gekocht und durch den Wolf gedreht. Das Kompott sollte man reichlich und mit möglichst wenig Zucker regelmäßig essen (zu jeder Mahlzeit eine Schale). Bei Hautproblemen werden lediglich die Kerne in Wasser zu Gelee gekocht und dieses direkt auf die Wunden aufgetragen und mit Mull oder Leinen abgedeckt (Decubitus!).

Cydonia oblonga

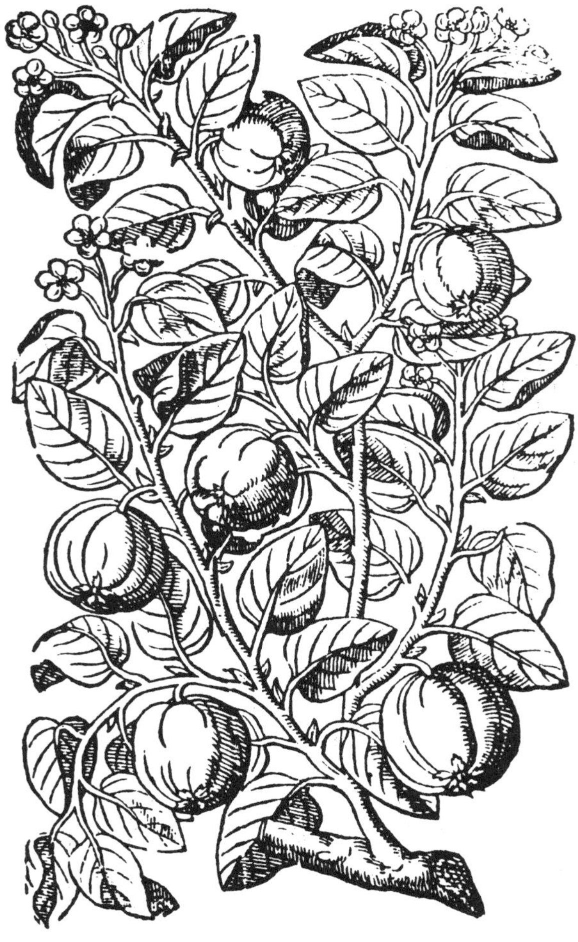

Die Quitte ist ein Strauch oder ein Baum mit einer Höhe von 2 bis 6 Metern. Sie gehört zur Familie der Rosengewächse (Rosaceae). Ihren Namen erhielt sie nach der Stadt Kydonia, heute Chania, im Nordwesten der Insel Kreta. Man unterscheidet Apfel- und Birnenquitten. Es gibt nur wenige Sorten. Die größte Frucht liefert die Leskovać-Quitte (Jugoslawien).

Rainfarn

Vorbeugung und Anwendung

Schnupfen, trockener Husten, Grippe, Prostataleiden, Harnverhaltung, Menstruationsstörungen

Hildegard

»Der Rainfarn ist warm und etwas feucht, und er ist gut gegen alle überfließenden und ausfließenden Säfte. Denn wer den Schnupfen hat und dadurch hustet, der esse Rainfarn, entweder in Suppen oder in Kuchen oder mit Fleisch oder auf irgendeine Weise. Er unterdrückt die Säfte, daß sie in ihm nicht überhandnehmen, und so werden sie weniger. Und wer trockenen Husten hat, der bereite mit feinem Mehl und Rainfarn Suppen und esse sie oft, und so werden die Trokkenheit und die inneren Geschwüre seines Hustens gelöst, so daß jener Mensch, der Auswurf hat, diesen ausspeit, und es wird ihm besser gehen. Aber auch wer im Magen von verschiedenen üblen Speisen Schwere und Drücken hat, der nehme Suppe, die ohne Gemüse und ohne andere Kräuter gekocht ist, und da hinein lege er Rainfarn, und er koche es von neuem, und gekocht esse er es oft, und es erweicht seinen Magen und macht ihn licht und bereitet eine angenehme Verdauung.

Und wer immer den Harn nicht lassen kann, so daß er vom Stein bedrängt wird, der zerstoße Rainfarn und seihe seinen Saft durch ein Tuch, und er gebe etwas Wein bei, und so trinke er oft, und das Harnverhalten wird gelöst, und er läßt ihn hinaus.

Daher nehme eine Frau, die an verstopftem Monatsfluß leidet und davon Schmerzen hat, Rainfarn und Mutterkraut in gleichem Gewicht und etwas mehr Wollkraut als eines der beiden, und sie koche das mit Wasser eines offenen und fließenden Wasserlaufs, der von der Sonne und der Luft gemäßigt wird. Und dann nehme sie auch Ziegelsteine und lege sie ins Feuer, und sie mache ein Schwitzbad mit dem vorgenannten Wasser und den Kräutern. Und wenn sie dieses Bad betreten hat, lege sie die warmen Kräuter auf ein Schemelchen, und sie sitze darauf. Und wenn sie wiederum erkaltet sind, wärme sie sie wiederum in dem vorgenannten Wasser. Und dies tue sie, solange sie in jenem Bade sitzt, damit durch die Säfte dieser Kräuter ihre Haut und ihr Fleisch außen und die Gebärmutter innen erweicht werden, und damit ihre Adern, die verschlossen sind, geöffnet werden.«

Tanacetum vulgare

Anwendungsformen

Bei der heute üblichen Anwendung wird das frische Kraut ohne Blüten (!) des Rainfarn in Weißwein aufgekocht, mit Honig gesüßt, abgeschäumt und 3–4mal täglich in kleinen Mengen kalt getrunken. Zur Vorbeugung gegen Grippe empfiehlt sich ein Pulver aus den getrockneten Blättern.

Hildegard verweist nur auf die doppelt gefiederten Blätter. Sie kennt vermutlich die Giftigkeit der Pflanze, deren ätherisches Öl reich an dem giftigen Thujon ist und an dem Bitterstoff Tanacetin. Auf die früher verbreitete Verwendung als Wurmmittel sollte man verzichten.

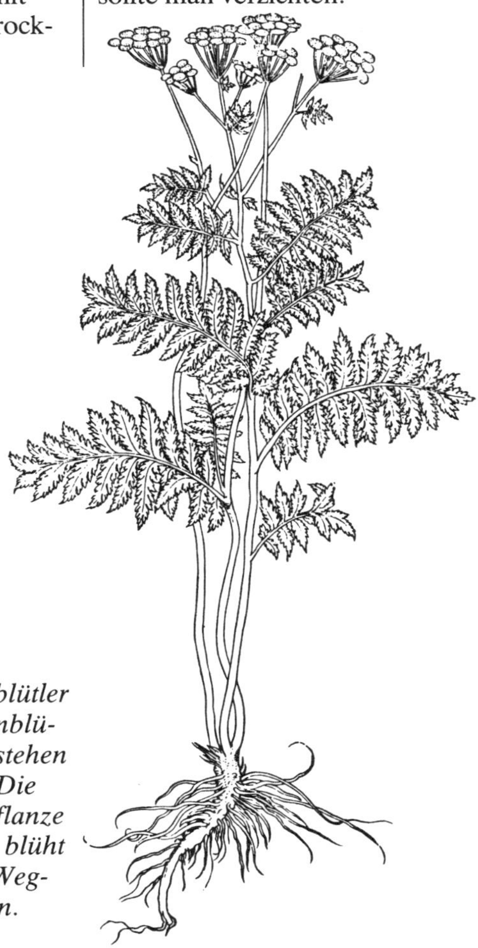

Der Rainfarn ist ein Korbblütler (Asteraceae). Seine zungenblütenfreien Körbchenblüten stehen in einer Art Doldenrispe. Die stark bitter-aromatische Pflanze ist bei uns sehr häufig und blüht bis spät in den Herbst an Wegrändern und Bahndämmen.

Raute

Vorbeugung und Anwendung

Nierenstauungen, Lendenschmerzen, Magendrücken, Verbitterung, Tränenfluß, Sehschwäche, Menstruationsbeschwerden

Hildegard

»Die Raute wächst mehr aus dem starken und vollen (d. h. ›Queckin‹) Grün der Erde als von der Wärme. Und sie hat gemischte Wärme in sich, aber doch mehr Wärme. Sie ist stark an Kräften in der Feuchtigkeit, und sie ist gut gegen die trockenen Bitterkeiten, die in jenem Menschen wachsen, in dem die richtigen Säfte fehlen. Aber sie ist besser und nützlicher roh als pulverisiert zu essen. Und wenn sie gegessen ist, unterdrückt sie die unrechte Hitze des Blutes im Menschen. Denn die Wärme der Raute vermindert die unrechte Wärme der Melancholie und mäßigt die unrechte Kälte der Melancholie. Und so wird es dem Menschen, der melancholisch ist, besser gehen, wenn er sie nach andern Speisen ißt. Aber auch wenn jemand eine andere Speise gegessen hat, wovon es ihn schmerzt, esse er nachher Raute, und es schmerzt ihn weniger.

Auch ein Mensch, der triefende Augen hat, nehme Raute und zweimal soviel Salbei und zweimal soviel Kerbel wie Salbei, und er zerstoße diese Kräuter mäßig in einem Mörser, damit sie etwas Saft geben. Und dann tauche er die so zerquetschten Kräuter in Eiweiß, und abends, wenn er schlafen geht, lege er sie auf die Stirn bis zu beiden Schläfen, und sie ziehen die üblen Säfte heraus, wie wenn jemand aus einer Frucht Saft saugt. Wer schwarze oder verdunkelte Augen hat, so daß es manchmal wie eine Wolke ist, und wenn er in den Augen wie neblig sieht, dann nehme er Rautensaft und zweimal soviel reine Flüssigkeit des Honigs und mische dazu etwas guten und klaren Wein, und er lege ein Stücklein Weizenbrot hinein, und er binde es nachts mit einem Tuch auf seine Augen. Wenn aber ein Mensch bisweilen in den Nieren und in den Lenden Schmerzen hat, dann geschieht dies oft wegen einer Krankheit des Magens. Dann nehme dieser Mensch Raute und Wermut in gleichem Gewicht, und füge mehr als diese Bärenfett bei, und dies zerstoße er gleichzeitig, und damit salbe er sich stark neben dem Feuer um die Nieren und seine Lenden, wo es ihn schmerzt ...«

Anwendungsformen

Speziell für die oben angeführten Anwendungen halten Apotheken Salben (Nierenstau und Lendenschmerzen) und Granulate (Magendrücken) bereit.

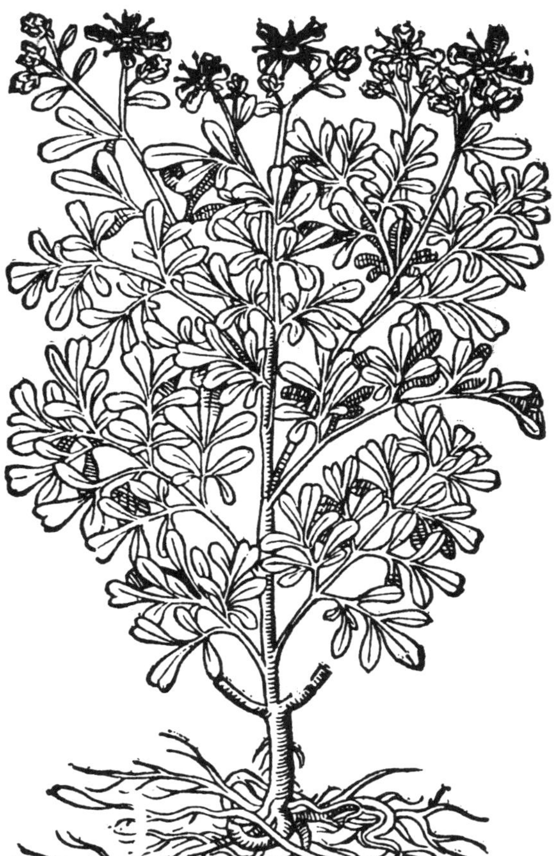

Die Raute gehört zu der Familie der Rautengewächse. Die Blätter sind zwei- bis dreifach gefiedert und graugrün gefärbt. Die Blüten sind gelbgrün, die Frucht ist eine Kapsel mit schwarzem Samen.

Rettich

Vorbeugung und Anwendung

Gallenleiden, Husten, Frühjahrskur (»Blutreinigung«)

Hildegard

»Der Rettich ist mehr warm als kalt. Aber nachdem er ausgegraben ist, soll man ihn unter der Erde an einem feuchten Ort für zwei oder drei Tage ausgegraben liegen lassen, damit sein Grün gemäßigt werde, auf daß es um so besser sei zu essen. Und gegessen reinigt er das Gehirn und vermindert die schädlichen Säfte der Eingeweide. Denn wenn ein starker und fetter Mensch Rettich ißt, heilt er ihn und reinigt ihn innerlich. Den Kranken aber und den am Körper Mageren schädigt er. Aber wenn ein Kranker ihn essen will, soll er ihn zuvor auf einem erhitzten Stein trocknen und pulverisieren, und diesem Pulver gebe er helles oder gebratenes Salz bei sowie Fenchelsamen, und so esse er ihn mit Brot, und seinen Unrat reinigt er innerlich und kräftigt ihn. Aber wer viel Schleim in sich hat, pulverisiere Rettich so, und er koche Honig mit Wein und schütte dieses Pulver hinein, und etwas abgekühlt trinke er es nach dem Essen und nüchtern, und dieses Pulver wird ihn vom Schleim reinigen, und der Honig bewirkt, daß er nicht mager wird. Daß man ihn nach dem Essen wirken spürt, kommt daher, daß er die üblen Säfte und den Unrat aus dem Menschen austreibt. Wer aber Rettich ißt, der esse nachher Galgant, und dies unterdrückt den Gestank des Atems, und so schadet er dem Menschen nicht.«

Anwendungsformen

Gerade zur Frühjahrskur ist der Rettich sehr zu empfehlen. So z. B. zur Entwässerung des Körpers, als Salat, gewürzt mit schwarzem Pfeffer oder Kubeben, zur leichteren Verdauung etwas Galgant beigeben. Prinzipiell sollte alles Rohe gebeizt werden. Die getrockneten Rettichblätter, als Pulver zerrieben, eignen sich auch als Hustenmittel (2–3 Messerspitzen voll aufs Brot).

Der Rettich wird in zahlreichen Sorten kultiviert. In der Medizin wird der Schwarze Rettich verwendet, in der Homöopathie die frische Rettichrübenwurzel. Wie alle Kreuzblütler enthält er Senfölglykoside und schwefelhaltiges ätherisches Öl.

Raphanus sativus

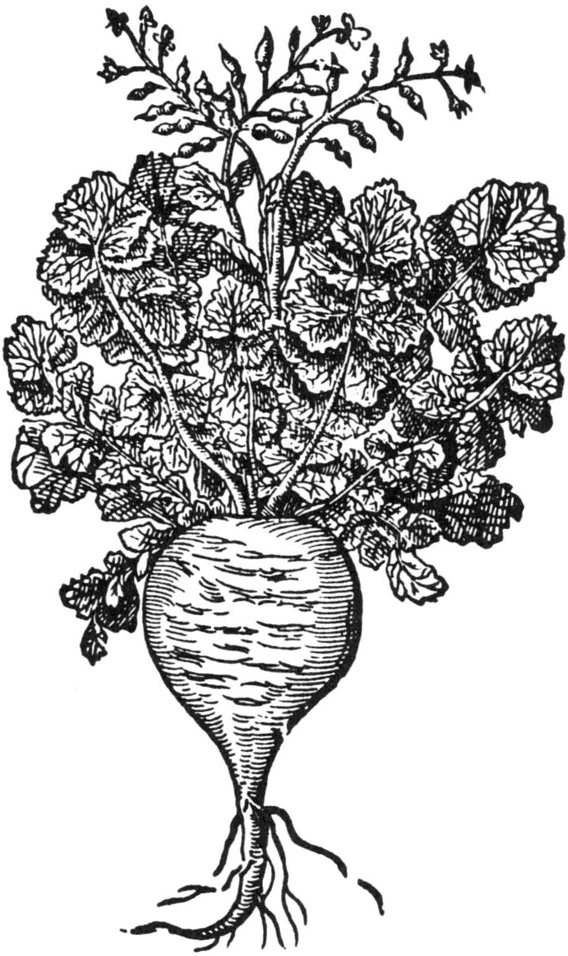

Der Gartenrettich ist ein Kreuzblütler (Brassicaceae), wie Senf, Raps, Meerrettich. Seine Größe reicht von 30 bis 100 Zentimetern. Die Grundblätter sind fiederteilig mit einem besonders großen Endblattabschnitt. Die Blüten sind weiß bis schwach violett und bilden eine Traube.

Ringelblume

Vorbeugung und Anwendung

Vergiftungen, Wunden, Entzündungen, Magenschmerzen, Blähsucht, Hautausschläge auf dem Kopf

Hildegard

»Die Ringelblume ist kalt und feucht, und sie hat starke Grünkraft in sich, und sie ist gut gegen Gift. Denn wer Gift ißt oder wem es verabreicht wurde, der koche Ringelblume in Wasser, und nach Ausdrücken des Wassers lege er sie so warm auf seinen Magen, und sie erweicht das Gift, und es wird von ihm ausgeschieden. Aber dieser Mensch wärme alsbald guten Wein, und er lege genug Ringelblume hinein, und damit wärme er wiederum den Wein, und weil er Gift genommen hat, trinke er so jenen halbwarmen Wein, und er schneuzt das Gift entweder aus der Nase aus, oder er wirft es durch den Schaum, das heißt, ›schum‹, von sich aus.

Und ein Mensch, dem der Kopf ›fellig‹ ist, der schneide das ab, was weich am Speck ist, und er schneide auch die Schwarte jenes Speckes ab, er werfe das weg, was neben der Schwarte im Speck ist, und er nehme das Harte, und er zerstoße das mit Ringelblume im Mörser, und damit salbe er oft seinen Kopf, und die ›vellen‹ fallen ab, und sein Kopf wird schön werden. Und wer den Grind am Kopf hat, der nehme Blüten und Blätter der Ringelblume, und er drücke den Saft davon aus, und dann bereite er mit diesem Saft und etwas Wasser und mit Semmelmehl oder mit Roggenmehl einen Teig, und dann lasse er damit seinen ganzen Kopf mit Tuch und Mütze verbunden, bis es sich erwärmt und bis der Teig zerrissen wird, das heißt ›schrinde‹, und dann nehme er ihn weg. Und dann bereite er wiederum Teig auf gleiche Weise, und er lege ihn um seinen Kopf, und so tue er während neun Tagen. Und so oft er den Teig von seinem Kopf wegnimmt, so oft habe er eine Lauge aus Ringelblumensaft bereit, und er wasche seinen Kopf ebenso oft damit, und er wird geheilt werden.«

Anwendungsformen

Wird die Ringelblume in Wasser gekocht, eignet sich der Sud vor allem, wenn er bei Schwellungen und Magenschmerzen mit einem Leinenlappen auf die entsprechenden Stellen aufgetragen wird. Zur Wundbehandlung ist in manchen Apotheken eine Salbe erhältlich, die aus Ringelblüten und Fett aufgekocht wurde. Bei leichteren Vergiftungen hat sich schon ein Sud bewährt. Für diesen werden die Blüten in Wein eingelegt, erwärmt (nicht gekocht) und abgeseiht. Der Extrakt wird in kleinen Schlucken warm getrunken (1–2 Likörgläser voll).

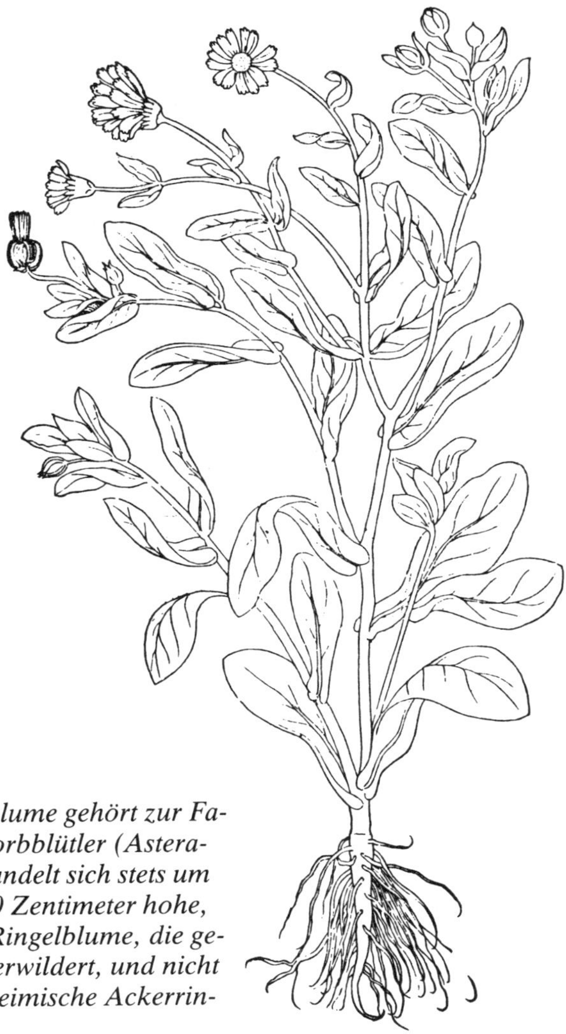

Die Ringelblume gehört zur Familie der Korbblütler (Asteraceae). Es handelt sich stets um die 20 bis 50 Zentimeter hohe, angebaute Ringelblume, die gelegentlich verwildert, und nicht um die einheimische Ackerringelblume.

Rose

Vorbeugung und Anwendung

Geschwüre, Krämpfe, Augen, Lungenkatarrh, Magen- und Darmbeschwerden

Hildegard

»Die Rose ist kalt, und diese Kälte ist eine nützliche Mischung in sich. Am frühen Morgen oder wenn der Tag schon angebrochen ist, nimm ein Rosenblatt, lege es auf deine Augen. Es zieht den Saft, das ist das Triefen, heraus und macht sie klar. Aber auch wer etwas Geschwüre an seinem Körper hat, lege Rosenblätter darauf, und es zieht ihnen den Schleim heraus.

Und wer jähzornig ist, der nehme die Rose und weniger Salbei und zerreibe es zu Pulver. Und in jener Stunde, wenn der Zorn ihm aufsteigt, halte er es an seine Nase. Denn der Salbei tröstet, die Rose erfreut. Die Rose werde genommen und zur Hälfte davon Salbei unter Beigabe von frischem Fett, das zerlassen ist. Und (dies) soll gleichzeitig in Wasser gekocht werden, damit daraus eine Salbe werde, und wo der Mensch vom Krampf oder von der Lähmung geplagt wird, dort soll er mit der Salbe gesalbt werden, und es wird ihm besser gehen.

Aber die Rose ist auch gut zu Tränken und zu Salben und zu allen Heilmitteln, wenn sie ihnen beigefügt wird; und sie sind um so besser, wenn ihnen etwas von der Rose beigefügt wird, wenn auch wenig, das heißt von ihren guten Kräften, wie oben gesagt wurde.«

Bedeutung

Die Rosa gallica und die Damaszener Rose sind die ältesten Rosen neben der Hunds- und der Heckenrose. Die Rosa centifolia kennt man erst seit etwa 400 Jahren. In Altertum und Mittelalter dürften die Rosenarten kaum unterschieden worden sein. So wie heute die Hagebutten mancher Zierrosen zu gleichen Zwecken genutzt werden wie die der wilden Rosen.

Anwendungsformen

Als Augenbad eignet sich »Aqua Rosae«, das mit einem Leinenlappen auf die Lider aufgetragen wird, genauso wie als Tinktur gegen Krämpfe (täglich 1–2 Teelöffel, bis zu 2–3mal pro Tag). »Aqua Rosae« ist in Apotheken auch als Salbe erhältlich. Die Rosenblätter eignen sich übrigens auch gut zu Salaten. Bei Husten ist ein Decoctum Rosae in der Apotheke erhältlich.

Rosa gallica

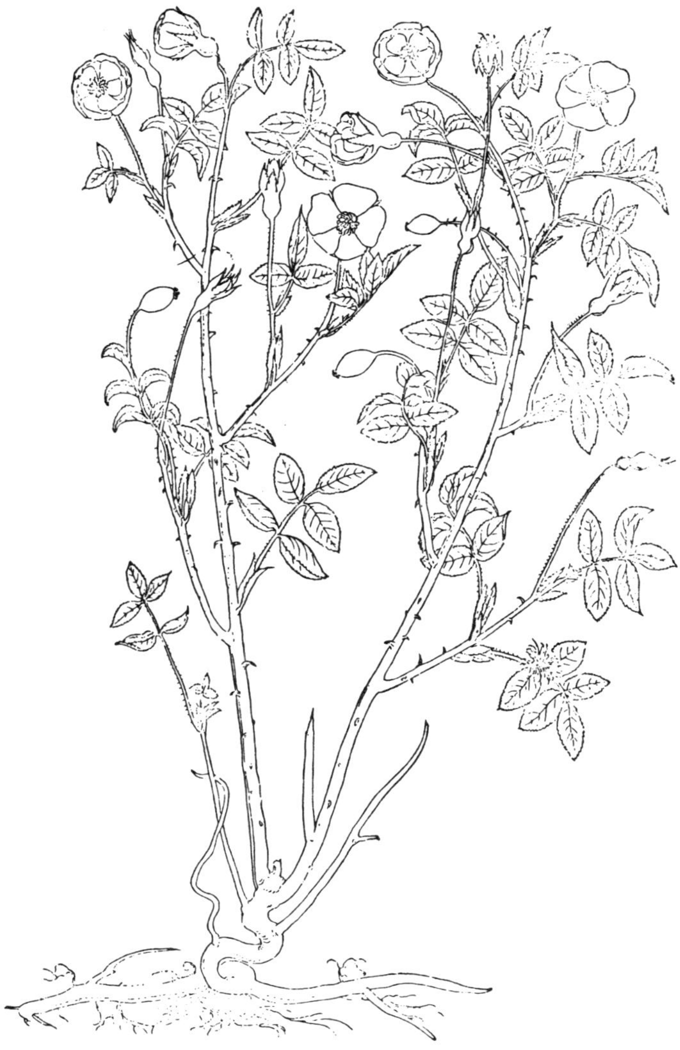

Der lateinische Name für Rose, »rosa«, gab der Familie Rosaceae, Rosengewächse, den Namen. Viele Obstarten wie Apfel, Birne, aber auch der Weißdorn sind Rosengewächse.

Salbei

Vorbeugung und Anwendung

Hautunreinheiten, Blasenschwäche, Galle- und Leberleiden, Nachtschweiß (Klimakterium), Appetitlosigkeit

Hildegard

»Der Salbei ist von warmer und trockener Natur, und er wächst mehr infolge der Sonnenwärme als infolge der Feuchtigkeit der Erde. Und er ist nützlich gegen die kranken Säfte, weil er trocken ist. Denn roh und gekocht ist er gut für jenen zu essen, den schädliche Säfte plagen, weil er diese unterdrückt. Nimm aber Salbei und pulverisiere ihn, und iß dieses Pulver mit Brot, und es vermindert den Überfluß der schlechten Säfte in dir. Und wer von irgendeiner schmutzigen Sache Gestank erleidet, der stecke Salbei in die Nase, und es nützt ihm. Aber wenn jemand Überfluß an Schleim hat oder wenn jemand stinkenden Atem hat, dann koche er Salbei in Wein, und dann seihe er es durch ein Tuch, und so trinke er oft, und die schlechten Säfte und der Schleim in ihm werden vermindert. Wenn nun jener, der diese Krankheiten hat, etwas an Gicht leidet, dann koche er Salbei in Wasser und trinke, und die Säfte und der Schleim wird ihm vermindert. Wenn eine Speise, die einen nassen Saft hat, dem Menschen im Kopfe Schmerzen bereitet, dann nehme er Salbei und Majoran und Fenchel in gleichem Gewicht und mehr Andorn als das Gewicht von diesen, und dem zu Saft Zerstoßenen gebe er genügend Butter bei. Oder wenn er diese nicht hat, füge er Fett bei und mache daraus eine Salbe und salbe den Kopf, und es wird ihm besser gehen. Wenn aber ein übler Rauch vom Magen sich in die Eingeweide des Menschen erstreckt und ihm dort Schmerzen bereitet, dann nehme er Salbei und fünfmal soviel Zaunrübe als Salbei und zehnmal soviel Raute als Salbei. Und diese Kräuter koche er in einem neuen Topf mit Wasser bis zum ersten heißen Aufsieden. Und nachdem er dann das Wasser ausgedrückt hat, lege er diese so gekochten und warmen Kräuter auf die Stelle, wo es schmerzt. Und er binde ein Tuch darüber. Wenn jemand den Urin wegen der Kälte des Magens nicht halten kann, dann koche er Salbei in Wasser und seihe es durch ein Tuch, und er trinke es oft warm, und er wird geheilt werden. Wenn aber üble und verdichtete Säfte im Menschen überhandnehmen und ihn für einige Zeit

Blut speien und erbrechen lassen, dann möge dieser Mensch einstweilen keine Heilmittel einnehmen, damit nicht das Blut, durch das Heilmittel aufgeschreckt, ihn inwendig geschwürig macht und mehr als gewöhnlich ausfließt. Aber nachdem das Bluten etwas aufgehört hat, koche er Salbei in lindem und leichtem Wein, der etwas mit Wasser vermischt ist, nach Beigabe von etwas Olivenöl oder Butter, und nach dem Kochen seihe er es durch ein Tuch und trinke mäßig, nicht nüchtern, sondern nach dem Essen, und es stärkt ihn und heilt ihn innerlich.«

Anwendungsformen

Die Salbei-Tinktur (Apotheke) ist in erster Linie dazu gedacht, dem Nachtschweiß vorzubeugen, indem man die Achselhöhlen einreibt, Waschungen vornimmt oder Bäder anreichert. Bei Gallenleiden empfiehlt sich ein Tee, wobei man etwa einen Teelöffel getrocknete und zerstoßene Blätter auf einen Liter Wasser nimmt. – Der Salbei ist mit Vorsicht zu genießen, da bei langem und übermäßigem Gebrauch Vergiftungen möglich sind. Ansonsten ist er als Speisewürze auch bei Appetitlosigkeit unbedenklich. Bei Halsbeschwerden und Angina auch als Gurgelmittel.

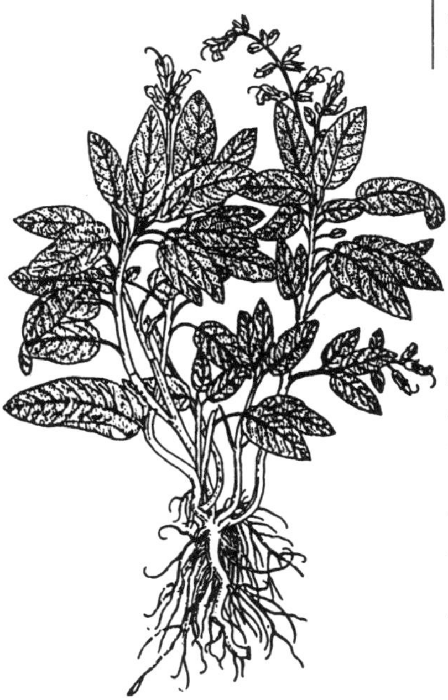

Der Gartensalbei, Salvia officinalis, und der samtartig behaarte Salvia triloba gehören zur Familie der Lippenblütler (Lamiaceae). Es sind behaarte Halbsträucher mit länglich-eiförmigen Blättern. Die blauvioletten Blüten stehen in einer lockeren Ähre aus Scheinquirlen. Er erreicht eine Höhe von 30 bis 60 Zentimetern.

Schafgarbe

Vorbeugung und Anwendung

Blutergüsse, Verletzungen nach Unfällen, schlecht heilende innere Wunden, Operationsnarben

Hildegard

»Die Schafgarbe ist etwas warm und trocken, und sie hat gesonderte und feine Kräfte für Wunden. Denn wenn ein Mensch durch einen Schlag verletzt wird, wäscht man nachher die Wunde mit Wein, und es soll in Wasser mäßig gekochte Schafgarbe, nachdem das Wasser mäßig ausgepreßt wurde, so warm über jenes Tuch leicht gebunden werden, das auf der Wunde liegt. Und so nimmt sie der Wunde die Fäulnis und die Schwären, das heißt das Geschwür, und sie heilt die Wunde. Und so geschehe es oft, solange es nötig ist. Aber nachdem die Wunde begonnen hat, sich ein wenig zusammenzuziehen und zu heilen, dann soll nach Wegwerfen des Tuches und ohne (das Tuch) die Schafgarbe auf die Wunde gelegt werden, und sie wird um so gesünder und vollkommener geheilt. Wer aber im Körperinnern eine Wunde erhielt, sei es daß er durch Spieße verwundet oder daß er innerlich zusammengeschnürt wurde, der pulverisiere diese Schafgarbe, und er trinke jenes Pulver in warmem Wein, bis er geheilt wird.«

Anwendungsformen

Schlecht heilende Wunden und Narben werden innerhalb der Naturmedizin oft mit einem Aufguß aus Schafgarbenblüten behandelt. Mit diesem Tee werden die Wunden vorher ausgewaschen. Bei offenen Wunden und Schürfungen ist in Apotheken Schafgarbenpulver erhältlich, das auf die Wunde aufgestreut und mit Mull abgedeckt wird.

Die Schafgarbe ist eine der am längsten genutzten Arzneipflanzen der Welt. Achilles, ein Schüler des arzneikundigen Kentauren Chiron, behandelte seine und des Patroklos Wunde mit dem »tausendblättrigen Soldatenkraut«, das die Römer mit »millefolium« wörtlich übersetzten. Die Heilanzeigen entsprechen denen der Kamille. Es gibt aber sehr viele Schafgarbenrassen, die einen sehr unterschiedlichen Gehalt an Wirkstoffen aufweisen. Diese sind das Chamazulen, wie bei der Kamille, Proazulene wie Achillicin und verwandte Stoffe. Die krampfstillende Wirkung wird den Flavonglykosiden Apigenin und Luteolin zugeschrieben.

Achillea millefolium

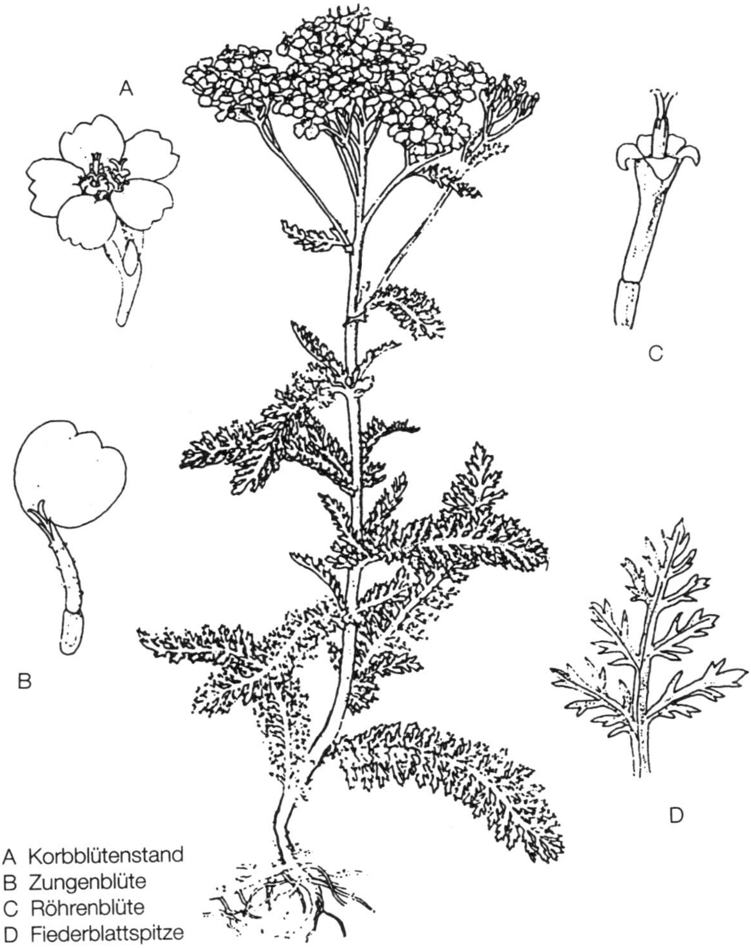

Die Schafgarbe ist eine der verbreitetsten Korbblütler (Asteraceae). Sie wird unterschiedlich hoch, 20 Zentimeter bis über einen Meter. Die Blätter sind 2–3fach fiederteilig. Die etwa 5 Millimeter breiten Blütenköpfchen haben schmutzigweiße Röhrenblütchen und weiße bis purpurrote Zungenblüten.

Schlüsselblume

Vorbeugung und Anwendung

Melancholie, Bronchialkatarrh, seelische Verstimmungen

Hildegard

»Die Schlüsselblume ist warm, und sie hat ihre ganze Grünkraft vom Scheitelstand der Sonne. Denn gewisse Kräuter werden vornehmlich von der Sonne, andere aber vom Mond, einige aber von Sonne und Mond gleichzeitig gestärkt. Aber dieses Kraut empfängt hauptsächlich von der Sonne seine Kräfte. Daher unterdrückt es die Melancholie im Menschen. Die Melancholie nämlich, wenn sie im Menschen aufsteigt, macht ihn traurig und in seinem Benehmen unruhig und läßt ihn Worte gegen Gott aussprechen, was die Luftgeister sehen und zu ihm eilen und ihn oft durch ihre Einflüsterungen in den Wahnsinn bringen. Daher lege dieser Mensch das Kraut auf das Fleisch und an sein Herz, damit es davon warm werde, und die Luftgeister, die ihn plagen und die die Kraft dieses Krauts, die es von der Sonne empfängt, verschmähen, werden aufhören, diesen Menschen zu plagen. Aber auch ein Mensch, der von schlimmen Säften im Kopf so bedrückt wird, daß er bisweilen seines Sinnes entleert wird, der nehme dieses Kraut und lege es auf seinen Scheitel, nachdem die Haare abgeschnitten wurden, und er bringe einen Verband an, und er lege es gleicherweise auf die Brust und entferne es drei Tage nicht, und er wird wieder zu seinen Sinnen kommen. Wer aber durch seinen ganzen Körper von der Lähmung geplagt wird, der lege dieses Kraut in seinen Becher, damit er davon den Geschmack annehme, und er trinke häufig, und er wird geheilt werden.«

Anwendungsformen

Die Schlüsselblume findet ihre Anwendung heute vor allem als Tee. Für diesen nimmt man einen Eßlöffel getrockneter Blüten auf etwa ½ Liter Wasser. Er sollte auf alle Fälle warm getrunken werden.

Die frühere Heilanzeige »Paralyse« deutet auf die Verwendung als Mittel bei Schlaganfall hin. Die rationale Medizin geht heute von den Inhaltsstoffen aus. In der Wurzel kommen ca. 5 bis 10% Saponine vor. Die Blütenkronen enthalten Flavone und Phenolglykoside. In den Kelchen findet sich auch Saponin.

Primula veris

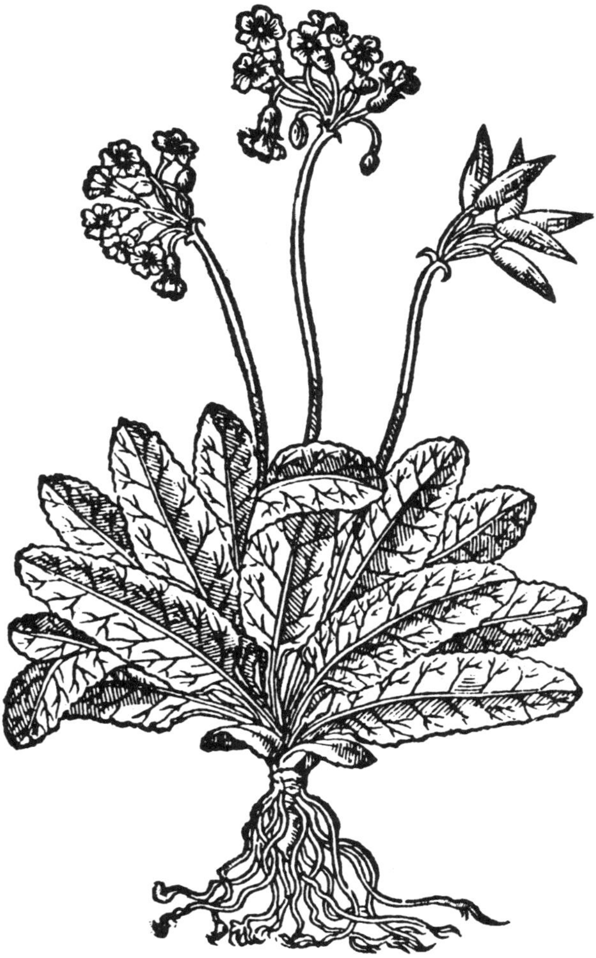

Die Schlüsselblume hat der Familie der Schlüsselblumengewächse (Primulaceae) den Namen gegeben. Die Hohe Schlüsselblume blüht zuerst, gefolgt von den goldgelben Frühlingsschlüsselblumen.

Schöllkraut

Vorbeugung und Anwendung

Warzen, Geschwüre

Hildegard

»Das Schöllkraut ist sehr warm und enthält einen giftigen und schleimigen Saft. Denn es hat ein so schwarzes und herbes Gift in sich, daß es dem Menschen keine Gesundheit verleihen kann, denn wenn es irgendwie dem Menschen Gesundheit gäbe, würde es ihm auf andere Weise innerlich größere Krankheiten verleihen. Wenn nämlich jemand es ißt oder trinkt, verwundet und verletzt es ihn innerlich, und daher bewirkt es bisweilen den Stuhlgang und die Verdauung dem Menschen mit Schmerz und nicht mit Gesundheit. Wer aber etwas Unreines ißt oder trinkt oder berührt, wovon er geschwürig im Körper wird, der nehme altes Fett und gebe ihm genug Saft von Schöllkraut bei und zerstoße es damit, und so zerlasse er es gleichzeitig in einer Schüssel, und dann salbe er sich mit Talg, und er wird geheilt.«

Bedeutung

Schon in den Schilderungen früher Autoren (Plinius, Dioskurides) wird das Schöllkraut erwähnt. Die starke Giftwirkung (Durchfall, Erbrechen) hat Aufmerksamkeit erregt. Der Name Schöllkraut wird vom griechischen Wort »chelidon« für Schwalbe abgeleitet, da diese Zugvögel mit dem Blühen des Krautes kommen und nach dem Verblühen wieder ihre Reise nach dem Süden antreten.

Anwendungsformen

Vom Schöllkraut läßt sich aus den zerkleinerten Wurzeln und Blättern, in Essig über Nacht eingelegt, ein Pflanzenbrei herstellen, den man auf Warzen und Schwielen aufbindet. Da das Schöllkraut giftig ist, sollte es niemals ohne vorherige Konsultation des Arztes angewandt werden.

Das dem Schlafmohn nahe verwandte Schöllkraut hat ähnlich den Opiumwirkstoffen eine schmerzstillende, krampflösende und zentralberuhigende Wirkung. In der Homöopathie wird Schöllkraut auch heute noch bei Leber- und Galleerkrankungen verwendet. Das Schöllkraut gehört zu den stark giftigen Pflanzen. Im Extremfall kann es zu Herzrhythmusstörungen, Schock und zuletzt zum Tod durch Kollaps kommen.

Chelidonium majus

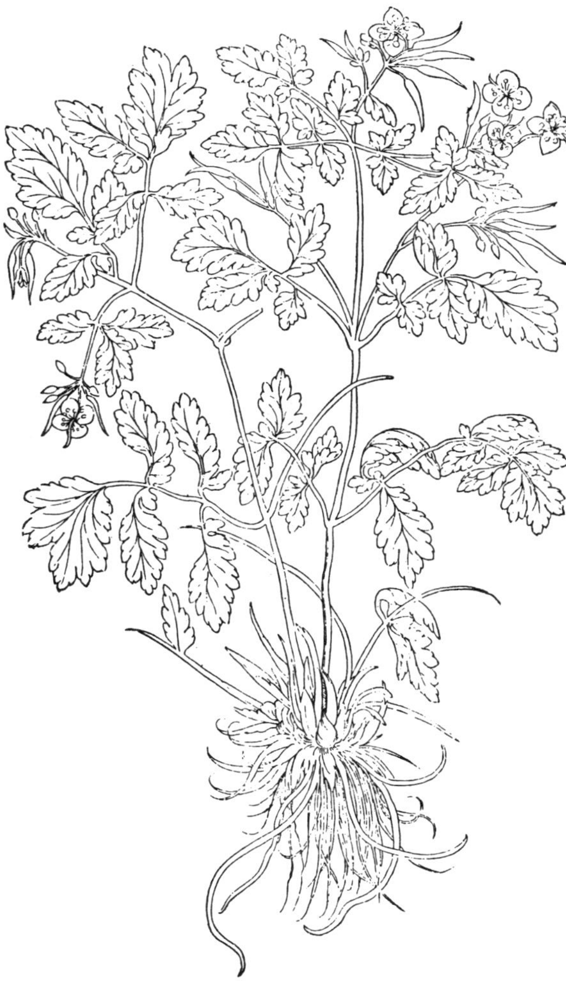

Das Schöllkraut ist ein Mohngewächs (Papaveraceae). Die Staude ist eine verzweigte Pflanze, die in allen Teilen einen orangegelben Milchsaft führt.

Die von zwei Kelchblättern gestützten, vierzähligen Blüten bilden eine schotenartige Kapselfrucht ohne Scheidewand.

Schwertlilie

Vorbeugung und Anwendung

Psoriasis, Nieren- und Blasenleiden, frisches Hautleiden

Hildegard

»Die Schwertlilie ist warm und trocken, und ihre ganze Kraft liegt in der Wurzel, und ihre Grünkraft steigt in die Blätter auf. Im Mai aber nimm den Saft ihrer Blätter und mache Fett in einer Schüssel flüssig und füge diesen Saft bei und bereite so eine Salbe, so daß diese grün erscheint. Und jenen, der die kleine Krätze hat, den salbe oft mit dieser Salbe, und er wird geheilt werden. Und wer im Gesicht harte Haut hat wie Rinde oder wer dort beulig ist oder wer eine schlechte Farbe hat, der drücke den Saft ihrer Blätter aus und gieße ihn in ein Gefäß zum Wasser aus großen Flüssen, wie schon gesagt wurde, und er erwärme dies gleichzeitig ein wenig. Und so wasche er sein Gesicht mit diesem Wasser und diesem mäßig erwärmten Saft, und dies tue er oft, und es macht eine angenehme Haut und gute und schöne Farbe im Gesicht ... Und wer von der Schwierigkeit des Harnlassens zusammengeschnürt wird, in dem erweicht es den Stein und die Harnwege, und das, was zusammengeschnürt war, wird eröffnet werden.«

Anwendungsformen

Bei Psoriasis und frischen Hautleiden empfiehlt die Hildegard-Medizin heute eine Salbe aus dem Saft der Blätter und Fett, die hauchdünn auf die kranke Haut aufgetragen wird. Gegen fleckige Haut, z. B. nach Pilleneinnahme, hat sich auch schon Aqua Iridis, ein Hautwasser, bewährt. Für Nieren- und Blasenkrankheiten wird zuweilen auch Iriswein empfohlen. Alle drei Aufbereitungsarten – Salbe, Wasser und Wein – sind in der Apotheke erhältlich.

Die heute in der Apotheke gehandelte Arzneipflanze ist fast ausschließlich Iris pallida LAMARCK, die Sumpfschwertlilie. Man nennt sie auch Veilchenwurzel, weil das ätherische Öl des Wurzelstocks das nach Veilchen duftende Iron enthält. Früher wurde der gedrechselte Wurzelstock als Beißwurzel bei der Zahnung der Kleinkinder verwendet. Heute wird Veilchenwurzel als Bestandteil von Hustentees eingesetzt. Bei Hildegard könnte anstatt der Iris auch die einheimische Sumpfgladiole unter Swertula verstanden werden.

Iris germanica

Die Iris gehört wie die Gladiole und der Safran zu den Schwertliliengewächsen (Iridaceae). Die Iris wird bis 100 Zentimeter groß, Gladiolus 30 bis 60 Zentimeter.

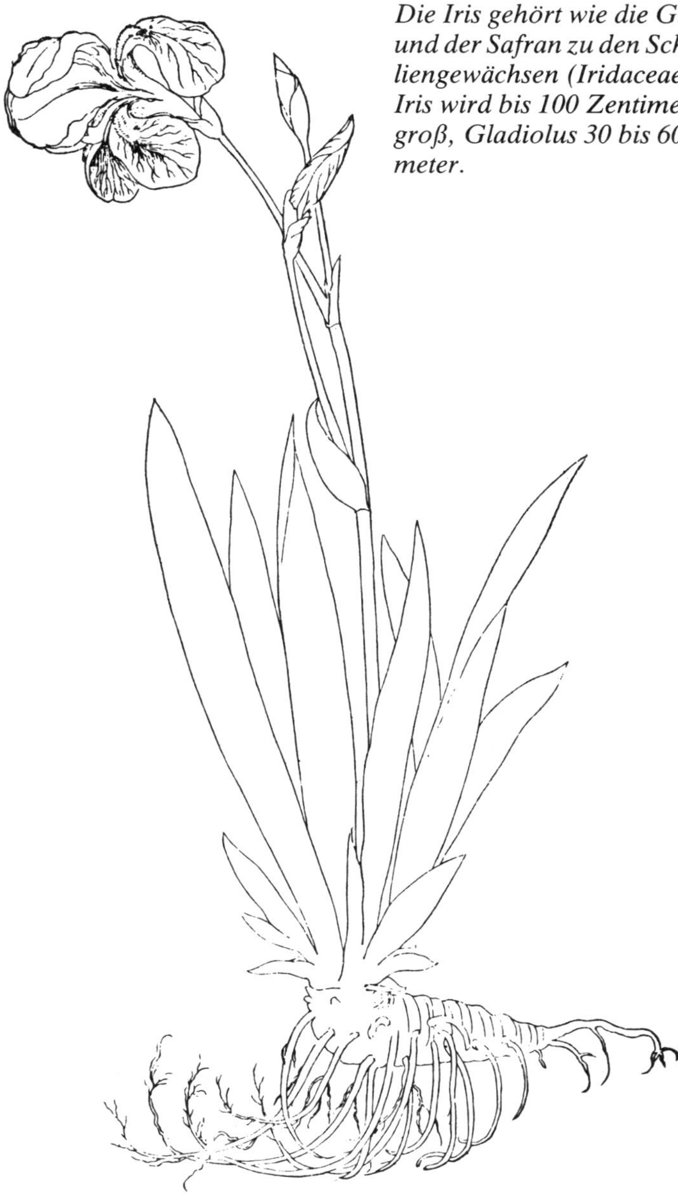

Sellerie

Vorbeugung und Anwendung

Rheuma, Gicht, »Blutreinigung«, tränende Augen

Hildegard

»Der Sellerie ist warm, und er ist mehr von grüner als von trokkener Natur. Er hat viel Saft in sich, und roh taugt er für den Menschen nicht zum Essen, weil er so üble Säfte in ihm bereitet. Gekocht aber schadet er dem Menschen nicht beim Essen, sondern er verschafft ihm gesunde Säfte. Auf welche Weise er aber auch gegessen wird, so versetzt er den Menschen in unsteten Sinn, weil sein Grün ihm bisweilen schadet und ihn bisweilen traurig in der Unbeständigkeit macht ...

Wer aber von Gicht so geplagt wird, daß sein Mund (sich) zusammenziehend verzerrt und daß seine Glieder zittern und daß er auch in seinen anderen Gliedern zusammengezogen wird, der pulverisiere Selleriesamen und füge dem zu einem Drittel Raute bei und auch von der Muskatnuß weniger als Rautenpulver und weniger Gewürznelken als Muskatnuß und weniger Steinbrech als Gewürznelken. Und dies alles mache er zu Pulver, und er esse sowohl nüchtern wie auch nach dem Essen dieses Pulver, und die Gicht wird von ihm weichen, weil es das beste Mittel gegen Gicht ist. Aber wer von der Gicht geplagt wird, obwohl er dieses Pulver oft gegessen hat, der vertreibt die Gicht von sich, damit er nicht Schaden nehme.«

Bedeutung

Im Altertum war Sellerie schon Kulturpflanze. Er kam mit den Mönchen nach Mitteleuropa. Im Capitulare und im Plan des Klostergartens von St. Gallen (Walahfrid Strabo) wird er erwähnt.

Anwendungsformen

Ein entsprechendes Pulver, auch »Pulvis Apii compositus« genannt, ist in der Apotheke erhältlich. Einmal täglich sollte man einen Teelöffel auf Brot oder zu Salat verwenden (wird auch in Verbindung mit Quittenmus eingenommen). Sellerie enthält ätherisches Öl, Selinen, Selanonsäureanhydrid (Maggigeruch!) und Flavonglykosid. In der Volksmedizin wird Sellerie bei Nieren- und Blasenleiden eingesetzt, er ist appetitanregend, und der gesüßte Saft findet Verwendung als Hustenmittel.

Apium graveolens

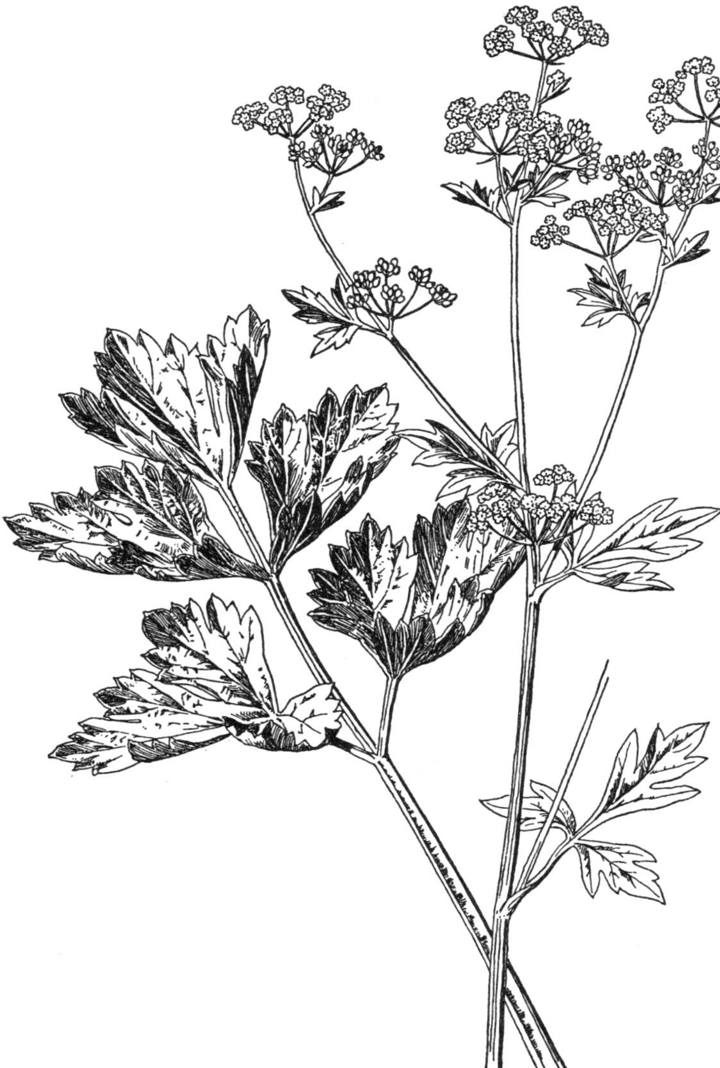

Sellerie, eine zweijährige Pflanze, ist ein Doldengewächs (Apiaceae). Er hat der Familie den lateinischen Namen gegeben. Er wird 30 bis 100 Zentimeter hoch. Alle Pflanzenteile sind an dem typischen Geruch zu erkennen.

Die Heilpflanze im Naturschutz

Eine Reihe der in diesem Buch aufgeführten Heilpflanzen fällt unter das »Gesetz zum Schutz wildwachsender Pflanzen«.

So ist es z. B. verboten, den vollkommen geschützten Enzian in all seinen heimischen Arten zu pflücken, auszureißen, auszugraben oder zu beschädigen.

Ferner ist es verboten, bei teilweise geschützten Arten, z. B. der Schlüsselblume oder der Silberdistel, die Wurzeln, die Wurzelstöcke, Zwiebeln oder Rosetten zu beschädigen.

Bei allen teilweise geschützten Arten ist also das Pflücken der Blüten, evtl. für den Tee, erlaubt.

Wer wildwachsende Pflanzen, die unter besonderem Schutz stehen, sammeln oder für gewerbliche Zwecke nutzen will, der benötigt eine Erlaubnis der zuständigen Naturschutzbehörde.

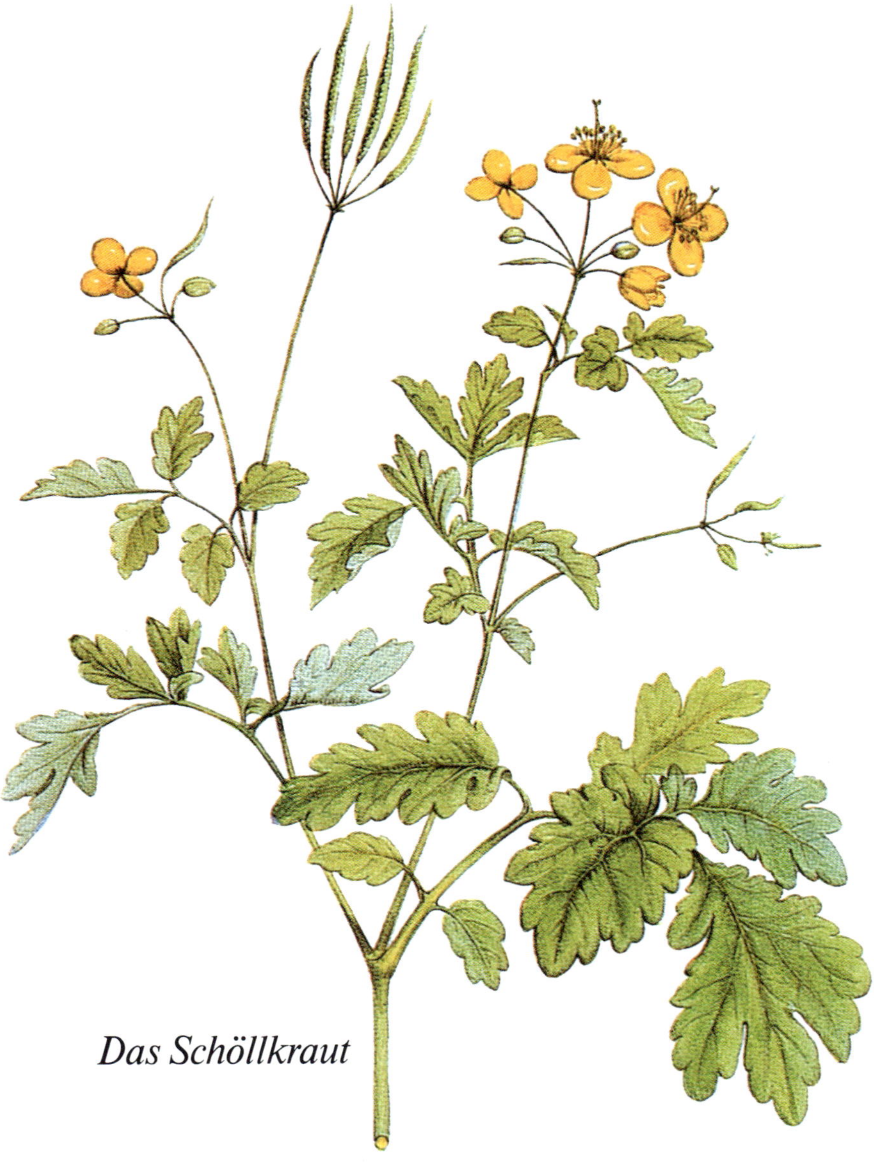

Das Schöllkraut

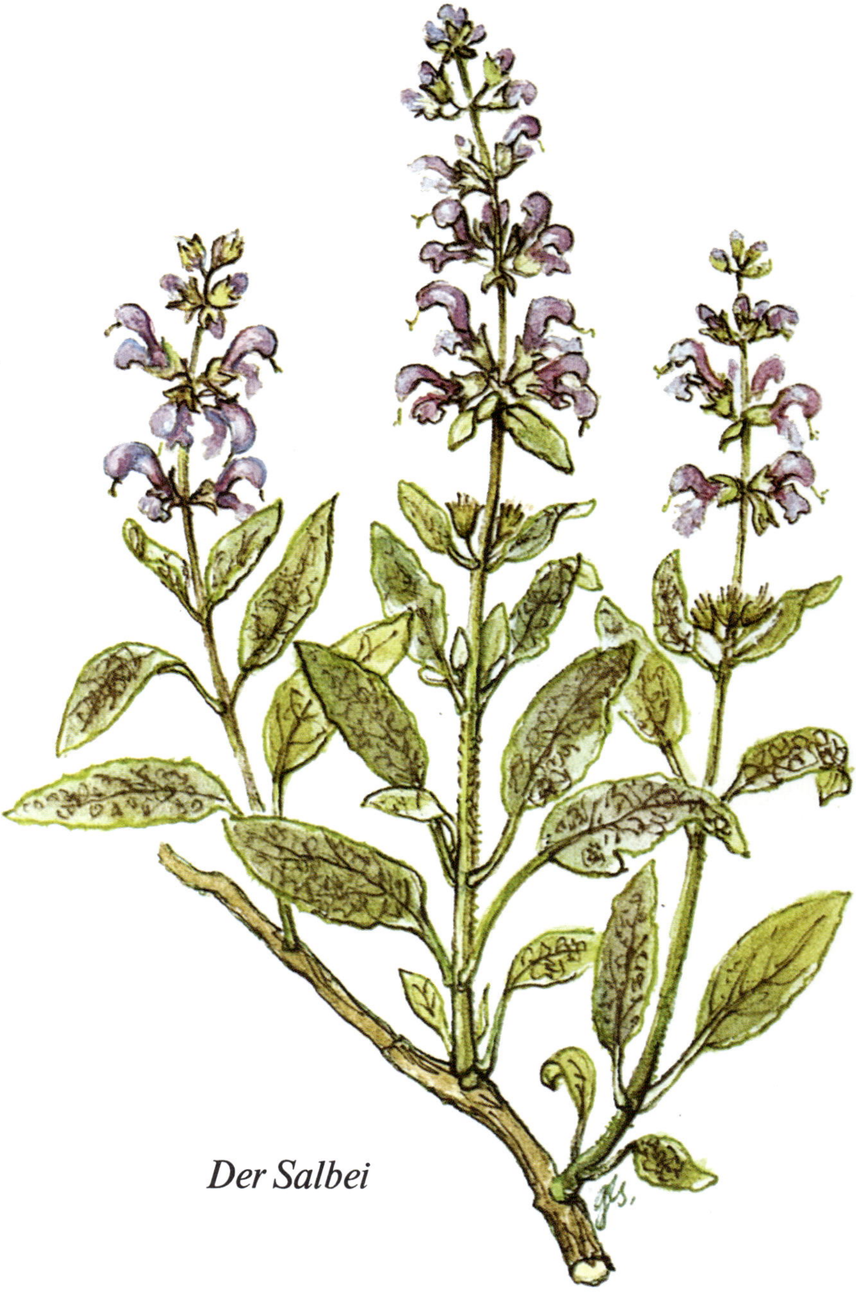

Der Salbei

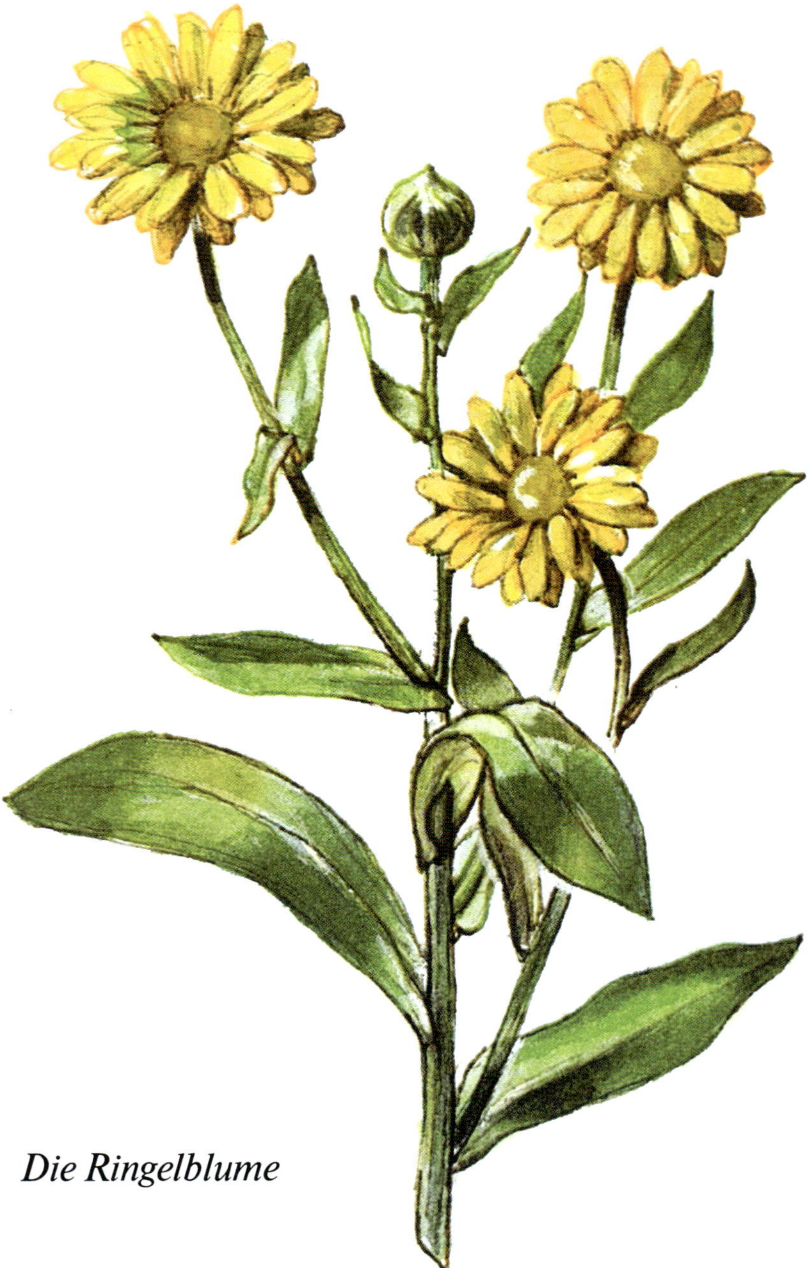

Die Ringelblume

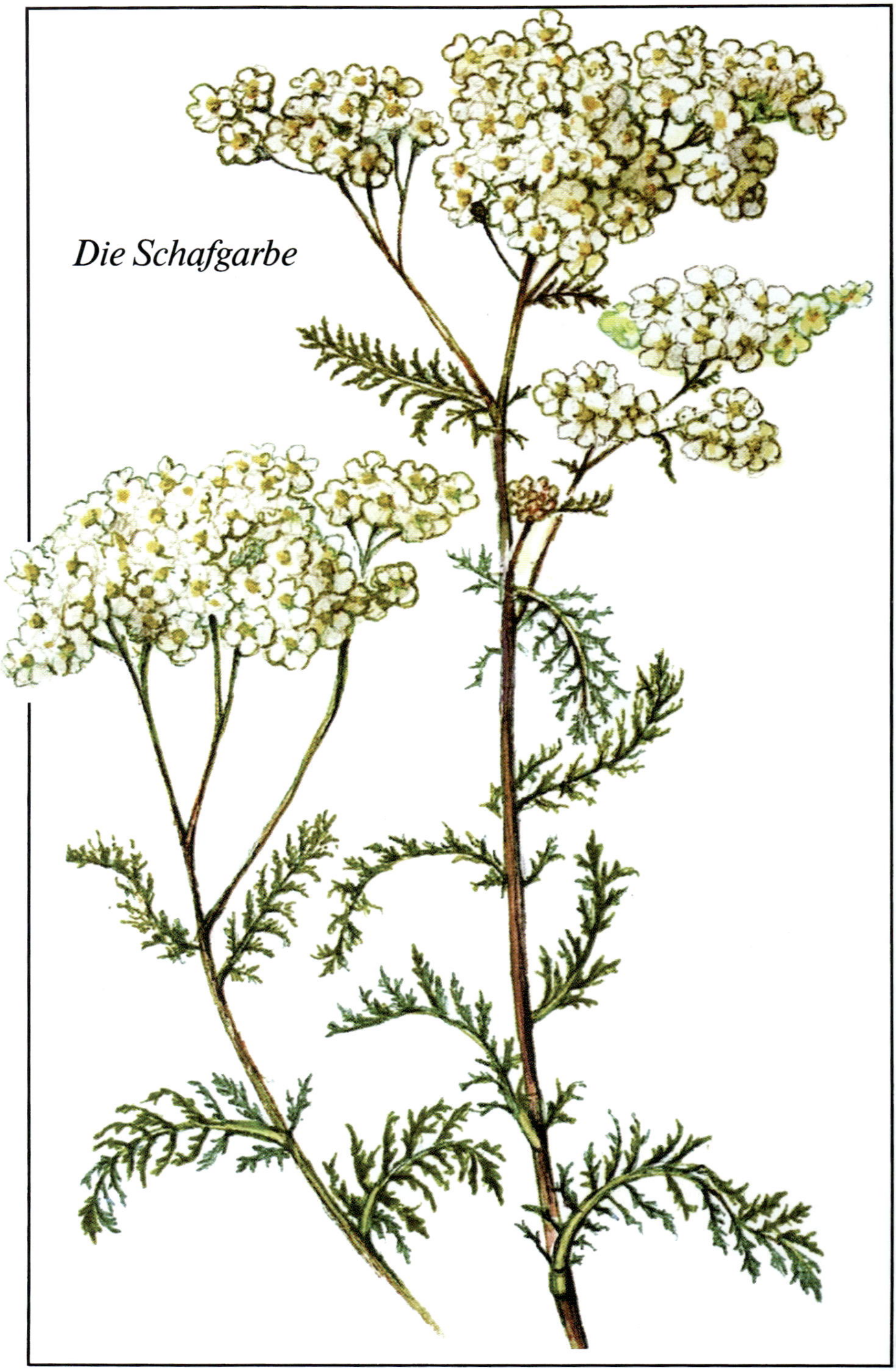
Die Schafgarbe

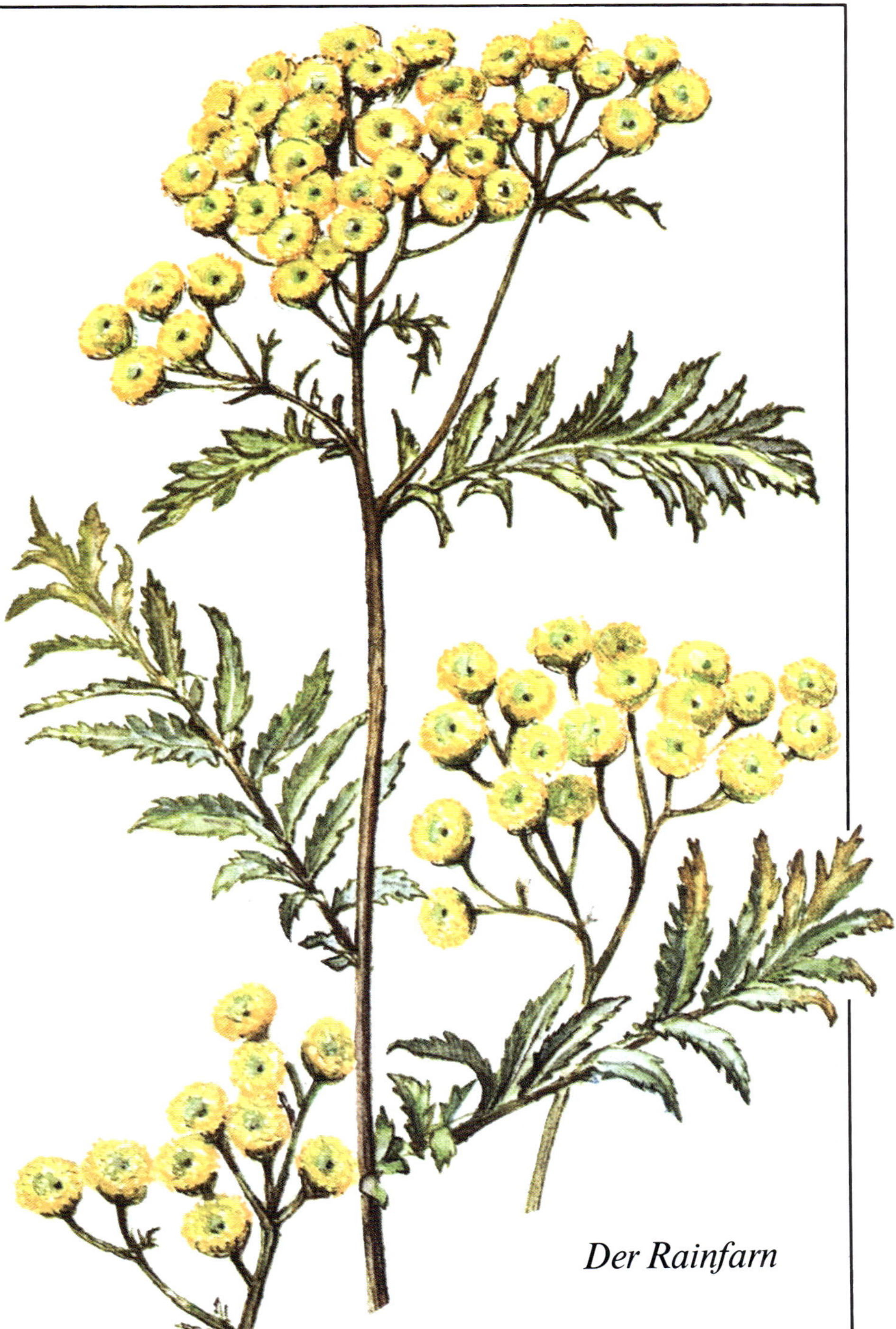

Der Rainfarn

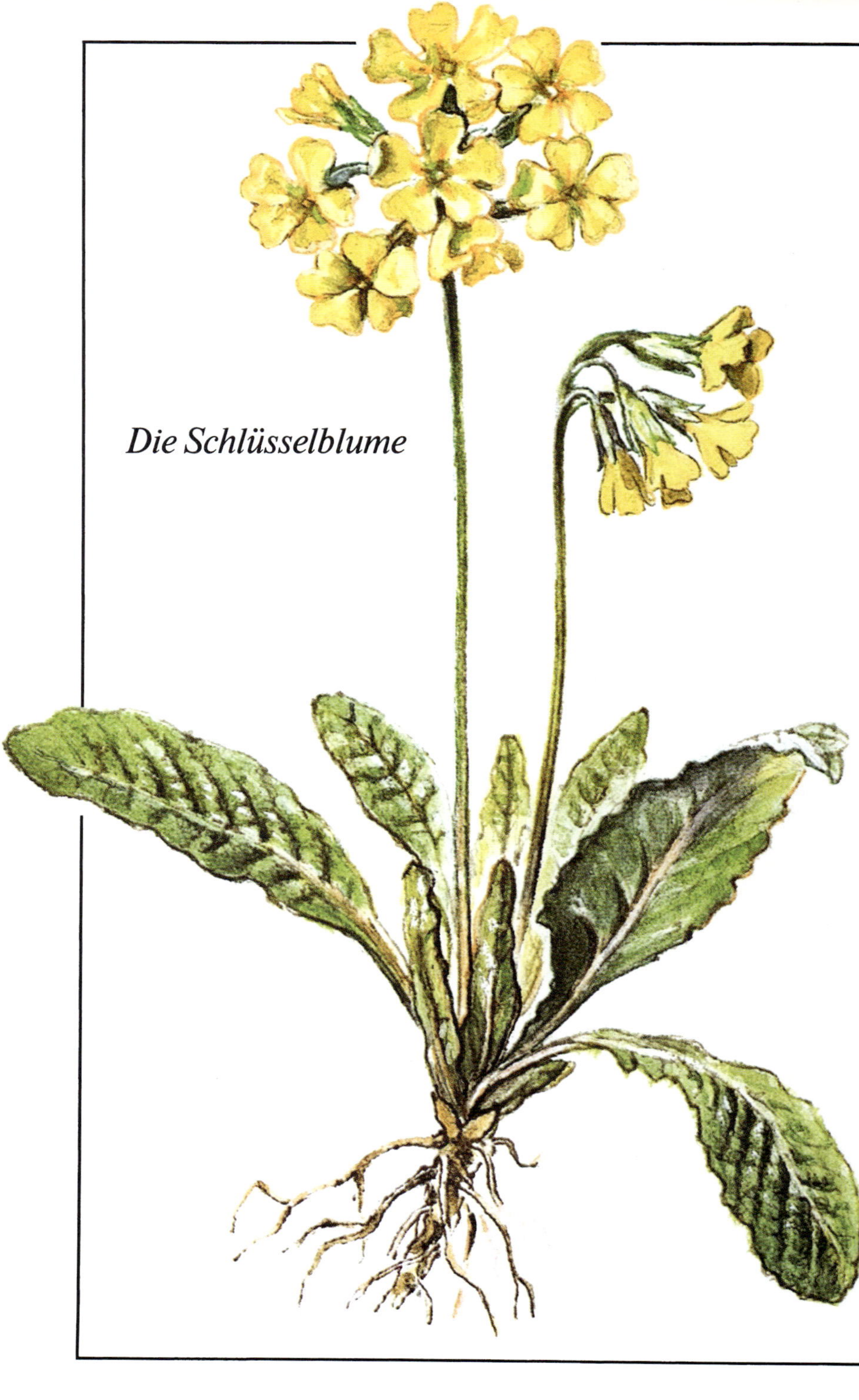

Die Schlüsselblume

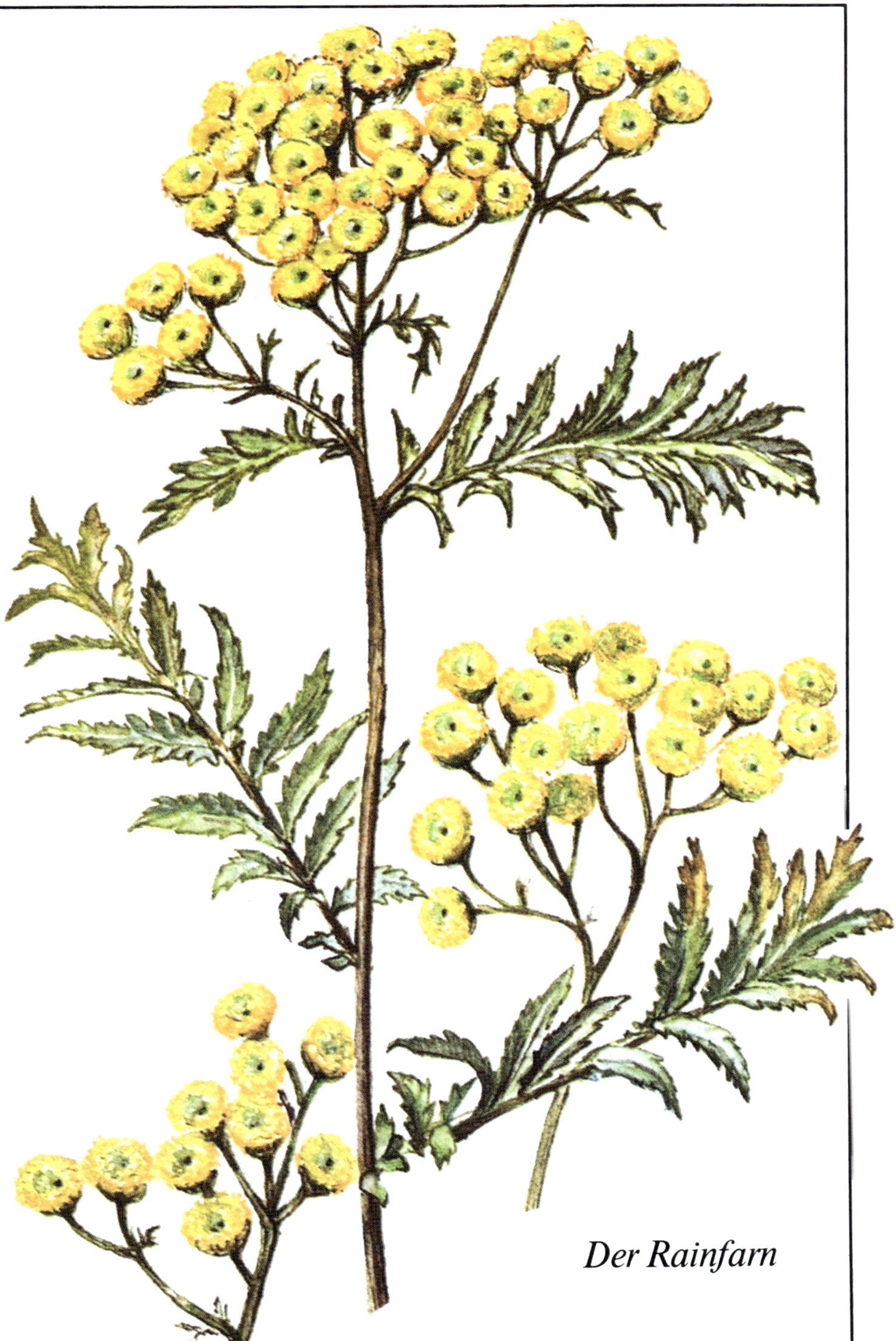

Der Rainfarn

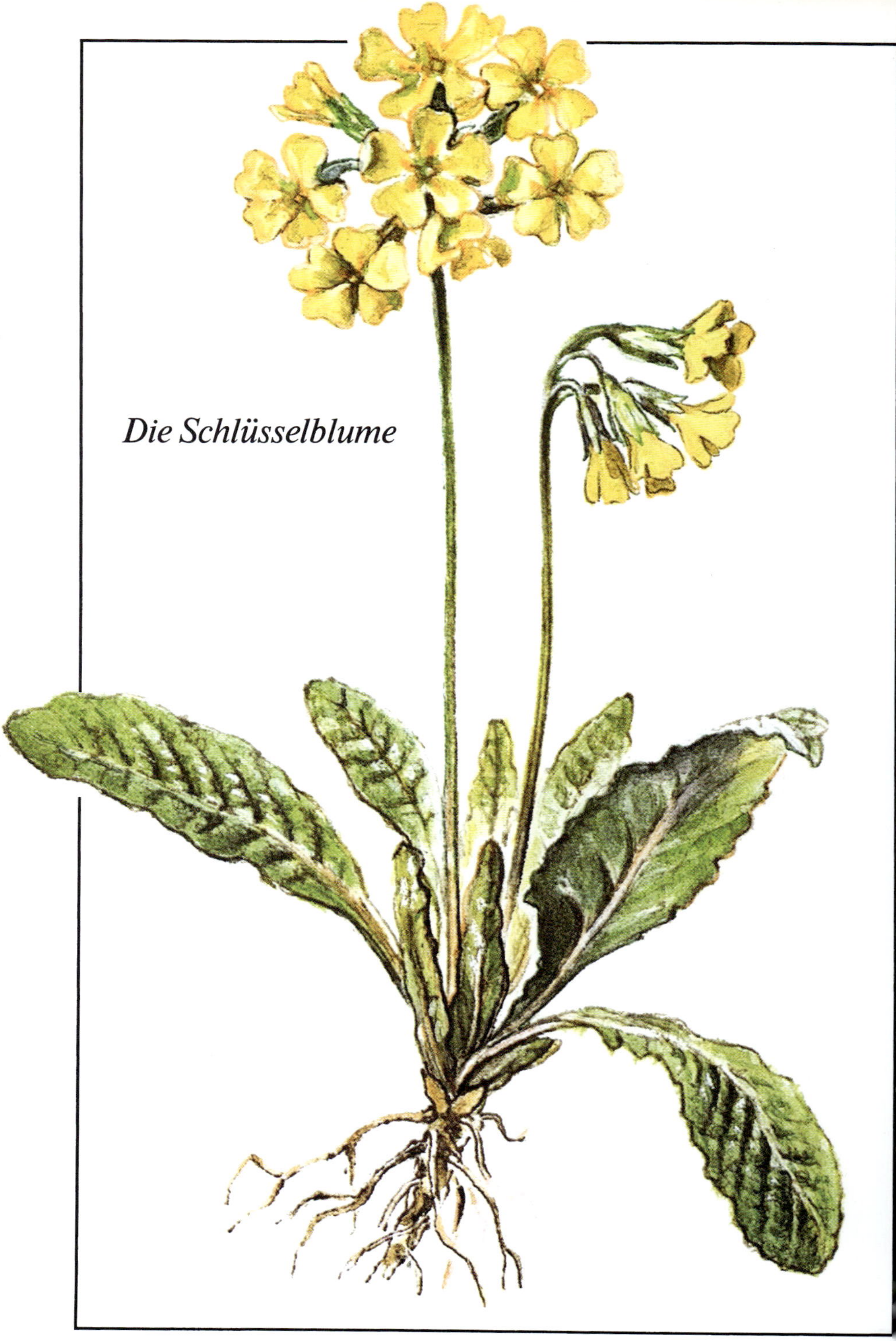
Die Schlüsselblume

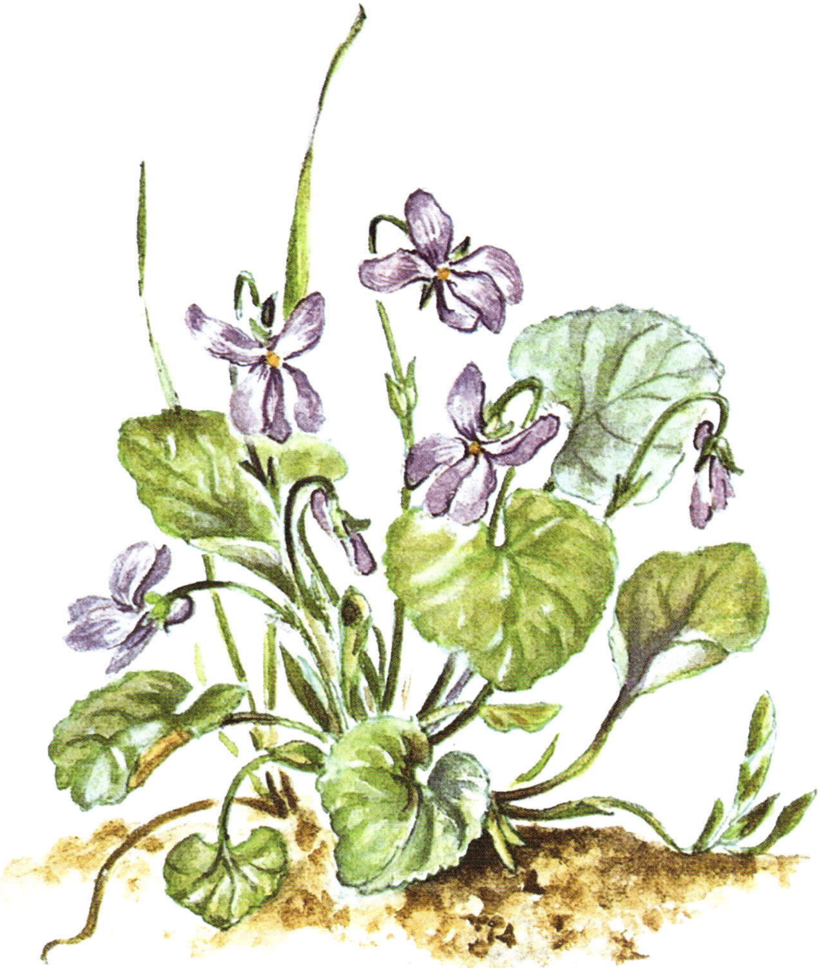

Das Veilchen

Süßholz

Vorbeugung und Anwendung

Heiserkeit, Magen-Darm-Erkrankungen, trübe Augen, Herzschmerzen

Hildegard

»Das Süßholz ist von gemäßigter Wärme und bereitet dem Menschen eine klare Stimme, auf welche Weise es auch immer gegessen wird, und es macht seinen Sinn mild und erhellt seine Augen und erweicht seinen Magen zur Verdauung. Aber auch dem Geisteskranken nützt es sehr, wenn er es oft ißt, weil es die Wut, die in seinem Gehirn ist, auslöscht.«

Bedeutung

Wird der durch Auskochen der Wurzel gewonnene Saft eingedickt, entsteht die bekannte Lakritze. Der Gattungsname der Süßholzpflanze Glycyrrhiza bedeutet nichts anderes als »süße Wurzel«. Schon im Altertum nutzte man die Wurzel bei Beschwerden der Atmungsorgane, Seitenstechen, Rippenfellentzündung und Blasenleiden. Die ungeschälten oder geschälten, gelben Wurzeln bezeichnete man früher als russisches bzw. spanisches Süßholz. Der charakteristische Inhaltsstoff ist das Glycyrrhizin. Es ist 50mal süßer als Rohrzucker.

Anwendungsformen

In Plätzchenform ist das Süßholz, speziell bei Heiserkeit, am besten zu lutschen (Apotheke) – auch als »Lakritze« bekannt. Bei Magen- und Darmerkrankungen gibt es einen Herzsaft, auch Concentratum cardiale genannt, der aus einer Mischung von Süßholz, Fenchel, Zucker und Honig in Wasser ausgekocht wird (jeweils nach dem Essen 1 Eßlöffel voll).

Viele Tee-Fertigarzneimittel enthalten Süßholzwurzel. In Abführtees verbessert das Glycyrrhizin die Wirkung von abführenden Arzneipflanzen. Bei Magengeschwüren wird oft nach wenigen Tagen Schmerzfreiheit erreicht, aber der Heilungsprozeß nur unwesentlich beeinflußt. Bei längerer Anwendung von Lakritzpräparaten kommt es zu unerwünschter Zurückhaltung von Wasser im Körper. Süßholzwurzel und ihre Zubereitungen sollten nicht über einen längeren Zeitraum ohne ärztliche Kontrolle eingenommen werden.

Glycyrrhiza glabra

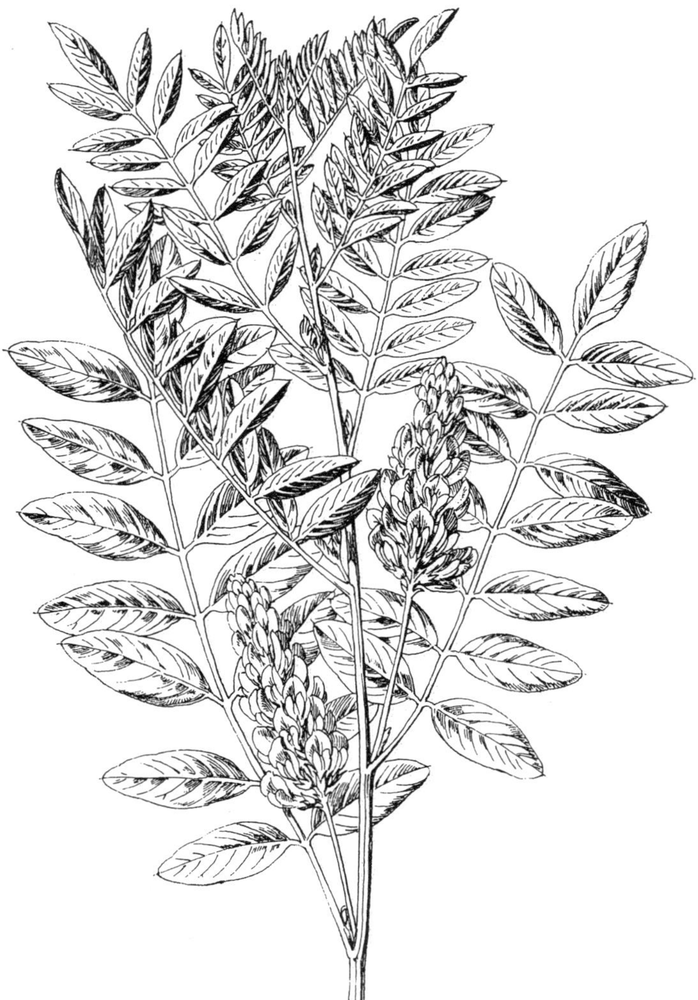

Süßholz ist ein Schmetterlingsblütler (Fabaceae). Die Pflanze erreicht eine Höhe von 0,5 bis 1,2 Meter. Die Heimat ist das Mittelmeer und Südwestasien.

Thymian

Vorbeugung und Anwendung

Husten, Stoffwechselerkrankungen, Blutreinigung, Körperungeziefer Läuse), Hautleiden, Lähmungen und Stechen

Hildegard

»Der Thymian ist warm und trocken. Und wenn jemand gute Kräuter und Gewürze beifügt, nimmt er durch seine Wärme und seine Stärke die Fäulnis dieses Schmerzes weg. Denn wenn er durch andere Kräuter und Gewürze nicht gewürzt würde, dann würde er die Geschwüre durch seine Stärke durchlöchern und nicht heilen, wenn er daraufgelegt würde. Aber auch wer Lepra in sich hat, der würze dieses Kraut mit anderen guten Kräutern und Kräutertunken, und so salbe er die Lepra, und so mindert es durch seine Wärme und Stärke die Fäulnis der Lepra, welcher Art die Lepra auch sein möge. (Der Kranke) nehme Thymian mit der Erde seiner Wurzeln und lasse ihn durch Feuer sieden, und er bereite sich dadurch ein Schwitzbad, und er koche auch den Thymian mit der ihm anhaftenden Erde im Kochtopf mit Wasser, und auf diese Weise mache er sich ein Bad, und dies gebrauche er oft, und die Wärme und die Trockenheit des Krauts mit der trockenen erhitzten Erde, wie vorgenannt, mindert die schlechten Säfte, außer wenn es Gott nicht gefällt.

Aber wenn jemand von Lähmung und Stechen geplagt wird, und wenn er von jener Krankheit, welche die Glieder des Menschen so plagt, gleichsam zernagt und zerfressen wird, dann nehme er Salbei und zweimal soviel Zwergholder, und er koche das in Wasser, und dann füge er dazu Hirschtalg bei und zweimal soviel altes Fett, und so mache er eine Salbe, und er salbe sich neben dem Feuer damit, wo es schmerzt, und die Wärme des Salbei und die Wärme des Zwergholders und des Thymians, sofern die Annehmlichkeit des gewärmten gemäßigten Wassers hinzukommt, auch die Wärme des Hirschtalgs und die Wärme des alten Fettes mindern die unrichtig warmen und unrichtig kalten Schmerzen der vorgenannten Säfte.«

Anwendungsformen

Gegen Husten eignet sich vor allem der Thymiansaft (Apotheke), der täglich 3mal, jeweils 1 Eßlöffel, genossen wird. Bei Stoffwechselstörungen verwendet man Thymian als Speisewürze.

Thymus vulgaris

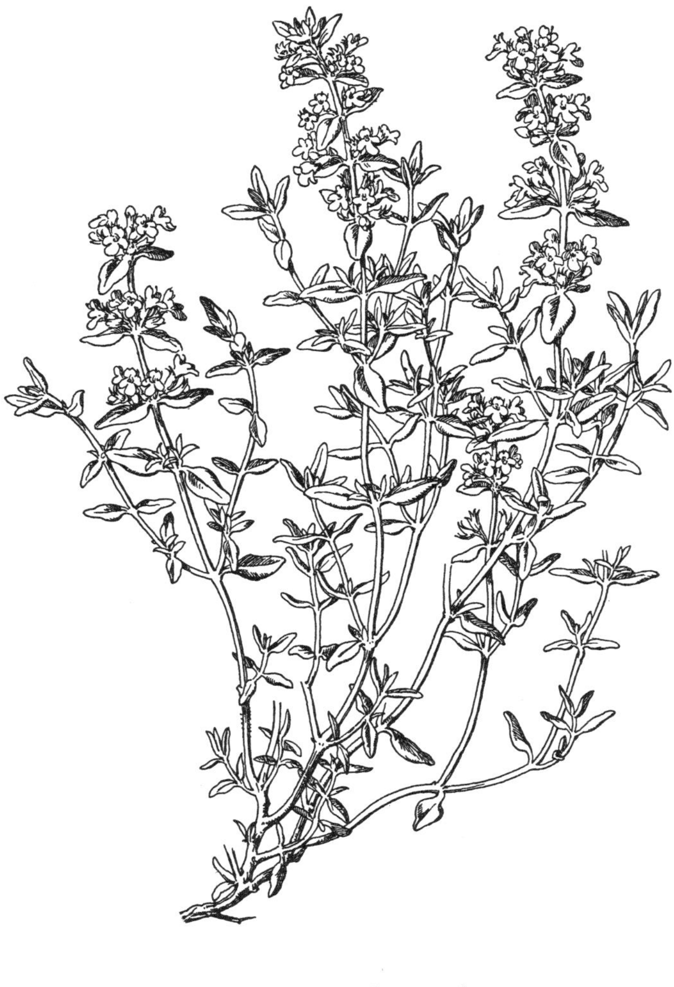

Der echte oder Garten-Thymian ist ein bekanntes Gewürz und eine Arzneipflanze aus der Familie der Lippenblütler (Lamiacae). Seine rhombisch aussehenden, nach vorne etwas zugespitzten Blätter sind nach der Unterseite zu eingeschlagen. Getrocknet sehen sie fast nadelförmig aus.

Veilchen

Vorbeugung und Anwendung

Bronchitis, Bronchialkatarrh, müde, überanstrengte Augen, Verbrennungen, Narbenbehandlung

Hildegard

»Das Veilchen ist zwischen warm und kalt. Aber es ist doch kalt und wächst von der Luft, nämlich wenn die Luft nach dem Winter zuerst beginnt, warm zu werden. Und es ist gut gegen die Verdunkelung der Augen. Nimm daher gutes Öl und bring es entweder an der Sonne oder am Feuer in einem neuen Topf zum Sieden, und wenn es so siedet, wirf Veilchen hinein, damit es davon dick wird, und fülle es so in ein gläsernes Gefäß und bewahre es so auf. Und abends salbe mit diesem Öl um die Augenlider und deine Augen, jedoch so, daß es die Augen inwendig nicht berührt, und es wird die Verdunkelung der Augen vertreiben. Und wenn jemand durch Melancholie und Verdruß im Sinn beschwert wird und so die Lunge schädigt, der koche Veilchen in reinem Wein, und er seihe es durch ein Tuch, und diesem Wein gebe er Galant bei sowie Süßholz soviel er will, und so mache er einen Klartrank und trinke, und es unterdrückt die Melancholie und macht ihn froh, und seine Lunge heilt es …

Und ein Mensch, der feurige Augen hat und in ihnen verdunkelt ist und Schmerzen hat, der nehme Veilchensaft und zweimal soviel Rosensaft und Fenchelsaft gemäß dem dritten Teil der Rosen, und dem füge er etwas Wein bei. Und wenn er schlafen geht, salbe er diese Augensalbe um seine Augen, indem er achtgibt, daß sie die Augen innerlich nicht berührt. Auch ein Mensch, der Schwere im Kopf hat oder in den Nieren, oder der irgendwo von Lähmung geplagt wird, der presse Veilchensaft durch ein Tuch, und er gebe genügend Bockstalg hinzu und zum halben Teil des Talgs altes Fett. Und dies zerlasse er gleichzeitig in einer Schüssel, und so mache er eine Salbe, und damit salbe er sich am Kopf und anderswo, wo es schmerzt, und es wird ihm besser gehen. Und wenn jemand Kopfweh hat, oder wessen Fleisch die Krebse zerfressen, oder wenn er irgendwelche Geschwüre in seinem Körper hat, dann nehme er Veilchensaft und zum dritten Teil dieses Saftes Olivenöl, und gemäß der Menge des Veilchensaftes Bockstalg, und dies bringe er gleichzeitig in einem neuen Topf zum Sieden und bereite eine Salbe. Und wer an dreitägigem Fieber leidet, der nehme Veilchen und zu dessen dritten Teil Wegerich und Pfefferkraut, zweimal soviel wie Wegerich, und diese Kräutlein esse er häufig mit Essig oder gebratenem Salz.«

Anwendungsformen

Ein spezielles Veilchenöl ist in erster Linie zur Behandlung von müden, überanstrengten (Fernsehn!) Augen gedacht. Hierfür setzt man die frisch gepflückten Blüten in etwas Olivenöl an (100 g Veilchenblüten auf 30 g Olivenöl), läßt dies 3–4 Tage ziehen, preßt es aus und füllt es in kleine Flaschen ab. Mit diesem Öl streicht man zart die Lider und die Schläfen ein. Für Verbrennungen und Narbennachbehandlung, Operationswunden und Strahlenverbrennungen gibt es innerhalb der Hildegard-Medizin eine spezielle Veilchen-Salbe in der Apotheke (Unguentum Violae odoratae).

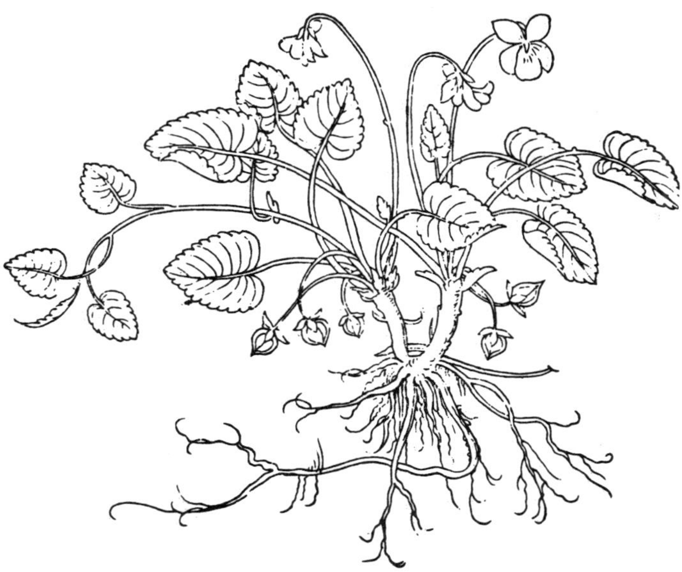

Das Veilchen gehört zur Familie der Veilchengewächse (Violaceae). Nahe verwandt und ähnlich verwendet ist das Stiefmütterchen (gelb und dreifarbiges wildes Stiefmütterchen).

Wasserlinse

Vorbeugung und Anwendung

Vichtmittel (ein in der Hildegard-Literatur verwendeter Krankheitsbegriff)

Hildegard

»Die Wasserlinse ist kalt und hat an sich nicht taugliche Kräfte, wenn sie nicht anderen kräftigen (Heilmitteln) beigefügt wird. Und wenn sie ihnen beigefügt wird, mindert sie die unnützen Säfte im Menschen.«

Bedeutung

Wasserlinsen sind fast auf der ganzen Erde verbreitet, sehr häufig auf nährstoffreichen Wasserflächen, Tümpeln, Teichen, Gräben, Kläranlagen. Wasserlinsen sind ausdauernde Pflanzen, die frei schwimmen oder untergetaucht sind. Blüten findet man sehr selten. Als Inhaltsstoffe werden beschrieben: Flavonoide, Vitamine B_1, B_2, C, Harze, Wachse, Steroide, viel Chlorophyll, verschiedene Zuckerstoffe, Gerb- und Schleimstoffe sowie ein höher Eiweißanteil. Wasserlinsen können in hohem Maße radioaktive Stoffe aufnehmen.

Anwendungsformen

Forscher der Hildegard-Medizin sprechen der Wasserlinse in einer speziellen Verbindung mit anderen Kräutern anticancerogene, also krebshemmende Wirkung zu. In der Volksmedizin wurden Wasserlinsen früher als Mittel gegen Gicht, Rheuma, Wassersucht und bei Skorbut verwendet.

Lemna minor

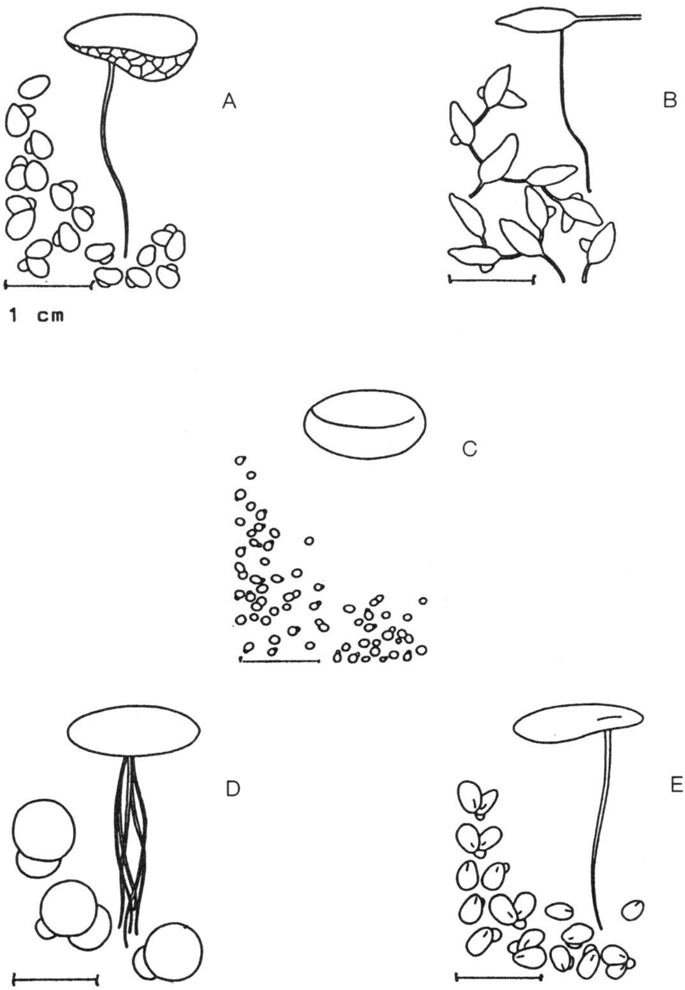

A Bucklige Wasserlinse
B Untergetauchte Wasserlinse
C Zwergwasserlinse
D Teichlinse
E Kleine Wasserlinse

Wegerich

Vorbeugung und Anwendung

Gicht, geschwollene Drüsen, Seitenstechen, Insektenstiche, Knochenbrüche

Hildegard

»Der Wegerich ist warm und trocken. Nimm daher Wegerich und drücke seinen Saft aus, und nachdem er durch ein Tuch geseiht ist, mische ihn mit Wein oder Honig und gib ihn jenem zu trinken, der von der Gicht geplagt wird, und die Gicht wird weichen. Aber auch wer Drüsen in sich hat, der brate seine Wurzel im Feuer. Und er lege sie so warm auf die Drüsen, das heißt ›druge‹, und binde ein Tuch darüber, und jener wird sich besser fühlen. Aber lege sie nicht auf Skrofeln, weil er davon geschädigt würde. Und wer von Stechen geplagt wird, der koche seine Blätter in Wasser, und nachdem das Wasser ausgedrückt ist, lege er diese warm auf den Ort, wo es schmerzt, und das Stechen wird weichen. Und wenn eine Spinne oder ein anderer Wurm einen Menschen berührt oder sticht, dann soll er sofort mit Wegerichsaft die Stichstelle salben, und es wird ihm besser gehen ...

Wenn aber einem Menschen an irgendeiner Stelle ein Knochen durch einen Unfall zerbrochen wird, dann schneide er Wegerichwurzeln in Honig, und er esse es täglich nüchtern, und er koche auch mäßig die grünen Blätter der Malve und fünfmal soviel Blätter oder Wurzeln von Wegerich mit Wasser in einem neuen Topf, und er lege sie oft warm auf die Stelle, wo es schmerzt, und der gebrochene Knochen wird geheilt werden.«

Anwendungsformen

Bei Knochenbrüchen bereitet man einen Pflanzenbrei mit Honig und nimmt davon über längere Zeit 3–5mal täglich eine Löffelspitze voll.

Der Frischsaft des Wegerich leistet gute Dienste, wenn er bei Insektenstichen aufgetragen wird. Wem das Zerreiben der Blätter zu mühselig ist, der findet eine Tinktur auch in der Apotheke.

Bei Gicht und Seitenstechen reichert man diesen Saft mit Wein und Honig an und nimmt 3mal täglich ein Likörglas voll.

In der Volks- und Schulmedizin findet Wegerich Verwendung in Form von Tees, Sirups, Pastillen bei Entzündungen des Mundes und des Rachenraums. Frisch zerriebene Blätter wirken als desinfizierendes Wundheilmittel.

Plantago lanceolata

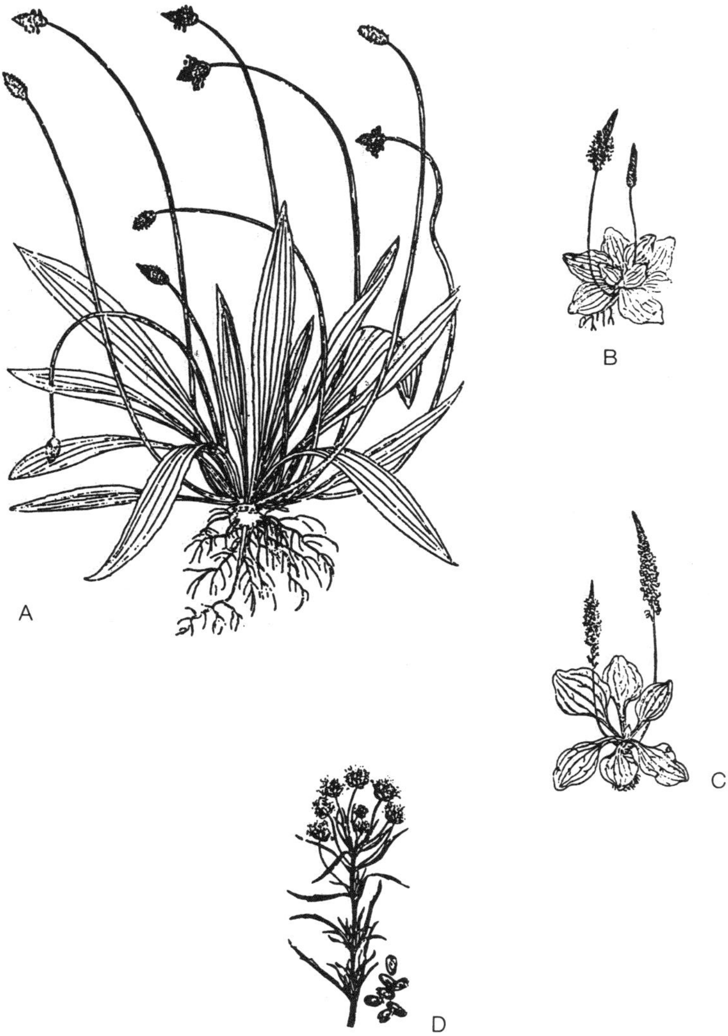

A Spitzwegerich
B Mittlerer Wegerich
C Breitwegerich
D Flohsamen-Wegerich

Weinrebe

Vorbeugung und Anwendung

Ohren- und Kopfschmerzen, Parodontitis, Gingivitis, Stomatitis, entzündete Augen, zornige Erregung, Harninkontinenz

Hildegard

»Die Weinrebe hat feurige Wärme und Feuchtigkeit, aber jenes Feuer ist so stark, daß es ihren Saft zu einem anderen Geschmack umwandelt, als ihn andere Bäume oder andere Kräuter haben. Daher macht auch jenes große Feuer ihr Holz so trocken, daß es anderen Hölzern beinahe unähnlich ist. Und die Weinrebe ist ein der Erde abgerungenes Gehölz und ähnelt mehr den Bäumen ... Aber wem das Fleisch um die Zähne fault und wessen Zähne schwach sind, der lege warme Rebenasche in Wein, wie wenn er eine Lauge machen wollte, und dann wasche er mit jenem Wein die Zähne und das Fleisch, das um seine Zähne ist. Und das tue er oft, und jenes Fleisch wird gesund werden, und die Zähne werden fest. Denn wenn seine Zähne gesund sind, wird diese Waschung ihnen nützen, und sie werden schön. Und wenn jemand Geschwüre an seinem Körper hat oder verwundet wird, mische er reinen und guten Wein mit einem Drittel Baumöl. Wenn das Geschwür oder die Wunde schon am zweiten oder dritten Tag Fäulnis oder Schwärze zeigt, wenn das Geschwür oder die Wunde groß ist, soll er den vorgenannten Ölwein etwas wärmen und ein leinenes Tuch eintauchen. Und mit dem so genetzten (Tuch) pflege er das Geschwür oder die Wunde, bis die Fäulnis abnimmt ... Die Weinrebe hat feurige Wärme. Und wenn jemand trübe Augen hat, dann bestreiche er mit den Tropfen, die aus der Rebe beim Abschneiden des Schoßes fließen, seine Lider und lasse auch etwas ins Auge eindringen. Und das tue er oft, und das macht die Augen ohne Zweifel klar. Wenn das Rebenschoß zuerst von der Rebe abgeschnitten wird, sind jene Tropfen, die dann von morgens bis mittags aus jenem Einschnitt fließen, gut und nützlich für die Klarheit der Augen. Daher soll ein Mensch sie in ein Töpfchen auffangen und ihnen Olivenöl beigeben. Und wenn er Ohren- oder Kopfschmerzen hat, soll er sich damit salben, und es wird ihm besser gehen ...«

Vitis vinifera

Anwendungsformen

Unter den Naturmedizinern gilt die Rebe als hochgeschätzt. Ein Extrakt, die »öligen Rebtropfen«, werden z. B. bei Ohrenschmerzen angewandt, indem man die Stellen hinter und vor dem Ohr mit einigen Tropfen einreibt. Dasselbe gilt für die Schläfen und die Stirn, die bei Kopfschmerz eingerieben werden.

Bei Zahnfleischbluten hält manche Apotheke eine spezielle Zahnpasta bereit, die unter anderem aus der Rebasche gewonnen wird.

Der Rebensaft pur (Apotheke) wird oft bei trüben Augen angewandt (nur Augenlider benetzen!).

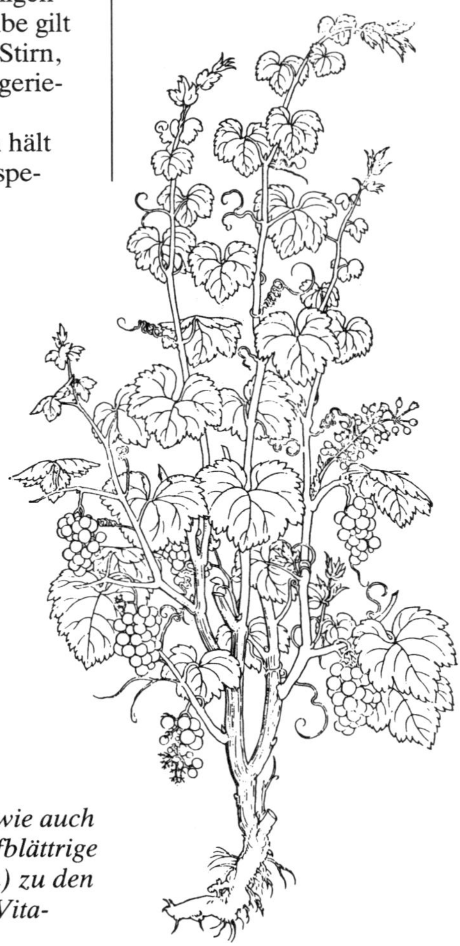

Der Weinstock gehört, wie auch die dreilappige und fünfblättrige Zaunrebe (Wilder Wein) zu den Weinrebengewächsen (Vitaceae).

Wermut

Vorbeugung und Anwendung

Frühjahrskur, Erschöpfung, Arthrose, Arthritis, Verstopfung, Seitenschmerzen, Husten, Schlaflosigkeit, Gicht, Melancholie

Hildegard

»Der Wermut ist sehr warm und sehr kräftig und der wichtigste Meister gegen alle Erschöpfungen. Denn von seinem Saft gieße genügend in warmen Wein, und den Kopf des Menschen, wenn er schmerzt, befeuchte ganz bis zu den Augen und bis zu den Ohren und bis zum Nacken, und dies sollst du abends tun, wenn du schlafen gehst, und bedecke den ganzen Kopf mit einem wollenen Hut bis zum Morgen, und es unterdrückt den Schmerz des geschwollenen Kopfes und den Schmerz, der sich im Kopf ›erbulset‹ von der Gicht, und es vertreibt auch den inneren Kopfschmerz. Und gieße auch von seinem Saft in Baumöl, so daß das Öl jenen Saft um zwei Teile übertrifft, und wärme es in einem gläsernen Gefäß an der Sonne, und bewahre es so auf für ein Jahr. Und wenn irgendein Mensch in der Brust und um die Brust Schmerzen hat, so daß er davon hustet, dann salbe ihn auf der Brust damit. Und wer in der Seite Schmerzen hat, den salbe dort, und es heilt ihn innen und außen. Aber zerstoße Wermut in einem Mörser zu Saft und füge Unschlitt und Hirschtalg und Hirschmark bei, so daß vom Wermutsaft zweimal soviel sei wie vom Talg und vom Talg zweimal soviel wie vom Hirschmark, und mach so eine Salbe. Und ein Mensch, der von sehr starker Gicht geplagt wird, so daß seine Glieder sogar zu zerbrechen drohen, den salbe damit nahe am Feuer, wo es schmerzt, und er wird geheilt werden. Und wenn der Wermut frisch ist, zerstoß ihn und drücke seinen Saft durch ein Tuch, und dann koch Wein mit Honig ein wenig, und gieß diesen Saft in den Wein, so daß derselbe Saft den Wein und den Honig an Geschmack übertrifft, und trink dies nüchtern vom Mai bis zum Oktober jeden dritten Tag, und es unterdrückt die ›lanchsucht‹ und die Melancholie in dir, und es macht deine Augen klar, und es stärkt das Herz, und es läßt nicht zu, daß die Lunge krank wird, und es wärmt den Magen, und es reinigt die Eingeweide, und es bereitet eine gute Verdauung …

Ein Mensch aber, der von fauligem Blut geplagt wird, und durch eine Ausscheidung des Gehirns an den Zähnen leidet, der koche Wermut und Eisenkraut in gleichem Gewicht in gutem Wein in einem neuen Topf, und er seihe diesen Wein durch ein Tuch und trinke ihn, unter Beigabe von ein wenig Zucker. Aber er lege auch diese warmen Kräuter, wenn er schlafen geht, auf seinen Kiefer und binde ein Tuch darüber. Und dies tue er, bis er geheilt wird ...«

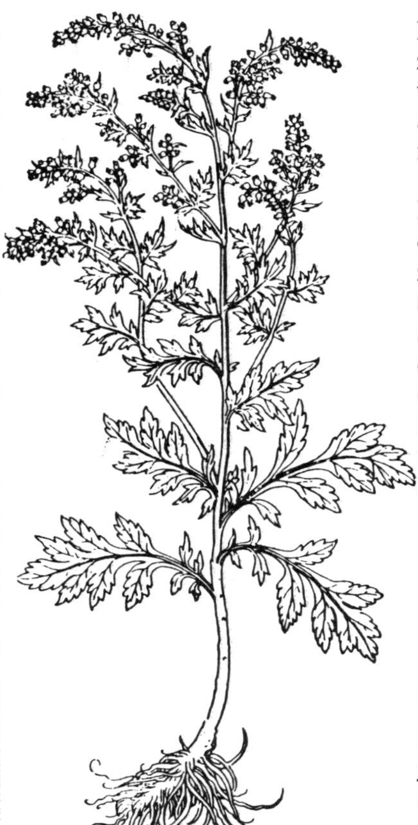

Anwendungsformen

Generell dient der Wermut der inneren Reinigung des Körpers, speziell auch zur Frühjahrskur. Am besten eignen sich 20 g Frischsaft der Wermutpflanze, der einem halben Liter mit Honig abgekochtem Weißwein zugesetzt wird. Jeden dritten Tag morgens nüchtern ein Likörglas voll.

Bei Arthritis und Arthrose hat sich auch schon eine spezielle Hirschmarksalbe bewährt, bei der Wermut unter anderem mit Rosenöl angereichert wird (Apotheke).

Wermut, aus der Familie der Korbblütler (Asteraceae), ist eine der wichtigsten Heilpflanzen der Hildegard- wie auch der Schulmedizin. Letztere setzt ihn als aromatisches Bittermittel ein, der die Magensaft- und Gallesekretion anregt. Sein ätherisches Öl enthält das giftige Thujon und den Thujylalkohol.

Wermut ist ein bis ein Meter hoher Halbstrauch mit 2 bis 3 fiederteiligen Blättern. Die gelben Blütenköpfchen stehen in weitverzweigten Rispen.

Ysop

Vorbeugung und Anwendung

Nieren- und Gallensteinleiden, Lungen- und Leberbeschwerden, allgemeines »Blutreinigungsmittel«, Verstimmungen (Melancholie)

Hildegard

»Der Ysop ist von trockener Natur und ist gemäßigt warm, und er ist von so großer Kraft, daß sogar der Stein ihm nicht widerstehen kann, der dort wächst, wo der Ysop hingesät wird. Und wenn man ihn oft ißt, reinigt er den kranken und stinkenden Schaum der Säfte, wie die Wärme im Topf den Schaum aufwallen läßt, und (der Ysop) ist für alle Speisen nützlich. Gekocht ist er aber nützlicher und pulverisiert ist er (nützlicher) als roh. Gegessen macht er die Leber ›querck‹ und reinigt etwas die Lunge. Aber auch wer hustet und an der Leber Schmerzen hat und wer dämpfig ist und an der Lunge leidet, von denen soll jeder Ysop entweder mit Fleisch oder mit Fett essen, und es wird ihm besser werden. Wenn aber einer Ysop nur dem Wein oder nur dem Wasser beifügt und ihn ißt, wird er davon mehr geschädigt als gefördert werden.«

Bedeutung

Ysop ist eine in der Bibel häufig erwähnte Pflanze. Der Ysop der Bibel ist jedoch eine andere Lippenblütlerart, ein Verwandter des Dost. Der Ysop hat in der Bibel kultische Bedeutung. Noch heute wird syrischer Ysop von den Samaritern verwendet. Im medizinischen Bereich wurde die kultische Reinigung auf die Befreiung des Menschen von körperlichen Leiden übertragen.

Anwendungsformen

Forscher der Hildegard-Medizin sprechen dem Ysop wegen seiner reinigenden Stärke anticancerogene, also krebshemmende Wirkung zu. In der heutigen Volksmedizin wird Ysop selten genutzt, als Mittel bei Halsentzündung, Husten, Heiserkeit und als Magenmittel. Entsprechend Hildegard sollte Ysop vorsichtig dosiert werden, wie bei anderen Pflanzen mit starker Wirkung (Thymian, Salbei, Wermut). Er eignet sich nicht als Langzeittherapie.

Hyssopus officinalis

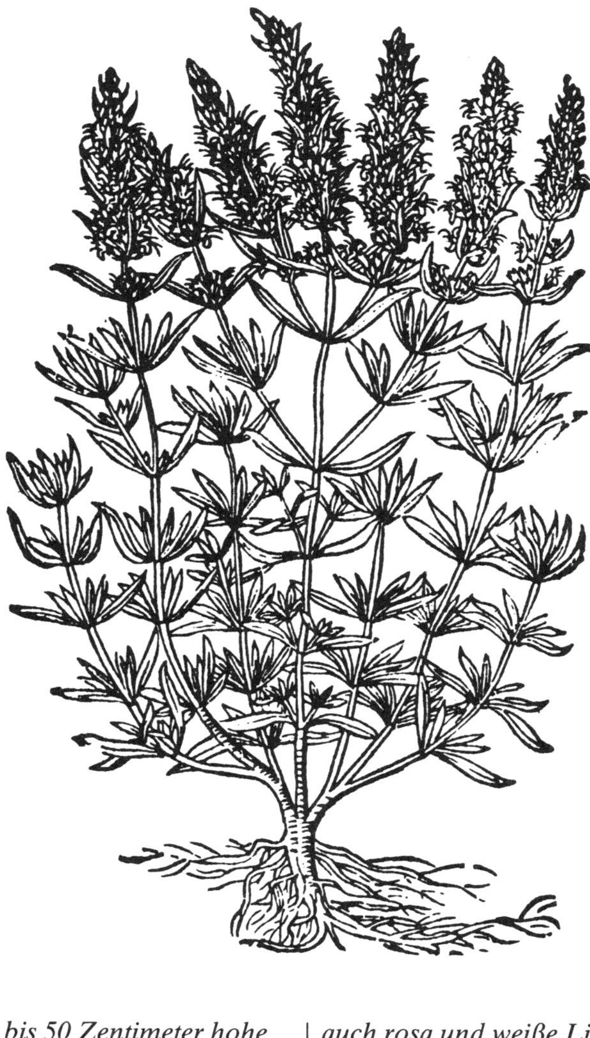

Der 30 bis 50 Zentimeter hohe Ysop ist ein Lippenblütler (Lamiaceae). Seine Blüten (7 bis 12 Millimeter) sind meist dunkelblau. Nicht selten kommen auch rosa und weiße Lippenblütchen vor. Ysop ist eine beliebte Bienen- und Hummelpflanze.

Zimt

Vorbeugung und Anwendung

Starke Monatsblutungen, Verdrossenheit, gichtige Lähmungen mit Atembeschwerden, fieberhafte Erkrankungen

Hildegard

»Der Zimt ist auch sehr warm und hat starke Kräfte und hält auch mäßige Feuchtigkeit in sich, aber seine Wärme (ist) so stark, daß sie jene Feuchtigkeit unterdrückt, und wer ihn oft ißt, (dem) mindert er die üblen Säfte und bereitet gute Säfte in ihm.«

Bedeutung

Die Zimt-Zubereitungen des Handels stammen von verschiedenen Zimtbäumen. Gepulvert kann der Laie die Arten kaum unterscheiden. Cassiazimt und Padangzimt stammen von der ganzen behandelten Rinde. Der Ceylonzimt dagegen wird wie in Korbweidenkultur gehalten und nur von Ästen gewonnen, und zwar nach Entfernung der äußeren Rinde. Cassia- und Padangzimt rollen sich einseitig, der Ceylonzimt rollt sich nach zwei Seiten. Cassia- und Padangzimt sind würziger und kräftiger im Geschmack. Der Ceylonzimt, das feinere Gewürz, wird häufig auch in 10-Zentimeter-Stücken geliefert. Weitere Zimtarten werden nur in den Herkunftsländern verwendet.

Anwendungsformen

Heute mehr als Gewürz denn als Heilmittel bekannt, hat der Zimt dennoch seine Berechtigung im Rahmen der Heilkräuter Hildegards. Anwendung findet er vor allem als Trank, wofür das Holz und die Blätter ausgekocht und mit Wein angereichert werden (2–3mal ein Eßlöffel täglich). Der Kassiazimt enthält 1–2% ätherisches Öl mit bis zu 75–90% Zimtaldehyd, andere Terpenaldehyde, Ester und Säuren. Weitere Bestandteile der Zimtrinde sind Schleime, Stärke, Zucker und Gerbstoffe. Der Ceylonzimt hat ähnliche Bestandteile. Der hohe Gehalt an Calciumoxalat sollte von Nierenkranken beachtet werden. In der Medizin von heute wird der Zimt nur noch als Geruchs- und Geschmackskorrigens verwendet, zusammen mit anderen Geschmacksstoffen. In der Volksmedizin wurde er bei schmerzhaften Regelblutungen verabreicht.

Cinnamomum verum

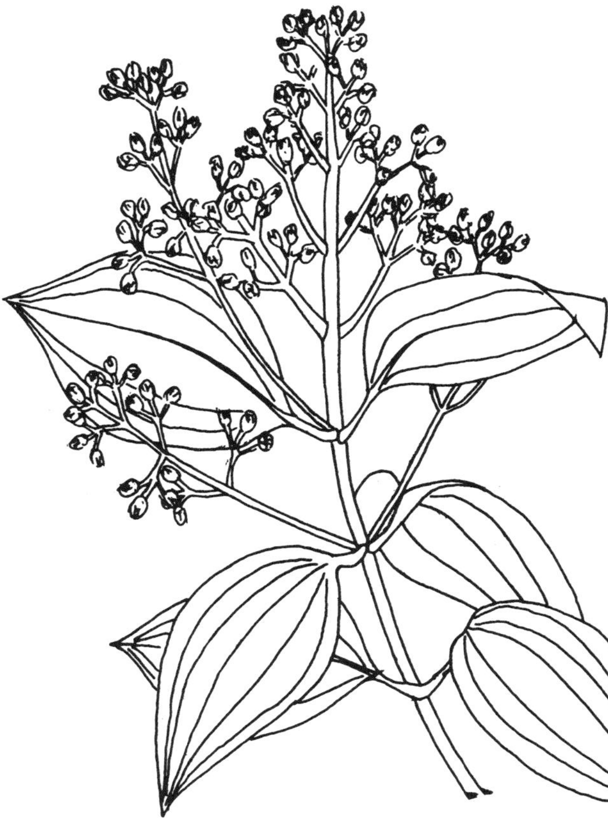

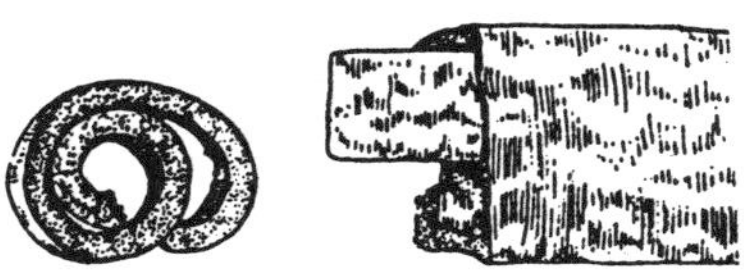

Cassiazimtstück

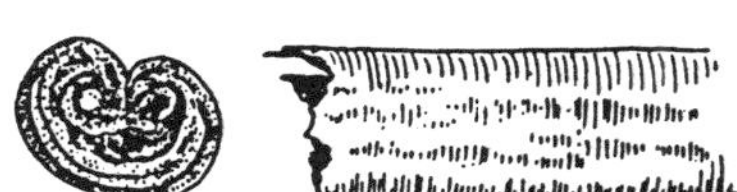

Ceylonzimt-Canehl

Die Zimtarten sind Lorbeergewächse (Lauraceae). Ihre Heimat ist Südchina und Indonesien für den Cassiazimt, für den Ceylonzimt vor allem Sri Lanka und Südwestindien.

Zitwer

Vorbeugung und Anwendung

Gliederzittern, Kopfschmerzen, Magen- und Darmbeschwerden, Erkrankungen der Eingeweide

Hildegard

»Der Zitwer ist mäßig warm und hat große Kraft in sich. Denn ein Mensch, der an seinen Gliedern zittert, das heißt bebt, und in dem die Kraft mangelt, der schneide Zitwer in Wein und füge etwas weniger Galgant bei, und dies koche er mit ein wenig Honig im Wein und trinke es so warm, das heißt lauwarm, und das Zittern weicht von ihm, und er erlangt die Kraft wieder. Und wer viel Speichel und viel Schaum in sich hat, der pulverisiere Zitwer und binde dieses Pulver in ein Tüchlein und lege es so in ein kleines Gefäß unter Eingießen von Wasser, damit das Wasser den Geschmack davon habe, und so lasse er es über Nacht im Wasser und trinke morgens oft davon nüchtern, und der Speichel und der Schaum wird weichen. Aber wer sehr oft Kopfschmerz hat, der befeuchte mit diesem in ein Tuch gebundenen und mit Wasser befeuchteten Pulver die Stirn und die Schläfen, und es wird ihm besser gehen. Und wem der Magen mit schlechten Speisen angefüllt und arg beschwert ist, der pulverisiere Zitwer und mache mit diesem Pulver und etwas Semmelmehl und Wasser ein Törtchen und koche es an der Sonne oder in dem fast kalten Ofen, und dann pulverisiere er das Törtchen, und er lecke dieses Pulver oft nüchtern und gegen Nacht, wenn er schlafen geht, und sein Magen wird weich.«

Anwendungsformen

Die Wurzel der heute weithin unbekannten Staude wirkt vor allem in Verbindung mit Galgant (Kraut giftig! – Hautreizungen). Dafür kocht man die Wurzel zusammen mit Galgant in Wein, gibt einen Eßlöffel Honig hinzu und nimmt etwa 2–3mal pro Tag ein Likörglas voll lauwarm zu sich. Auszüge der Droge werden heute selten als Aromaticum und Magenmittel verwendet. Im frühen Mittelalter spielte der Zitwer eine große Rolle unter den wertvollen, eingeführten Gewürzen.

Curcuma zedoaria

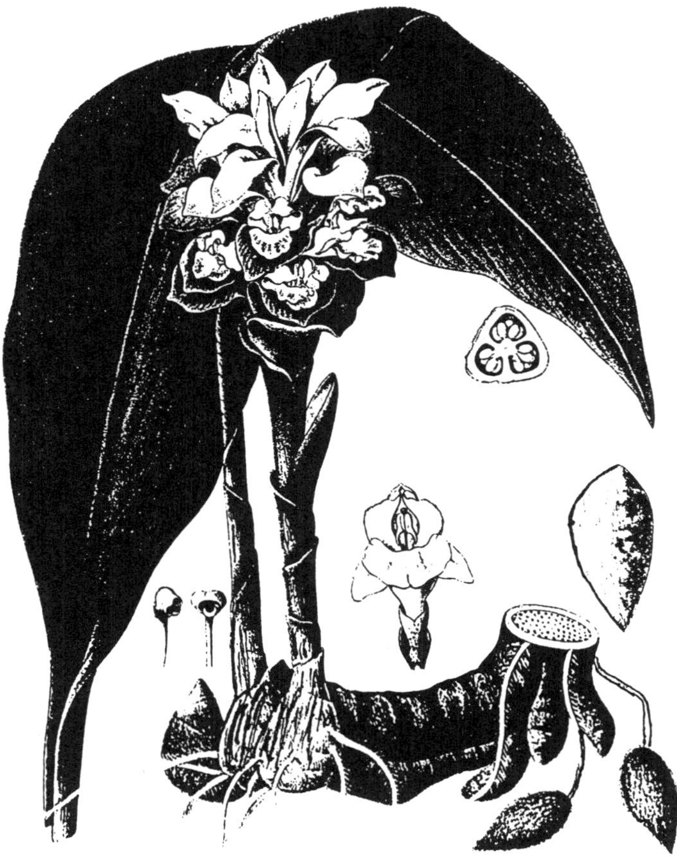

Der Zitwer ist ein der Gelbwurz (Curcuma) nahe verwandtes Ingwergewächs (Zingiberaceae). Die unterirdischen Teile der ca. zwei Meter hohen Pflanze liefern den in der Apotheke gehandelten Zitwer.

Zwergholunder

Vorbeugung und Anwendung

Starke Kopfschmerzen, Nagelerkrankungen (Psoriasis), Paronychien (Erkrankungen durch Hefe-, Fadenpilze, Bakterien)

Hildegard

»Der Zwergholder ist kalt und feucht und der Natur des Menschen entgegengesetzt, so daß, wenn irgendein Mensch ihn äße, ihm dies gefährlich wäre. Aber wenn einem Menschen von üblen Säften der Kopf wie ein Sturzbach tost, soll (der Zwergholder) so kalt um seinen Kopf gewunden werden, und es wird ihm besser gehen. Und wenn ein Mensch an den Fingern oder an den Füßen den Grind hat, dann binde er oft Zwergholderbeeren auf jene Nägel, damit sie gereinigt werden oder abfallen und so andere schöne nachwachsen.«

Bedeutung

Der Attich, auch Eppich genannt, enthält besonders in den unreifen Früchten Giftstoffe. Die Wurzeln, die selten noch als Radix Ebuli pharmazeutisch verwendet werden, rufen bei hohen Gaben Übelkeit, Kopfschmerzen (!) und Erbrechen hervor.

Anwendungsformen

Der Zwergholunder wird in der Regel als Pflanzenbrei auf die Fußnägel aufgelegt. Dies sollte jedoch nur nach Konsultation des Arztes geschehen, da der Zwergholunder giftig ist. Die Toxikologie des Zwergholunders ist nicht völlig erforscht. Der Saft der tiefschwarz-violetten Steinbeeren diente zum Schwarzfärben der Haare und als Zusatz zur Farbverstärkung von Rotweinen. Die Bedeutung des Attichs war im Altertum höher als im Mittelalter und heute. Auf magische Verwendung geht Hildegard nicht ein. Es sind schon tödliche Vergiftungen vorgekommen. Hildegard kannte vermutlich die unerwünschten Nebenwirkungen und nennt nur äußerliche Anwendungen.

Auch Zubereitungen der nahen Verwandten, des schwarzen und roten Holunders, sind nur dann zu verantworten, wenn sie von reifen Früchten stammen, deren Kerne entfernt wurden.

Sambucus ebulus

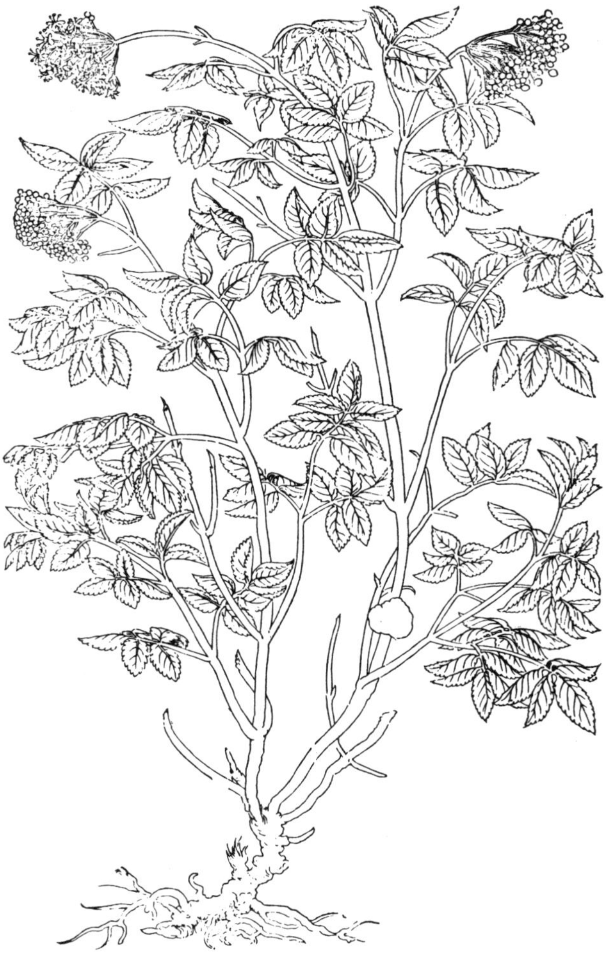

Der Zwergholunder ist eine strauchartig aussehende Staude mit einer Höhe von 50 bis 150 Zentimetern. Die weißrötlichen Blütchen mit purpurfarbigen Staubblättern bilden eine mehrgabelige Trugdolde.

Persönliche Notizen

Erfahrungen und Anwendungen
Heilerfolge/Sammelorte

Persönliche Notizen

Erfahrungen und Anwendungen
Heilerfolge/Sammelorte

Persönliche Notizen Erfahrungen und Anwendungen Heilerfolge/Sammelorte

Persönliche Notizen

Erfahrungen und Anwendungen
Heilerfolge/Sammelorte

Persönliche Notizen

Erfahrungen und Anwendungen
Heilerfolge/Sammelorte

Persönliche Notizen
Erfahrungen und Anwendungen
Heilerfolge / Sammelorte

Persönliche Notizen

Erfahrungen und Anwendungen
Heilerfolge/Sammelorte

Persönliche Notizen

Erfahrungen und Anwendungen
Heilerfolge / Sammelorte

Persönliche Notizen

Erfahrungen und Anwendungen
Heilerfolge/Sammelorte

Abbildungsnachweis

Codex Latinus der Biblioteca governativa in Lucca, S. 16; Christiana-Verlag S. 20, 55, 87; C. Hansmann, Gauting S. 26, 44, 52, 70; Interfoto, München S. 15, 57, 58, 59, 73, 79; KNA, Frankfurt S. 11, 31, 40/41, 60; Maria Laach, Abtei S. 34, 47; nach Merian S. 85; Nationalbibliothek Wien, Handschrift S. 70/71; Universitätsbibliothek, Heidelberg, Codex Manesse S. 72; Schramm, H. S. 137, 139, 141, 142, 144, 214, 215, 220, 286, 287; Pflanzendarstellungen nach Abb. von E. Blackwell, Herbarium Blackwellianum; L. Fuchs, Kräuterbuch; A. E. Happe, Botanica Pharmazeutica; G. Pabst, Köhler's Medizinal-Pflanzen; J. T. Tabernaemontanus, Kräuterbuch; F. B. Vietz, Icones Plantarum, Bd. I/II.

Illuminierte Seiten aus dem Rupertsberger Codex der Landesbibliothek Wiesbaden. »Scivias – Wisse die Wege«. Bildliche Übertragung der Weltschau der Hildegard von Bingen.

Zur Vertiefung mit Hilfe der übertragenen Originaltexte seien Interessierte hingewiesen auf die ausführliche Arbeit von Walburga Storch: »Scivias – Wisse die Wege«, Pattloch Verlag, Augsburg 1990.

4. TEIL

Beschwerden und ihre Heilmittel bei Hildegard von Bingen

Beschwerden und ihre Heilpflanzen

Alpträume: Betonicakraut
Appetitlosigkeit: Salbei
Arthrose: Wermut
Arthristis: Wermut
Atembeschwerden: Lungenkraut, Minze
Arterienverkalkung: Quitte
Aufstoßen (Magen): Bohnenkraut
Auge: Melisse, Rose, Veilchen
Augengeschwür: Minze
Augenleiden (trübe Augen): Ingwer, Knoblauch, Weinrebe, Alant
Augenschwäche: Pfefferkraut
Aussatz: Dost
Auswurf: Akelei

Beine (offene): Beifuß
Beulen: Lilie
Bindehautentzündung: Fenchel
Blähungen: Kümmel
Blasenleiden: Schwertlilie
Blutergüsse: Schafgarbe
Blutungen (Klimakterium): Blutwurz
Bronchialkatarrh: Schlüsselblume
Bronchitis: Knoblauch, Veilchen
Brustfellentzündung: Bertram
Brustschmerz: Gundelrebe

Darmbeschwerden: Rose, Dinkel
Darmerkrankungen: Quendel, Süßholz
Darmkoliken: Fenchel
Depression (Klimakterium): Aronstab
Dreitagefieber: Basilikum
Drüsen (geschwollene): Wegerich
Durchfall: Fünffingerkraut

Eingeweidebrüche: Kerbel, Andorn
Entzündungen: Ringelblume

Ermüdung: Gundelrebe
Ermüdung (geistige): Kubebe
Erschöpfung: Gundelrebe, Bertram, Wermut

Fieber: Meisterwurz, Polei, Basilikum, Eibisch
Frühjahrskur: Rettich, Wermut
Furunkel: Leinsamen

Gallenentzündung (fiebrig): Gelber Enzian
Gallenleiden: Rettich, Salbei
Gallensteine: Ysop, Diptam
Gehirnerschütterung: Hirschzunge
Gehör (dumpfes): Andorn
Geschwüre: Rose, Schöllkraut
Gicht: Bachbunge, Petersilie, Quitte, Wegerich, Krauseminze, Sellerie
Grippe: Meisterwurz, Rainfarn
Gürtelrose: Leinsamen

Hämorrhoiden: Bachbunge
Halsschmerzen: Akelei
Harnverhalten: Rainfarn
Haut (offene): Quitte
Hautallergien: Quendel
Hautausschlag: Lilie
Hautflechten: Ingwer
Hautgeschwüre: Kerbel
Hautleiden: Schwertlilie
Hautreizungen (hormonell): Dost
Hautunreinheiten: Salbei
Heiserkeit: Königskerze, Süßholz
Herzschmerzen: Königskerze, Petersilie, Diptam, Gelber Enzian, Galgant
Herzstechen: Mariendistel
Herzschwäche: Pfefferkraut
Husten: Hirschzunge, Liebstöckel, Rettich, Thymian, Andorn
Husten (trocken): Rainfarn

Insekten: Lavendel, Wegerich

Knochenbrüche: Wegerich
Knochenleiden: Dinkel

Koliken: Ingwer
Kopfleiden: Edelkastanie
Kopfschmerzen: Polei, Weinrebe
Kopfschmerzen (stark): Zitwer
Krätze: Kerbel
Krämpfe: Rose
Krampfadern: Edelkastanie

Leberleiden: Hirschzunge, Edelkastanie, Salbei
Lendenschmerzen: Raute
Lungenaffektionen: Minze
Lungenbeschwerden: Lavendel
Lungenkatarrh: Rose

Magendrücken: Raute, Dinkel
Magenerkrankung: Süßholz, Bohnenkraut
Magenleiden: Edelkastanie, Knoblauch, Kümmel, Pfefferkraut
Magenschmerzen: Polei, Rose
Mandelentzündungen: Liebstöckel
Melancholie: Muskatnuß, Schlüsselblume
Menstruationsstörungen: Rainfarn, Zimt
Milzschmerzen: Kerbel, Petersilie, Ringelblume
Milzschwäche: Hirschzunge
Monatsfluß (stark): Betonicakraut
Mundgeruch: Fenchel
Müdigkeit: Gundelrebe, Melisse
Müdigkeit des Geistes: Muskatnuß

Nachtschweiß: Salbei
Nagelpilz: Zwergholunder
Nasenbluten: Dill
Nierenstauungen: Raute

Ohrenschmerzen: Weinrebe
Operationsnarben: Schafgarbe

Prostataleiden: Rainfarn
Psoriasis: Schwertlilie, Dost

Rheuma: Quitte, Sellerie

Schlaflosigkeit: Betonicakraut
Schleimhautentzündungen: Fünffingerkraut
Schnupfen: Rainfarn
Seitenstechen: Mariendistel, Wegerich
Sextanerblase: Salbei
Steinleiden: Petersilie
Stirnhöhlenkatarrh: Weinrebe
Stoffwechselstörungen: Thymian, Brennessel

Traurigkeit: Kubebe, Melisse, Pfefferkraut
Trübsinnigkeit: Lilie

Übersäuerung des Magens: Meisterwurz

Verbitterung: Raute
Verbrennungen: Leinsamen, Veilchen
Verdauungsstörungen: Krauseminze, Meisterwurz
Verdrossenheit: Zimt
Vergeßlichkeit: Brennessel
Vergiftungen: Ringelblume
Verkrampfungen (seelisch): Schlüsselblume
Verletzungen: Schafgarbe
Verstopfung: Wermut, Bachbunge
Venenentzündungen: Mariendistel
Vichtmittel: Wasserlinse
Völlegefühl: Minze, Beifuß

Warzen: Schöllkraut
Wasseransammlungen im Bauch: Petersilie
Wundheilung: Gundelrebe, Schafgarbe

Zahnfleischbluten: Weinrebe
Zahnweh: Eisenkraut
Zungenlähmung: Basilikum
Zorn: Weinrebe

5. TEIL

Praktische Ratschläge zum Umgang mit Heilpflanzen

Tips für Kräutersammler

Kleiner Sammelkalender
zu Hildegards Heilkräutern

Heilpflanzen aus
eigenem Anbau

Wie Sie Heilkräuter
wirksam anwenden

Register

Tips für Kräutersammler

Eins vorweg: Apotheken und Kräuterhäuser führen alle Heilkräuter in hervorragender Qualität . . . Kräutersammeln setzt nicht nur gute Kenntnis der Heilpflanzen voraus, sondern auch viel Erfahrung. Wie leicht bringt ein Unkundiger Grünzeug nach Hause, das weniger nützt als schadet! Er muß ja nicht gleich statt Kerbel den tödlich giftigen gefleckten Schierling gepflückt haben – beide Pflanzen sehen sich zum Verwechseln ähnlich. Es genügt, wenn in den gesammelten Kräutern Rückstände von Kunstdünger, Herbiziden oder Pestiziden abgelagert sind, um ihre Wirkung als natürliche Heilkräuter zunichte zu machen. Doch einwandfreie Pflanzen sind noch nicht alles: Das Sammelgut muß auch noch richtig weiterverarbeitet werden.

Für alle, die sich von diesen Schwierigkeiten nicht abschrekken lassen, geben wir hier die wichtigsten Regeln an, die es zu beachten gilt. Denn zugegeben: Es macht großen Spaß, wenn man beim Spazierengehen das eine oder andere von Hildegards Heilkräutern entdeckt; und wer möchte nicht gern seine Hausapotheke mit diesen selbst gefundenen Schätzen bereichern?

So sammeln Sie richtig

Oberster Grundsatz: Niemals bei Regen, Nebel oder feuchtem Wetter ernten! Denn nur trockene Pflanzen eignen sich zum Aufbewahren. Sammeln Sie am besten an frühen, sonnigen Vormittagen, sobald der Morgentau verdunstet ist; die Kräfte der Pflanzen lassen im Laufe des Tages nach.

Die Kräuter müssen frei von Staub und Schmutz sein, da sie vor dem Trocknen nicht gewaschen werden dürfen. Schlimmer noch ist unsichtbare Verschmutzung: Sammeln Sie nie in der Nähe von Autobahnen, stark befahrenen Straßen, Industrieanlagen, chemisch behandelten Wiesen und Feldern; bedenken Sie auch, wie weit die Abgase und Schadstoffe vom Wind verbreitet werden . . Es ist nicht einfach, wirklich reine Kräuter zu finden! Wertlos sind auch Pflanzen, die von Schädlingen befallen sind, Flecken aufweisen oder von Schnecken angefressen wurden.

Gesammelt werden die Pflanzen dann, wenn ihre Wirkstoffe am kräftigsten ausgebildet sind. Dieser Zeitpunkt ist bei den einzelnen Heilkräutern verschieden; ziehen Sie den kleinen

Sammelkalender zu Rate, in dem die wichtigsten Pflanzen aufgeführt sind. Hier erhalten Sie auch Auskunft darüber, welche Pflanzenteile gesammelt werden. Grundsätzlich aber gilt: Lassen Sie »Kümmerlinge« stehen und halten Sie sich an kräftige, junge Triebe. Blätter sollten jung, doch voll entfaltet sein, Blüten gerade aufgeblüht. Das ganze Kraut, also die oberirdischen Pflanzenteile, sammelt man zu Beginn der Blüte, den Wurzelstock während der Wachstumsruhezeit im Herbst oder im Frühling.

Bitte plündern Sie im Sammeleifer nicht gleich einen ganzen Bestand, und schonen Sie auch die einzelnen Pflanzen, damit sie weiterwachsen können! Pflücken Sie nicht alle Blätter auf einmal ab; lassen Sie auch einige Blüten übrig, damit sich Samen bilden können. Das ganze Kraut wird mit einem scharfen Gartenmesser oder einer Schere abgeschnitten, so daß möglichst wenig Gewebe zerstört wird. Von hochwachsenden Pflanzen schneidet man nur die jungen Triebspitzen 20–30 cm lang ab. Wurzelstöke gräbt man aus und schneidet ein Stück ab; der Rest bleibt im Boden und kann sich regenerieren. Fragen Sie sich immer: Wieviel werde ich in einem Jahr überhaupt verbrauchen? Dann nämlich lassen die Wirkstoffe nach. Wie schade, wenn zu große Vorräte in die Mülltonne wandern müssen!

Nun kommt es darauf an, das Gesammelte heil heimzubringen und möglichst schnell weiterzuverarbeiten. Auf keinen Fall eignen sich für den Transport Plastiktüten oder luftdichte Behälter. Legen Sie die Kräuter locker in ein Körbchen und bedecken Sie sie mit einem Tuch, damit die Sonne nicht darauf scheint; so bleiben die Pflanzen länger frisch. Packen Sie nicht zuviele Schichten übereinander, sonst fangen die Kräuter an zu »schwitzen« und werden muffig, was ihrer Wirkung höchst abträglich wäre. Das gilt besonders für zarte Blätter und Blüten. Sammeln Sie gar nicht erst so lange, bis die ersten Pflanzen schon verwelken. Am besten beschränkt man sich auf ein bis zwei Arten, dann kommt man rasch wieder nach Hause und kann auch die Kräuter nicht so leicht verwechseln.

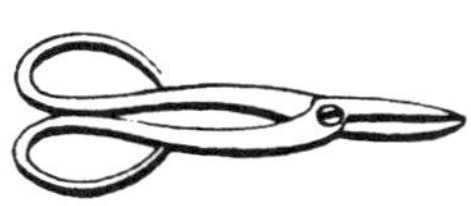

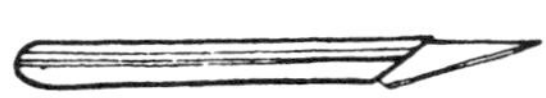

Kleiner Sammelkalender zu Hildegards Heilkräutern

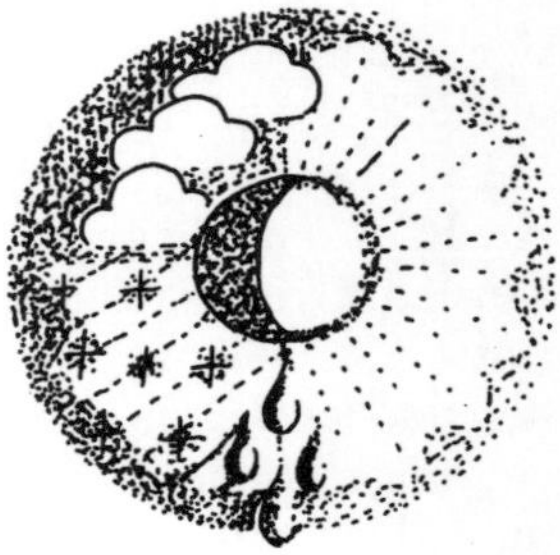

Was man sammelt	Die sichersten Fundstellen	Wann man sammelt
Alant: Wurzel	Ufergebüsch, Hecken, Zäune	September–Oktober
Andorn: Kraut	Schuttplätze, magere Wiesen	Juni–September
Bachbunge: Blühendes Kraut	Sumpfige Stellen, Quellen, feuchte Gräben, seichte Bäche	Mai–August
Blutwurz: Wurzel	Wälder, Wiesen, Moore, Heide	März–April, September–Oktober
Brennessel: Kraut	Gärten, Schuttplätze	Mai–Juni
Brunnenkresse: Kraut	langsam fließendes Wasser, Quellen, Bäche	Frühjahr
Dost: Blühendes Kraut	Südhänge, Waldränder, Gebüsche, Feldraine	Juni–August
Fünffingerkraut: Blühendes Kraut	Wiesen, Wegränder, Steinbrüche, Heiden, Weinberge	Mai–September
Gundelrebe: Blühendes Kraut	Auwälder, Hecken, Gebüsche, Zäune, Wiesen	April–August
Lungenkraut: Blühendes Kraut	Lichte Laubwälder, Hecken, Gebüsche, Waldränder	März–Mai

In diese Auswahl wurden nur solche Pflanzen aufgenommen, die bei uns leicht zu finden sind. Auf geschützte Pflanzen wie den gelben Enzian oder die Hirschzunge wurde verzichtet, ebenso auf Pflanzen, die man auf keinen Fall ohne ärztlichen Rat anwenden sollte, wie zum Beispiel Rainfarn und Aronstab.

Was man sammelt	**Die sichersten Fundstellen**	**Wann man sammelt**
Mariendistel: Samen	Ödland, Bahndämme, trockene Plätze	August–September
Meisterwurz: Wurzelstock	Feuchte Bergwiesen, kühle Schluchten, Gebüsche	März–April, September–Oktober
Quendel: Blühendes Kraut	Abhänge, Wegränder, Trockenrasen, sonnige Waldränder	Juli–August
Schafgarbe: Kraut	trockene Wiesen, Wegränder	Juni–September
Schlüsselblume: Blütendolden, Wurzel	Wiesen, lichte Laub- und Auwälder	Blüte: April–Mai, Wurzel: September
Schöllkraut: Kraut, Wurzel	Wegränder, Schuttplätze, Mauern	Mai–Juli
Veilchen: Wurzel, blühendes Kraut	Hecken, Waldränder, Gebüsche, Gärten	März–April, Wurzel: Herbst
Wegerich: Blätter	Wegränder, Wiesen, Weiden	Mai–Juli
Wermut: Blühendes Kraut	Schuttplätze, Ödland, Wegränder, Zäune	Juni–September
Zitwer: Kalmus-Wurzelstock	An stehenden oder langsam fließenden Gewässern	März–April, September–Oktober

Vom Trocknen hängt alles ab

Natürlich können Sie alle Heilkräuter frisch verwenden; ihre Wirkung ist dann sogar am stärksten. Will man aber länger in den Genuß seiner Kräuterschätze kommen, bleibt einem nichts übrig, als das Sammelgut zu trocknen – dies ist eine der ältesten, einfachsten und erfolgreichsten Arten der Konservierung. Geschieht es jedoch unsachgemäß, dann können die Wirkstoffe der Heilkräuter völlig zerstört werden.

Zum Trocknen bestimmte Heilkräuter dürfen nicht gewaschen werden – aber Sie haben ja nur saubere Pflanzen ausgesucht . . . Ausnahmen sind die Wurzeln: Spülen Sie sie kurz mit kaltem Wasser ab, um sie von Erdresten zu befreien. Bürsten ist nicht anzuraten, da hierbei die Zellen aufgerissen werden können, so daß die Wirkstoffe austreten.

Nun geht es ans Trocknen. Verlieren Sie damit nach dem Sammeln keine Zeit; je rascher Sie vorgehen, desto weniger Wirkstoffe gehen verloren. Blätter und Blüten werden in einer dünnen Schicht flach ausgebreitet: auf einem Rost, auf dem Boden einer Obstkiste oder auf einer speziellen Darre. Sie können auch sauberes, weißes Papier unterlegen. Wichtig ist, daß die Luft auch von unten an die Kräuter gelangen kann. Die Blätter sollten so wenig wie

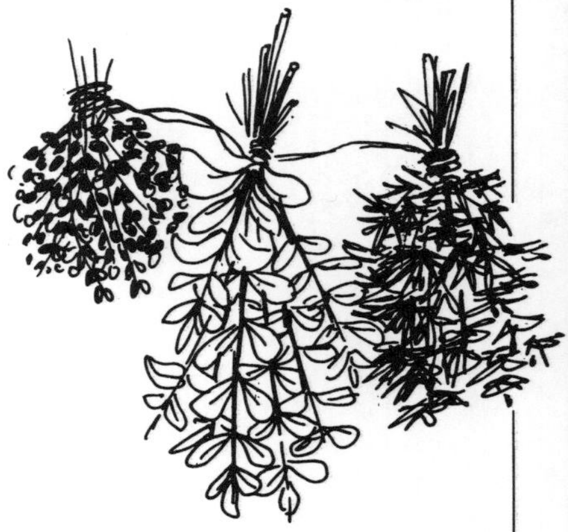

möglich berührt und keinesfalls gedrückt werden, sonst bekommen sie unansehnliche schwarze Druckstellen. Falls Sie mehrere Arten gesammelt haben: Mischen Sie sie auf keinen Fall durcheinander; im trockenen Zustand sind kaum noch Unterschiede zwischen den Kräutern zu erkennen! Ganze Triebe oder Pflanzen werden gebündelt, dicke Wurzeln der Länge nach gespalten und aufgefädelt oder ausgelegt.

Bringen Sie Ihre Kräuter nun an einen luftigen, schattigen Ort. Nur die wenigsten Pflanzen vertragen beim Trocknen direkte Sonnenbestrahlung. Vor allem stark duftende Pflanzen dürfen nicht der Sonne ausgesetzt werden, da sich die wichtigen ätherischen Öle sonst schnell verflüchtigen. Ideal zum Kräutertrocknen ist ein überdachter Vorraum oder ein luftiger Dachboden. Die Kräuter sind zum Aufbewahren fertig, wenn sie spröde sind und beim

Biegen wie Glas brechen. Vorsicht: Man kann Kräuter auch „übertrocknen", sie zerfallen dann bei der geringsten Berührung zu Staub und sind wirkungslos. Zu wenig getrocknete Kräuter wiederum können später zu schimmeln anfangen. Hier müssen Sie ein bißchen Fingerspitzengefühl entwickeln. Zur groben Orientierung: Im Sommer benötigen Blüten und Blätter zum Trocknen drei bis acht Tage, im Frühling und Herbst kann sich der Vorgang wesentlich verzögern. Wurden die Kräuter dicht an dicht ausgelegt, hilft es, das Sammelgut von Zeit zu Zeit vorsichtig zu wenden.

Kräuter bei künstlicher Wärme zu trocknen sollten Sie dem Fachmann überlassen. Nur bei Wurzeln kann nicht viel passieren; hier ist es erlaubt, die vorgetrockneten Wurzelhälften im Backofen bei gelinder Hitze nachzudörren. Die Temperatur darf dabei 45° Celsius nicht übersteigen. Verlassen Sie sich nicht allein auf den Thermostat, sondern messen Sie mit einem Ofenthermometer nach.

Wenn Sie alles richtig gemacht haben, sind die getrockneten Kräuter grün geblieben; auch die Blüten dürfen ihre Farbe nicht ganz verloren haben, Unansehnliche, braun gewordene Kräuter sollten Sie lieber wegwerfen . . . Lassen Sie aber den Mut nicht sinken; beim nächsten Mal klappt's bestimmt schon besser!

Das Lagern von Heilkräutern

Damit die getrockneten Heilpflanzen ihre Wirkung möglichst lange behalten, müssen sie sorgfältig aufbewahrt werden. Das bedeutet in den meisten Fällen: trocken und kühl, vor Licht und Luft geschützt. Der Apotheker verwendet für diesen Zweck Porzellangefäße oder dunkel getönte Gläser mit geschliffenen Stöpseln, die sehr gut schließen. Diese Gefäße sind nicht ganz billig; Plastikbehälter aber sind keine Alternative! Auch Blechdosen sind nur begrenzt verwendbar, da manche pflanzlichen Stoffe empfindlich auf Metall reagieren. Für kürzere Zeit können Sie Ihre Kräuter auch in Kartons oder Papiertüten abfüllen. Zuvor jedoch werden die Kräuter grob gebröselt, die Wurzeln in kleine Stücke gebrochen. Stark duftende Pflanzen mit einem hohen Gehalt an ätherischen Ölen hebt man am besten im Ganzen auf, dann verlieren sich die Öle weniger leicht. Auch die empfindlichen

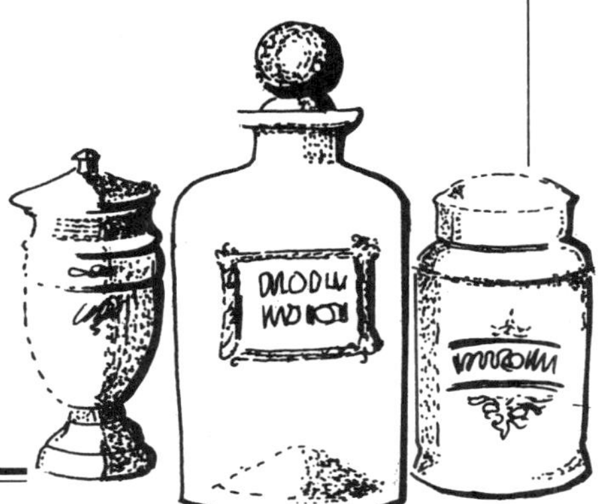

Blüten werden nicht zerkleinert.

Denken Sie daran, die abgefüllten Kräuter zu beschriften – nachträglich kann man kaum noch feststellen, um welche Pflanze es sich bei den mattgrünen Bröseln handelt. Was man oft vergißt: Schreiben Sie auf jeden Fall das Verpackungsdatum mit aufs Etikett! Die Kräuter verlieren allmählich an Wirksamkeit, und spätestens nach einem Jahr müssen sie ersetzt werden. Dann stellt sich heraus, ob Ihr Sammeleifer doch größer war als Ihr wirklicher Bedarf!

Mit dem Abfüllen ist die Sorge für den Pflanzenvorrat noch nicht beendet. Etwa einmal im Monat sollten Sie sich vergewissern, ob Ihre Kräuterschätze nicht zu schimmeln anfangen oder von Insekten befallen worden sind – selbst bei größter Sorgfalt ist das leider nicht ganz auszuschließen. Behalten Sie vor allem die Blüten im Auge. Sollten sie anfangen, braun zu werden oder sich im Geruch zu verändern – nichts wie weg damit! Dies gilt zum Beispiel für die Blüten der Königskerze, die nur wirksam sind, solange sie ihre leuchtend gelbe Farbe beibehalten.

Vielleicht fragt sich jetzt mancher, ob ihm das Sammeln und Trocknen von Heilkräutern nicht doch zu mühsam ist – zumal die Apotheke stets hochwertige Ware bietet. Auch gibt es für eingeschworene Selbstversorger noch eine andere Möglichkeit: Bauen Sie die Kräuter doch an! Sogar Zimmergärtner können einiges selbst ziehen. Und Sie wissen ja: Frisch wirkt jedes Kraut am besten.

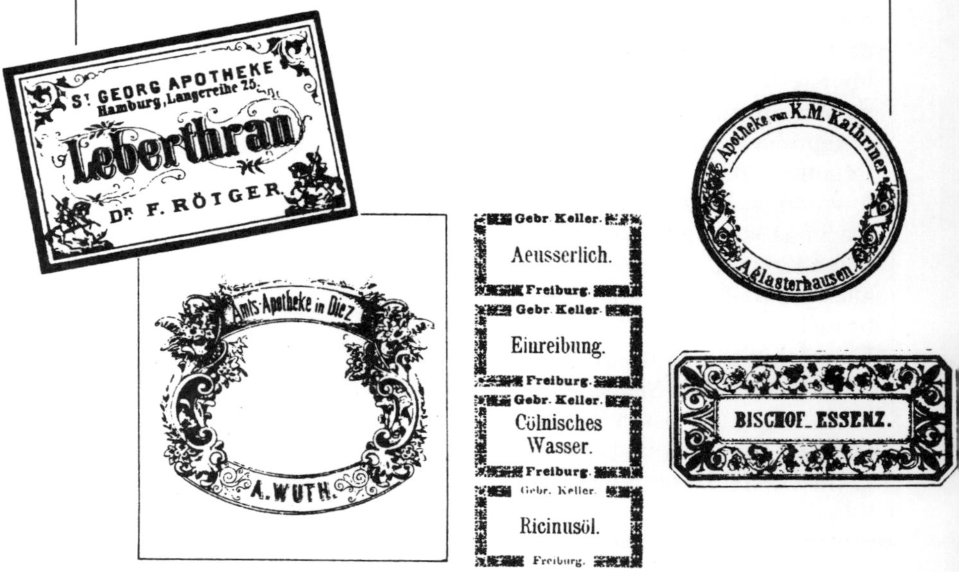

Heilpflanzen aus eigenem Anbau

Hildegard holte die meisten ihrer Heilkräuter aus dem eigenen Klostergarten – machen wir ihr's nach! Es gibt Leute, die ihre Kräuterecke für den schönsten Fleck des ganzen Gartens halten, vor allem im Sommer, wenn die Bienen um die aromatischen Pflanzen summen und ein würziger Duft dazu einlädt, sich niederzusetzen und ein bißchen zu träumen . . .

Chancen für Zimmergärtner

Sie brauchen kein stolzer Gartenbesitzer zu sein, um in den Genuß frischer, selbst gezogener Kräuter zu kommen. Vor allem die vielen Küchenkräuter bieten sich an, deren Heilkräfte Hildegard gekannt und genutzt hat: Basilikum, Beifuß, Bertram (Estragon), Bohnenkraut, Dill, Eberraute, Kerbel, Liebstöckel, Melisse, Petersilie, Salbei, Thymian und Ysop. Sämtliche dieser Arten lassen sich auf dem Balkon ziehen; fast alle gedeihen auch im Zimmer – außer Liebstöckel und Beifuß, die gewaltige Ausmaße erreichen.

Am Südfenster müssen die Kräuter vor der prallen Mittagssonne geschützt werden, am Nordfenster erhalten sie zu wenig Licht. Sonst ist jeder helle Standort richtig, allerdings nicht über einer Heizung. Überhaupt mögen's die Würzkräuter weder zu warm noch zu trocken. Aus Samen gezogene Pflänzchen bleiben manchmal schwächlich; mehr Erfolg werden Sie haben, wenn Sie Setzlinge kaufen können.

Die Aussaat

Schon Anfang April können Sie die Samen in Töpfe oder flache Schalen säen, bei denen Sie durch Tonscherben oder Kies für einen guten Wasserabzug gesorgt haben. Nach ein bis zwei Wochen erscheinen die Keimblättchen. Es empfiehlt sich, die Saat durch eine Folie oder Glasscherbe abzudecken, um ein gleichmäßiges, feuchtwarmes Klima zu schaffen. Wenn sich das zweite richtige Blattpaar ausgebildet hat, werden die Pflänzchen pikiert, also auseinandergesetzt. Fensterbrettkräuter pflanzt man gleich in ihren endgültigen Topf, Balkon- und Gartenpflanzen sollen noch etwas kräftiger werden, bevor sie an ihren künftigen Standort kommen: in tiefe Kästen, Kübel oder ins Gartenbeet. Dorthin werden sie erst nach den Maifrösten verpflanzt.

Das Kräuterbeet

Ob Sie für Ihre Kräuter eine schmale Rabatte, ein Rondell oder nur eine Ecke im Gemüsebeet vorgesehen haben – wichtig ist es, den Boden gut zu lockern, Kompost einzubringen und für die verschiedenen Arten die richtige Erde vorzubereiten. Für Beifuß, Eberraute, Liebstöckel, Salbei, Thymian und Ysop wird etwas Kalk beigemischt; die Melisse liebt sandhaltige Böden, alle anderen Kräuter gedeihen am besten in humusreicher Erde. Hübsch und praktisch sind auch große Tröge als Pflanzgefäße, dann brauchen Sie sich beim »Ernten« nicht zu bücken.

Achten Sie darauf, daß Sie Bertram, Dill, Kerbel, Liebstöckel, Petersilie und Salbei halbschattige Plätzchen zuweisen; die restlichen Kräuter fühlen sich in der Sonne wohl. Beifuß, Bertram, Dill und Liebstöckel werden sehr hoch wachsen und dürfen Sonnenanbeter wie den niedrigen Thymian nicht völlig überschatten. Und denken Sie bei der Gruppierung der Pflanzen nicht zuletzt daran, daß das Kräuterbeet auch etwas für's Auge bieten soll!

Heilpflanzen als Gartenzier

Das Kräuterbeet braucht einen Windschutz – am besten gleich aus Heilkräutern, zum Beispiel aus Königskerzen! Wer Platz hat, pflanzt Holundersträucher, in deren Schatten Hirschzunge und Veilchen gedeihen. Nicht schwer zu halten sind auch Ringelblumen und Rosen, Lavendel und Akelei, Schlüsselblumen und Schwertlilien; sie zieren den Garten und spenden Gesundheit zugleich. Schon sind zahlreiche von Hildegards Heilkräutern bei Ihnen versammelt! Wenn Sie es nun auch noch über sich bringen, ein paar Brennesselbüsche stehen zu lassen, gewinnen Sie nicht nur ein weiteres Heilkraut, sondern zugleich ein natürliches Mittel zur Abwehr von Läusen. Lassen Sie ein Kilo Brennesseln einige Stunden in Wasser ziehen und besprühen Sie damit die befallenen Pflanzen. Denn eins ist klar: Im Heilkräutergarten verbietet sich chemische Schädlingsbekämpfung von selbst.

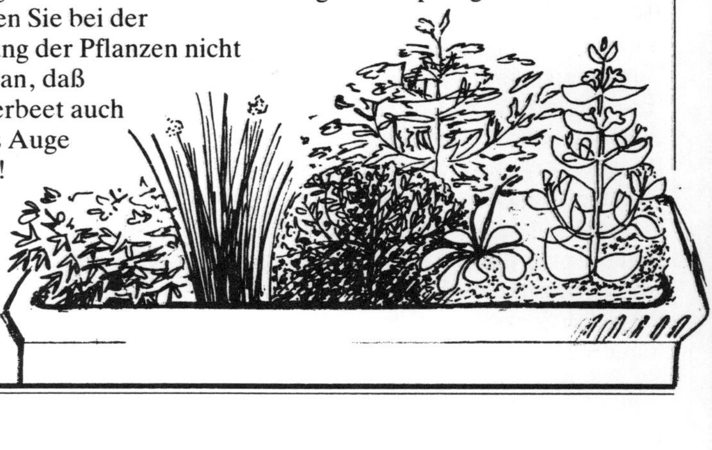

Wie Sie Heilkräuter wirksam anwenden

Die Behandlung mit Heilpflanzen ist nicht ganz so bequem wie das »Pillenschlucken«: Die Kräuter müssen erst auf ganz bestimmte Art aufbereitet werden, damit der Körper die Wirkstoffe aufnehmen kann. Dabei gibt es verschiedene Möglichkeiten, je nachdem, ob die Kräuter innerlich oder äußerlich angewendet werden sollen. Dieses Kapitel erklärt, wie Sie Tees, Auszüge, Bäder usw. fachmännisch zubereiten. Welche Form der Anwendung für die einzelnen Kräuter und Krankheiten in Frage kommt, ist im großen Kräuterteil dieses Buches angegeben. Immer gilt die Grundregel: Bereiten Sie Heilkräuter niemals in unemaillierten Metallgefäßen zu, sondern verwenden Sie Porzellangeschirr oder bleifrei glasierte Keramik.

Der Kräutertee

Am häufigsten werden pflanzliche Heilmittel als Tee eingenommen. Tee, auch Aufguß genannt, ist schnell und einfach zuzubereiten: Die Kräuter werden zerkleinert in eine Tasse oder Kanne gegeben. Ist im Rezept nichts anderes vermerkt, rechnet man pro Tasse etwa einen Teelöffel getrockneter oder einen gestrichenen Eßlöffel frischer Kräuter. Überschreiten Sie die empfohlene Dosis nicht – es ist ein Irrtum zu glauben, daß die doppelte Menge auch doppelt so gut wirkt!

Übergießen Sie die Kräuter mit kochendem Wasser und lassen Sie das Ganze zugedeckt ziehen – Blüten und bittere Kräuter drei bis fünf Minuten, zähe Pflanzen zehn bis fünfzehn Minuten. Der fertige Tee wird durch ein nichtmetallisches Sieb, ein Mulltuch oder durch Filterpapier abgeseiht.

Quälen Sie Ihren Magen nicht mit brühheißem Tee; auf Körpertemperatur abgekühlt, bekommt Ihnen der Trank viel besser. Schmeckt er zu bitter? Falls es gar nicht anders geht, süßen Sie ihn, aber nicht mit Zucker, sondern mit etwas Honig. In der Regel trinkt man Kräutertees etwa eine halbe Stunde vor den Mahlzeiten, ohne Hast, in kleinen Schlucken.

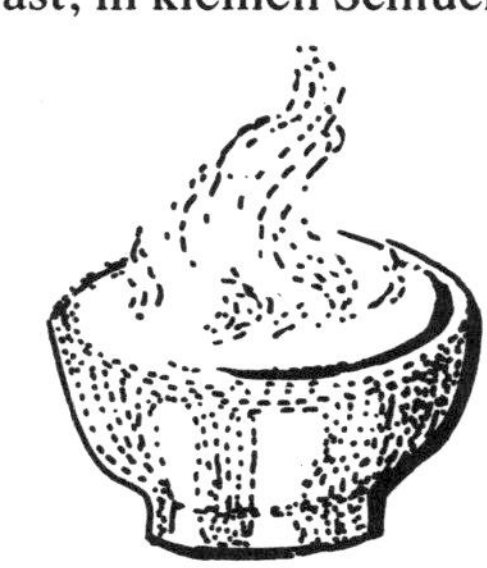

Bereiten Sie Ihren Tee am besten immer frisch zu; Sie können aber auch einen ganzen Tagesbedarf in einer Thermoskanne warmhalten. Kalten Tee wieder aufzuwärmen ist nicht ratsam.

Die Abkochung

Zähere Pflanzenteile, also Zweige, Rinde, Wurzeln, Samenkörner, werden manchmal drei bis fünfzehn Minuten lang gekocht – je härter die Pflanzen, desto länger. Geben Sie die Pflanzen in kochendes Wasser, lassen Sie sie bei schwacher Hitze köcheln und seihen Sie den Absud dann wie einen Tee ab. Eine andere Möglichkeit: Die Kräuter können auch kalt aufgesetzt und langsam zum Kochen gebracht werden. Hier verringert sich die Kochzeit, dafür läßt man den Absud vor dem Abseihen noch etwa fünf Minuten ziehen. Auch Abkochungen werden vor dem Trinken auf Körpertemperatur abgekühlt.

Der Kaltauszug

Die frischen oder getrockneten Kräuter werden mit kalter Flüssigkeit übergossen und ziehen dann bei Zimmertemperatur zwischen sechs Stunden und vierzehn Tagen. Auszüge mit Wasser sollten nicht länger als zwölf Stunden stehen, sonst verwandeln sie sich in wahre Nährbrühen für Mikroben und können anfangen zu gären. Wer vor dem Schlafengehen eine Tasse voll ansetzt, hat am nächsten Morgen einen gebrauchsfertigen Auszug. Erwärmen Sie ihn leicht, bevor Sie ihn trinken.

Länger ziehende Auszüge werden mit leichten, trockenen Weinen angesetzt. Die ungefähre Dosierung: ein Teil Pflanzen auf zwanzig Teile Flüssigkeit. Der fertige Auszug wird filtriert und in dunkle Flaschen abgefüllt. Mehr als ein Likörgläschen auf einmal sollte man von einem solchen Kräuterwein nicht trinken.

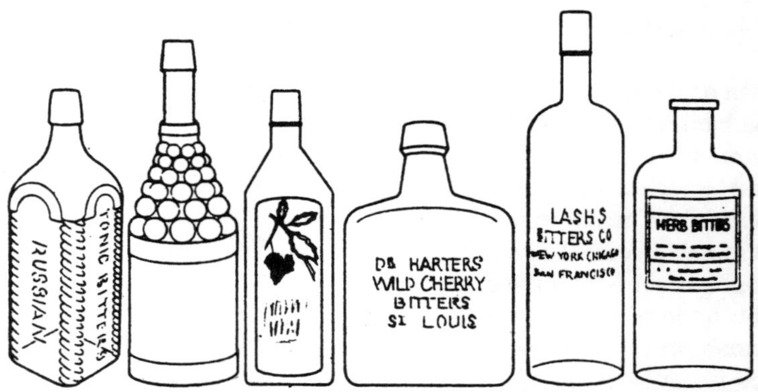

Der Preßsaft

Sehr wirksam ist aus frischen Kräutern oder Wurzeln gepreßter Saft. Er läßt sich am einfachsten mit einer Obstpresse oder einem Entsafter herstellen; wer keins von beiden besitzt, kann die Pflanzen auch in einem Mörser oder unter einer Flasche zerstampfen und mit Hilfe eines feinen Tuchs auspressen. Saftige Wurzeln wie Sellerie können ohne Flüssigkeitszusatz gepreßt werden; derbere Wurzeln, Blätter und Blüten werden möglichst fein zerkleinert und mit ein wenig kaltem Wasser übergossen, dann läßt man sie eine halbe Stunde einweichen, bevor sie gepreßt werden. Frischsäfte sollte man immer gleich nach dem Zubereiten einnehmen. Meist genügt ein Teelöffel voll Saft, entweder pur oder nach Belieben mit Wasser, Molke oder Milch vermischt.

Das Pulver

Pflanzenpulver enthält die Wirkstoffe in sehr konzentrierter Form, deshalb wird es vorsichtig dosiert: Eine Messerspitze Pulver, in etwas Milch oder Wasser verrührt, kann oft eine Tasse Tee ersetzen. Die gut getrockneten Heilpflanzen lassen sich in einer Gewürzmühle mahlen; feiner wird das Pulver jedoch, wenn Sie die Kräuter in einem Mörser zerreiben.

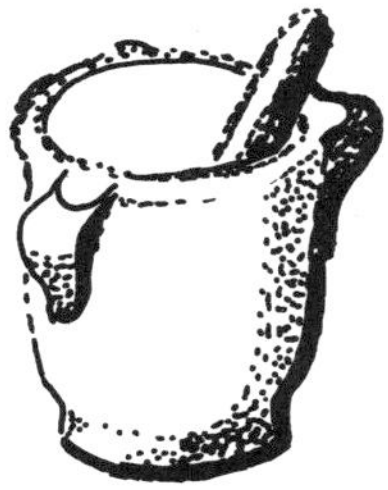

Extrakte und Tinkturen

Meist dienen frische Kräuter als Basis für diese hochwirksamen Auszüge, die im allgemeinen auf äußerliche Anwendungen beschränkt bleiben. Nur wo es ein Heilrezept ausdrücklich erlaubt, dürfen Sie bei schweren Krankheiten diese Mittel tropfenweise, mit Wasser verdünnt, einnehmen. Kaufen Sie Extrakte und Tinkturen am besten in Apotheken oder Reformhäusern, denn bei deren Produkten stimmen die Mischungsverhältnisse garantiert. Wenn Sie sie aber selbst herstellen wollen, sollten Sie sie zur Sicherheit nicht innerlich anwenden.

So wird's gemacht: Füllen Sie ein Schraubglas mit den frischen Kräutern und übergießen Sie sie mit 70prozentigem Alkohol. Das verschlossene Glas wird zwei Wochen lang an einen warmen Ort gestellt. Der Sonne dürfen Sie es allerdings nicht aussetzen! Das Glas muß jeden Tag mindestens einmal geschüttelt werden. Der fertige Auszug wird durchgeseiht und in Flaschen gefüllt. Gut verschlossen aufbewahren!

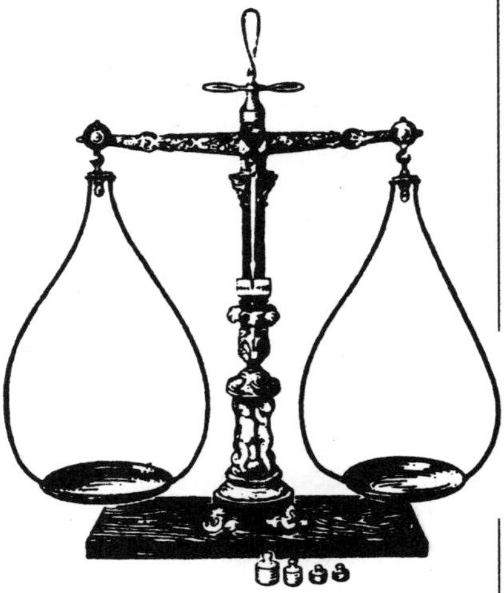

Umschläge und Verbände

Kräuter, die die Haut nicht reizen, können direkt auf die zu behandelnde Stelle aufgelegt werden. Frische Kräuter werden dafür zerkleinert und erwärmt, getrocknete Kräuter übergießt man mit etwas heißem Wasser. Schlagen Sie über die Auflage ein Tuch und lassen Sie sie kurz einwirken – höchstens eine halbe Stunde. Dann muß sie erneuert werden.

Um die Haut zu schonen, werden stärker wirkende Kräuter in ein Säckchen aus Leinen oder Mull gefüllt, das Sie leicht selbst in der erforderlichen Größe nähen können. Legen Sie das Kräutersäckchen kurz in sprudelndes Wasser und lassen Sie es auf etwa 50° Celsius abkühlen, bevor Sie es auflegen.

Für feuchte Umschläge werden Läppchen aus Mull oder Wattestücke in einer der oben beschriebenen Kräuterzubereitungen getränkt: in Tees, Auszügen oder Tinkturen, je nachdem, wie stark die Wirkung sein soll. Für äußerlich anzuwendende Tees verwenden Sie um die Hälfte mehr Kräuter als für Trinktees. Die durchfeuchtete Auflage wird durch einen lockeren Mullverband festgehalten. Umschläge läßt man von einigen Minuten bis zu zwei Stunden einwirken; spätestens dann werden sie gewechselt.

Feuchte Verbände, die man genauso wie Umschläge anlegt, werden erst abgenommen, wenn sie trocken sind – das dauert nie länger als zwölf Stunden. Übrigens muß noch ein alter Irrtum geklärt werden, der leider noch nicht völlig ausgerottet ist: Dekken Sie niemals die Auflagen mit Plastikfolien ab! Durch Umschläge und Verbände muß Luft bis zur Haut vordringen können.

Bäder

Ob Sie nun ein Teil- oder ein Vollbad nehmen wollen – halten Sie sich an den Grundsatz: »Nicht zu heiß und nicht zu lange!«. Das Wasser sollte nicht wärmer als 35–40° Celsius sein, und steigen Sie nach fünfzehn Minuten aus der Wanne, auch wenn's schwerfällt. Badezusätze erhalten Sie in der Apotheke, Sie können sie aber auch selbst herstellen: zum Beispiel als Kaltauszug. Ist nichts anderes angegeben, rechnen Sie etwa 200 g Heilpflanzen für ein Vollbad. Wurzeln ziehen dazu 12–24 Stunden, Kräuter 10–12 Stunden, dann wird der abgeseihte Auszug auf Badetemperatur erwärmt. Aber auch Tees und Abkochungen eignen sich als Badezusätze.

Gezielt auf bestimmte Körperpartien wirken Sitzbäder, Hand- und Fußbäder usw., für die Sie weniger Kräuter benötigen als für ein Vollbad. Achten Sie bei Teilbädern darauf, auch diejenigen Körperteile warmzuhalten, die sich nicht im Wasser befinden. Nach einem Bad sollten Sie sich ein Stündchen ins Bett legen und ausruhen. Und packen Sie sich dabei warm ein!

Inhalieren

Ein Gesichts-Dampfbad tut vor allem bei Schnupfen und Er-

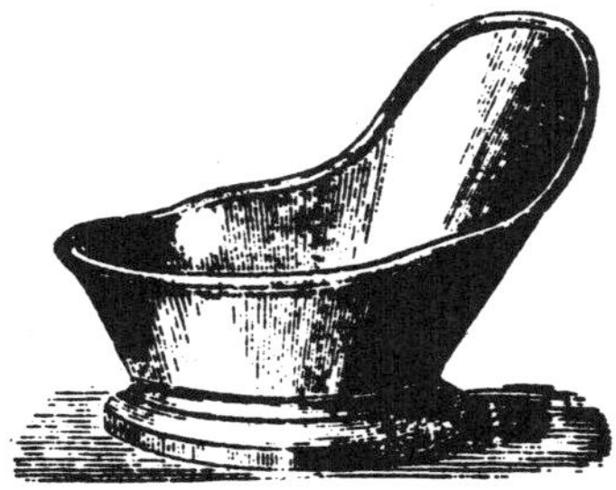

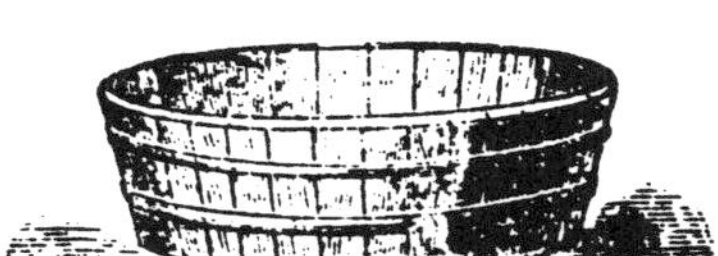

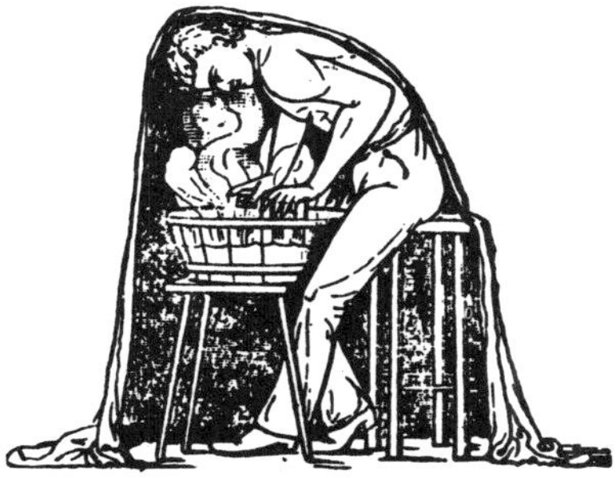

kältung gut. Werfen Sie eine Handvoll geeigneter Kräuter in einen Liter Wasser und bringen Sie das Gemisch zum Sieden. Dann stellen Sie den Topf vor sich auf den Tisch – der Deckel bleibt vorerst drauf, damit der Dampf nicht vorschnell entweicht. Hüllen Sie Kopf und Schultern in ein großes Handtuch und legen Sie am besten darüber noch ein Wolltuch. Ist alles dicht? Dann nehmen Sie den Deckel vom Topf und beugen Sie sich so tief über den aufsteigenden Dampf, wie Sie es vertragen. Nach fünf bis zehn Minuten haben Sie genug geschmort; Sie dürfen sich den Schweiß abwaschen. Solche Dampfbäder sind nicht zuletzt auch kosmetisch wirkungsvoll, da sie die Durchblutung der Haut anregen.

*

Und nicht zu vergessen: Würzen Sie Ihre Gerichte mit frischen Kräutern, so oft es geht! Das ist nicht nur gesund, sondern schmeckt auch köstlich.

Register der Pflanzennamen

Akelei S. 156
Aquilegia vulgaris
Alant S. 158
Inula helenium
Andorn S. 160
Marrubium vulgare
Aronstab S. 162
Arum maculatum

Bachbunge S. 164
Veronica beccabunga
Basilikum S. 166
Ocimum basilicum
Betonicakraut S. 168
Stachys officinalis
Beifuß S. 170
Artemisia vulgaris
Bertram S. 172
Anacyclus pyrethrum
Blutwurz S. 174
Potentilla erecta
Bohnenkraut S. 176
Satureja hortensis
Brennessel S. 178
Urtica dioica

Dill S. 180
Anethum graveolens
Dinkel S. 182
Triticum spelta
Diptam S. 184
Dictamnus albus
Dost S. 186
Origanum vulgare
wilder Majoran

Edelkastanie S. 188
Castanea sativa
Eibisch S. 190
Althaea officinalis
Eisenkraut S. 192
Verbena officinalis

Fenchel S. 194
Foeniculum vulgare
Fünffingerkraut S. 196
Potentilla reptans

Galgant S. 198
Alpinia officinarum
Gelber Enzian S. 200
Gentiana lutea
Gundelrebe S. 202
Glechoma hederacea

Hirschzunge S. 204
Phyllitis scolopendrium

Ingwer S. 206
Zingiber officinale

Kerbel S. 208
Anthriscus cerefolium
Knoblauch S. 218
Allium sativum
Königskerze S. 220
Verbascum densiflorum
Krauseminze S. 222
Mentha spicata
Kreuzkümmel S. 224
Cuminum cyminum
Kubebe S. 226
Piper cubeba

Lavendel S. 228
Lavandula angustifolia
Lein S. 230
Linum usitatissimum
Liebstöckel S. 232
Levisticum officinale

Lilie S. 234
Lilium candidum
Lungenkraut S. 236
Pulmonaria officinalis

Mariendistel S. 238
Silybum marianum
Meisterwurz S. 240
Peucedanum ostruthium
Melisse S. 242
Melissa officinalis
Minze S. 244
Mentha aquatica
Muskatnuß S. 246
Myristica fragrans

Petersilie S. 248
Petroselinum crispum
Pfefferkraut S. 250
Lepidium latifolium
Polei S. 252
Mentha pulegium

Quendel S. 254
Thymus serpyllum
Quitte S. 256
Cydonia oblonga

Rainfarn S. 258
Tanacetum vulgare
Raute S. 260
Ruta graveolens
Rettich S. 262
Raphanus sativus
Ringelblume S. 264
Calendula officinalis
Rose S. 266
Rosa gallica

Salbei S. 268
Salvia officinalis
Schafgarbe S. 270
Achillea millefolium
Schlüsselblume S. 272
Primula veris
Schöllkraut S. 274
Chelidonium majus
Schwertlilie S. 276
Iris germanica
Sellerie S. 278
Apium graveolens
Süßholz S. 288
Glycyrrhiza glabra

Thymian S. 290
Thymus vulgaris

Veilchen S. 292
Viola odorata

Wasserlinse S. 294
Lemna minor
Wegerich S. 296
Plantago lanceolata
Weinrebe S. 298
Vitis vinifera
Wermut S. 300
Arthemisia absinthium

Ysop S. 302
Hyssopus officinalis

Zimt S. 304
Cinnamomum verum
Zitwer s. 306
Curcuma zedoaria
Zwergholunder S. 308
Sambucus ebulus

Die volkstümlichen Namen unserer Hildegard-Pflanzen

Absinth: Wermut
Aftkraut: Schöllkraut
Altee, Alte Eh: Eibisch
Altweiberschmecken: Salbei
Astrenze: Meisterwurz
Auswärtsblümchen: Schlüsselblume

Bachehrenpreis: Bachbunge
Bachkresse: Brunnenkresse
Bachtrommel: Bachbunge
Badekraut: Liebstöckel
Badkraut: Dost
Balsam: Lavendel, Pfefferminze
Basilien: Basilikum
Bergfieberwurzel: Gelber Enzian
Bertramskamille: Bertram
Besenkraut: Beifuß
Bitterals: Wermut
Bitterwurz: Gelber Enzian
Blaue Schlüsselblume: Lungenkraut
Blauer Sturmhut: Eisenkraut
Blaugilgen: Schwertlilie
Blutkraut: Blutwurz
Blutstillkraut: Schafgarbe
Branntweinwurz: Gelber Enzian
Braunsilge: Basilikum
Brennkraut: Königskerze
Buckel: Beifuß
Butterwurz: Gelber Enzian

Costenz: Dost

Darmwurz: Gelber Enzian
Dorant: Andorn
Donnerrebe: Gundelrebe

Eisenkraut: Hauhechel
Elsenkraut: Wermut
Epich, Epple: Sellerie
Erdefeu: Gundelrebe

Fackelkraut: Königskerze
Fanda: Lavendel
Fasankraut: Schafgarbe
Feldkümmel: Kümmel, Thymian
Feldthymian: Quendel
Fenis, Fenikel: Fenchel
Frauendistel: Mariendistel
Frauenkraut: Melisse
Frauenkunkel: Königskerze
Frauenschlüssel: Schlüsselblume
Fünfblatt: Fünffingerkraut

Gänsekraut: Beifuß
Gartenraute: Raute
Geilwurz: Sellerie
Gelbsuchtwurz: Gelber Enzian
Geschwulstkraut: Schöllkraut
Glockenblume: Akelei
Glockenwurz: Alant
Goldwurz: Akelei, Schöllkraut
Gotteshand: Schafgarbe
Gundermann: Gundelrebe

Heilwurz: Eibisch, Rainfarn
Helenenkraut: Alant
Herrgottsblatt: Schöllkraut
Himmelsschlüssel: Schlüsselblume
Hirnkraut: Basilikum
Hirschkohl, Hirschmangold: Lungenkraut
Horstringewurzel: Meisterwurz

Ibisch: Eibisch

Johanniskerze: Königskerze
Josefskräutlein: Basilikum

Käskraut, Käspappel: Malve
Kaiserwurzel: Meisterwurz
Katzenschwanz: Schafgarbe
Kittenbaum: Quitte
Krätzenkraut: Schöllkraut
Kraftkraut: Rainfarn
Leberstockkraut: Liebstöckel
Limonikraut: Melisse

Magenkraut: Wermut
Maggikraut: Liebstöckel
Meertau: Rosmarin
Mönchskappe: Eisenkraut
Moosbeerbaum: Eberesche
Muskatellerkraut: Salbei

Osterblume: Schlüsselblume

Pfaffenblümlein: Betonicakraut
Pfefferkraut: Bohnenkraut, Diptam

Quellehrenpreis: Bachbunge
Quendel: Thymian

Remma: Meisterwurz

Speichelwurz: Bertram, Seifenkraut
Schafschwanz: Königskerze
Schmeckbirne: Quitte

Teufelswurz: Eisenkraut
Totenkraut: Raute

Wasserbunge: Bachbunge
Wilder Majoran: Dost
Wollblume, Wollkraut: Königskerze
Weinraute: Raute

Verzeichnis der Personen- und Ortsnamen

Adalbert von Mainz, Erzbischof 56
Alzey 12, 97
Alexander III., Papst 43, 63, 79, 95, 98
Anastasius IV., Papst 63
Andernach 57, 99
Arnold von Mainz, Erzbischof 43, 45

Bamberg 57, 99
Barbarossa, Kaiser Friedrich 45, 75 ff., 95 f., 98
Becket, Thomas 73
Benedikt von Nursia 21
Bermersheim 12, 97
Bernhard von Clairvaux 26 ff., 32, 96 f.
Bertha, Gräfin von Sulzbach 74
Besançon 78
Bingen 34, 36, 45, 81
Boppard 57, 99

Caesar 94 f.
Calixt III. 81, 98
Christian von Buch, Erzbischof 86, 99
Clementia 13, 97
Cluny 64, 94

Disibod, heiliger 93
Disibodenberg 10, 18 f., 29 ff., 37, 39 ff.
Dominikaner 62
Drutwin 97

Ebrach 57
Eibingen 54 f., 99
Eleonore von Aquitanien 74, 99
Elisabeth von Schönau 47
Eugen III., Papst 29, 32, 38, 63, 97

Franziskaner 62
Friedrich I. (Barbarossa), Kaiser 45, 75 ff., 95 f., 98

Gottfried, Mönch 11, 22, 43, 88 f., 99
Gottfried von Bouillon 14, 96
Gottfried von Straßburg 94
Gregor IX., Papst 91

Hadrian IV., Papst 63, 79
Hartmann von Aue 94
Heinrich II., König von England 64, 99
Heinrich der Löwe 76, 79, 96, 98
Heinrich der Stolze 76
Heinrich von Mainz, Erzbischof 29, 35 f., 38, 45
Helenger, Abt 42 ff., 99
Hildebert von Bermersheim 12, 18, 97
Hiltrud von Spanheim 88
Hirsau 18, 57, 99
Hugo 13, 97

Irene, Kaiserin von Byzanz 74
Irmengard 97
Ingelheim, Pfalz 77

Jerusalem 14, 96
Johanniter 96

Jutta von Spanheim 11, 13, 18f., 20f., 47, 88, 97

Karl der Große 44, 95, 98
Katharer 61f.
Kitzingen 57
Konrad I., Erzbischof von Mainz 81
Konrad III., König 27, 76, 96
Kuno, Abt 22, 25, 29, 35, 39f.

Lothringen 57, 99

Mailand 79
Mainz 45, 57, 80, 84f., 96f.
Malteser 96
Maria Laach 34, 94
Maulbronn 57, 99
Mechthild von Bermersheim 12, 97
Metz 57

Nunkirchen 42

Odilia 97
Otto von Bamberg, Bischof 22, 97

Paschalis III. 80, 98
Philipp von Köln, Erzbischof 86

Rainald von Dassel 80, 98
Richardis von Stade 24, 35, 38, 97
Richardis von Stade, Markgräfin 35, 38
Rorich 13, 97
Rupertsberg 13, 34f., 37, 46, 53, 86
Rupertus, heiliger 47, 93

Siegburg 57, 99
Sophie von Spanheim 13
Speyer 94, 96
Stephan, Graf von Spanheim 13, 97
St. Gallen 49, 80
Sulzbach, Bertha Gräfin von 74

Tengswich von Andernach, Äbtissin 48, 64
Theodorich, Mönch 90
Thomas Becket, Erzbischof von Canterbury 73
Trier 29, 57, 61, 96

Urban II., Papst 14

Viktor IV. 79, 80, 98
Volmar, Mönch 11, 19, 24f., 30, 39, 43, 82, 88, 93, 97, 99

Waldenser 61
Wenerde, Grafen von 36
Werden 57
Wertheim 57
Wibert von Gembloux 46, 88, 99
Wolfram von Eschenbach 17, 94
Worms 96
Würzburg 57, 99

Zwiefalten 57, 99

Hildegard-Heilmittel im Handel

Nachfolgend eine Übersicht der gebräuchlichsten Hildegard-Heilmittel, wie sie in der Regel in Apotheken geführt werden, die sich mit der Hildegard-Medizin befassen.

Diese Aufstellung kann natürlich nicht vollständig sein. Ebensowenig soll sie dazu verleiten, vor Anwendung der Heilmittel das Beratungsgespräch mit dem Arzt oder Apotheker zu unterlassen.

Sie soll vielmehr dem ratsuchenden Leser einen Überblick darüber verschaffen, welche Vielseitigkeit der Heilmöglichkeiten durch Naturheilkräuter gegeben ist (nach Breindl).

Magenleiden	Magentee	Ambrosiustee
z. Massage mit Mariendisteltinktur	Hanffaser	Cannabis sativa
Herzschwäche, Herzschmerzen	Galgantgranulat	Cardiogran
ergänzend zu den Herzpillen	Herzsaft	Concentratum cardiale
Frühjahrskur	Wermutelixier	Decoctum Absinthii
Magengeschwüre, -beschwerden	Beifußelixier	Decoctum Artemisiae
Melancholie	Aronstabelixier	Decoctum Ari
Rheuma	Farnbad	Decoctum Filicis
»Vicht«, Spasmen	Wasserlinsenelixier	Decoctum Lemnae
einfacher Husten	Andornelixier	Decoctum Marrubii
Rheuma	Krauseminzeelixier	Decoctum Menthae crispae
Mundgeruch	Pfirsichblätterelixier	Decoctum Persicae
Lungenleiden	Heckenrosenelixier	Decoctum Rosae caninae
Magenverstimmung, Völlegefühl	Sclareaelixier	Decoctum Sclareae
chronische Bronchitis	Hirschzungenelixier	Decoctum Scolopendrii
Heiserkeit, Laryngitis	Wollblumenelixier	Decoctum Verbasci
Dysmenorrhoe	Preiselbeerelixier	Decoctum Vitis Idaeae
Muskelzittern, Parkinsonismus	Zitwerelixier	Decoctum Zedoariae
Nagelerkrankungen	Zwergholundermus	Detritus Ebuli
Bronchitis	Bronchialpaste	Electuarium bronchiale
Altersherz, Rhythmusstörungen	Galgantlatwerge	Electuarium Galangae
zur Goldkur bei Rheuma, Gicht	Goldmehl	Farina aureata
Leberschaden, Magenleiden	Edelkastanienmehl	Farina Castaneae
Rheuma	Farn-Kastanienbad	Filibal
Gastritis, Sodbrennen	Fenchelgranulat	Foenugran

Ohrenschmerzen	ölige Rebtropfen	Guttae Vitis oleosae
Augenmittel, Kopfschmerzen	einfache Rebtropfen	Guttae Vitis simplices
Herzschwäche, -schmerzen, Schwindel		Galganttabletten
Sehschwäche, Sympathiemittel		Goldtopas
Schlaflosigkeit	Kräuter f. Schlafkissen	Herba Betonicae
Schnupfen, Sinusitis	Riechkräutlein	Herbulae fumantes
Husten, Bronchitis	Wermutöl	Insoleatum Absinthii
Migräne, Kopfweh	Apfelblütenknospenöl	Insoleatum CPM
Schmerzen, Rheuma, Ischias	Indischer Jaspis	Lapis Jaspis indicae
Haarpflege	Pflaumenaschenlauge	Lixivum crinale
Zahnfleischpflege	Rebaschenzahnpaste	Lixivum dentale
Lebermittel	Edelkastanienhonig	Mel Castaneae 30 %
Herzschwäche, -schmerz zen, Schwindel	Galganthonig 5 %ig	Mel Galangae 5 %
Herzschwäche, Konzentrationsschwäche	Galganthonig 10 %ig	Mel Galangae 10 %
Herzschwäche, Konzentrationsschwäche	Galganthonig 20 %ig	Mel Galangae 20 %
Migräne, Kopfschmerz	Birnenhonig	Mel piratum
Herzschmerzen, Herzschwäche	Petersilien-Honigwein	Meluvin
Reizhusten	Pflaumensamen	Nucleoli Pruni
Augenmittel	Veilchenöl	Oleum Violae
Herzschwäche (mit Conc. cardiale)	Herzpillen	Pilulae cardiales
Rheuma	Selleriepulvermischung	Pulvis Apii comp.
Schwerhörigkeit	Gehörpulver	Pulvis auditivus
Mutterblutungen	Zimtpulvermischung	Pulvis Cinnamomi comp.
Erbrechen, Schwindel	Mutterkümmelmischung	Pulvis Cumini comp.
Depressionen	Chrysocardpulver	Pulvis Geranii comp.
Hypertonie, Kräftigungsmittel	Lattichpulvermischung	Pulvis Lactucae comp.
Rheuma	Bärwurzelpulvermischung	Pulvis Mei comp.
Nerven, Konzentrationsschwäche	Muskatpulvermischung	Pulvis Muscatae comp.
Schnupfen, Husten, Grippe	Grippepulver	Pulvis Pelargonii comp.
Durchfall, Colitis	Durchfall-Pulver	Pulvis Piperis comp.
Magenleiden	Engelsüßmischung	Pulvis Polypodii comp.
Constituens	Sivesan-Pulver	Pulvis Sivesan
Völlegefühl, Überessen	Zitwermischung	Pulvis Zedoariae digestivus
Magengeschwür	Ingwermischung	Pulvis Zingiberis comp.

Magenschwäche	Kornelkirsche	Pulpa Corni
Wallungen, Sodbrennen	Raute-Fenchelgranulat	Rutafoen
Übersäuerungen	Rautegranulat	Rutagran
Verstopfung	Flohsamen	Semen Psyllii
Constituens	große Mischung	Schwedenkräuter
Constituens	flüssig	Schwedenkräuterbitter
Bruchleiden	Bruchkräuter	Species.consolidantes
Psychosen	Nervenkräuter	Species Balsamitae comp.
Zahnschmerzen	Zahnwehkräuter	Species dentales
Grippe, Erkältungskrankheiten	Grippekräuter	Species grippale
Schilddrüsenstörungen	Strumakräuter	Species Levistici
einfacher Husten	Hustenkräuter	Species Marrubii
Nasenbluten	Nasenkräuter	Species Millefolii
Heiserkeit	Stimmkräuter	Species vocales
Fieber	Akeleisaft	Succus Aquilegiae
Handpflege	Edelkastaniensaft	Succus Castaneae
Rheuma	Krauseminzesaft	Succus Menthae crispae
Insektenstiche	Spitzwegerichsaft	Succus Plantaginis
Prostataleiden, Harnverhalten	Rainfarnsaft	Succus Tanaceti
Melancholie	Fenchelsaft	Succus Foeniculi
Venenentzündung	Brennesselsaft	Succus Urticae
Stimmklärung	Rosenlakritz	Succus Liquiritiae c.Ol.Rosae
Wassersucht	Afrikanischer Kalk	Testae Struthionis pulv.
Venenpflege	Mariendisteltinktur	Tinctura Cardui Mariae
Rheuma (zur Goldkur)	Goldplätzchen	Trochisci Auri
Nervenschwäche, Traurigkeit	Energieplätzchen	Trochisci Muscatae
Magenleiden, Kopfweh	Tannensalbe	Unguentum Abietis
Rheuma, Arthritis	Arthritissalbe	Unguentum Absinthii comp.
Lähmungen	Waidtsalbe	Unguentum Isatis
Lähmungen, Muskelschwund	Nikolaisalbe	Unguentum Nicolai
Nierenleiden	Rautensalbe	Unguentum Rutae comp.
Geschwüre, Narben	Veilchensalbe	Unguentum Violae
Lähmungen, Muskelschwund	Geiersalbe	Unguentum Vulturis
Gedächtnisschwund	Gedächtnisöl	Urticol
Rheuma	Edelkastanienbad	Vescubal
Herzschwäche	Galgantwein	Vinum Galangae
Leberleiden	Lavendelwein	Vinum Lavandulae
Prostataleiden, Harnverhalten	Rainfarnwein	Vinum Tanaceti
Galmeimittel	Zinkwein (äußerlich)	Vinum Zinci

Literaturverzeichnis

Barth, Pudentiana, Ritscher, M. Immaculata, Schmidt-Görg, Joseph (Hg.): Hildegard von Bingen. Lieder. Salzburg 1969.

Borst, Arno, Ganshof, François Louis, Myers, A. R.: Islam. Die Entstehung Europas (= Band 5.2 der Propyläen Weltgeschichte, hg. von Golo Mann u. a.). Frankfurt am Main/Berlin 1963.

Brück, Anton: Hildegard von Bingen 1179–1979. Festschrift zum 800. Todestag der Heiligen. Mainz 1979.

Eltz, Monika zu: Hildegard. Freiburg/Basel/Wien 1963.

Führkötter, Adelgundis (Hg.): Hildegard von Bingen. Briefwechsel. Salzburg 1965.

Führkötter, Adelgundis: Hildegard von Bingen. Salzburg 1972.

Führkötter, Adelgundis (Hg.): Das Leben der heiligen Hildegard von Bingen. Ein Bericht aus dem 12. Jahrhundert, verfaßt von den Mönchen Gottfried und Theoderich. Salzburg 1980.

Heer, Friedrich: Aufgang Europas. Wien/Zürich 1949.

Hildegardis »Causae et Curae«, Lipsiae 1903, V. 254 S. (Bibliotheca Teubner) – Neudruck 1980, Hildegardgesellschaft, Basel (lateinisch).

Liebeschütz, Hans: Das allegorische Weltbild der heiligen Hildegard von Bingen. Studien der Bibliothek Würzburg 16. Leipzig 1930.

May, Johannes: Die heilige Hildegard von Bingen. Kempten/München 1911.

Meyer, Hans: Abendländische Weltanschauung Band 3. Paderborn/Würzburg 1953.

Pawlik, Manfred: Heilige Hildegard. Heilwissen. Augsburg 1989.

Portmann, Marie-Louise: Hildegard von Bingen. Heilkraft der Natur – »Physica«. Augsburg 1991.

Riethe, P. (nach Quellen übersetzt und erläutert): Hildegard von Bingen – Naturheilkunde »Physica«.

Schipperges, Heinrich: Das Menschenbild Hildegards von Bingen. Basel/Stuttgart 1955.

Schipperges, Heinrich (nach Quellen übersetzt und erläutert): Hildegard von Bingen. Welt und Mensch (De operatione dei). Salzburg 1965.

Schipperges, Heinrich: Hildegard von Bingen. Heilkunde (Causae et curae). Salzburg 1957.

Storch, Walburga: Hildegard von Bingen. Scivias – Wisse die Wege. Augsburg 1990.

Termolen, Rosel: Hildegard von Bingen. Biographie. Augsburg 1989.

Widmer, Bertha: Heilsordnung und Zeitgeschehen in der Mystik Hildegards von Bingen. Basel und Stuttgart 1955.